Traditionelle Chinesische Medizin im Fokus

Alina Erbas-Kronwitter

Traditionelle Chinesische Medizin im Fokus

Überholter Mythos oder
gewinnbringende Ergänzung

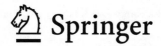

Alina Erbas-Kronwitter
München, Deutschland

ISBN 978-3-662-68139-8   ISBN 978-3-662-68140-4 (eBook)
https://doi.org/10.1007/978-3-662-68140-4

Die Deutsche Nationalbibliothek verzeichnet diese Publikation in der Deutschen Nationalbibliografie; detaillierte bibliografische Daten sind im Internet über https://portal.dnb.de abrufbar.

Planung/Lektorat: Renate Eichhorn
Springer ist ein Imprint der eingetragenen Gesellschaft Springer-Verlag GmbH, DE und ist ein Teil von Springer Nature.
Die Anschrift der Gesellschaft ist: Heidelberger Platz 3, 14197 Berlin, Germany

Das Papier dieses Produkts ist recyclebar.

Vorwort

Alternativmedizin – das ist für die einen ein attraktives Angebot über die konventionelle Medizin hinaus. Sie hoffen auf weniger Nebenwirkungen, altes Erfahrungswissen, sanftere Methoden und individualisierte Therapieformen, die im regulären Klinik- und Praxisalltag keine Zeit finden. Dabei scheint nicht zu stören, dass alternative Verfahren aus wissenschaftlicher Sicht als nicht wirksam gelten. Für die anderen ist Alternativmedizin vor allem eines: ein abschreckendes Reizwort. Mit wissenschaftlich nicht belegten Behandlungsmethoden, esoterischen Konzepten und mitunter gesundheitsgefährdenden Verfahren wollen sie nichts zu tun haben und bewerten diese als Scharlatanerie.

Die meisten Menschen suchen jedoch keine Alternative, sondern eine ergänzende, komplementäre Methode zur modernen Medizin. Sie wollen nicht anstelle der Medizin mit traditionellen Heilmethoden behandelt werden, sondern hoffen durch das Beste aus beiden Welten auf nachhaltige, ganzheitliche Gesundheit, Verbindung von Körper und Geist und mehr Wohlbefinden.

Der Bereich der Komplementärmedizin beinhaltet unzählige Richtungen. Eine hiervon ist die Traditionelle Chinesische Medizin (TCM). Sie erlebt derzeit einen Boom. Ob Akupunktur, Ernährung nach den fünf Elementen, Kräutertherapie oder Qigong – die Faszination der fernöstlichen Heilmethode spiegelt sich wider in zahlreichen Medienberichten, Gesundheitsratgebern, in der Arzt- und Heilpraktikerpraxis und sogar in manchen Krankenhäusern.

Auch ich als Ärztin konnte die Attraktivität der TCM gut nachvollziehen. Die bestehenden Probleme im Gesundheitssystem mit Bürokratie, Zeitdruck und Personalmangel sorgen nicht nur für überarbeitete Mitarbeiter:innen, sondern auch unzufriedene Patient:innen. Wer sich hingegen in eine TCM-Behandlung begibt, erfährt mehr Zeit durch die Behandelnden, weiterführende Therapieoptionen und Gesundheitsberatungen, die den Rahmen einer normalen Praxis sprengen würden. Kein Wunder also, dass sich Patient:innen, aber auch Ärztinnen und Ärzte in der TCM wohlfühlen.

Dass die TCM beliebt ist, ersetzt jedoch keine Belege, dass sie funktioniert. Und genau das stört die Kritiker:innen am meisten. Sie werfen der Heilmethode aus Fernost vor, dass sie nichts weiter sei als esoterischer Humbug, der sich auf veraltete Konzepte ohne jegliche Wirksamkeitsnachweise stütze. Daher solle sie kein Teil der Medizin sein. Ist die Kritik gerechtfertigt?

Als Ärztin mit zusätzlicher TCM-Ausbildung habe ich mich vermehrt mit den kritischen Stimmen auseinandergesetzt, die unterschiedlichen Positionen untersucht und versucht, die Hintergründe dieser Diskrepanzen verständlich zu machen. Ich habe dieses Buch für Sie geschrieben, wenn Sie sich eine ehrliche und kritische Auseinandersetzung mit der Alternativmedizin und insbesondere der TCM wünschen. Sollten Sie daran interessiert sein, was Fakt oder geschicktes Marketing, was wissenschaftlicher Beweis oder Erfahrungswissen und was Gesundheitstipp oder einfach nur Social-Media-Trend ist, dann ist dieses Buch genau richtig für Sie. Sollten Sie jedoch kein Interesse an wissenschaftlichen Belegen haben, weil sie beispielsweise der Meinung sind, dass hier eh nur getrickst und gefälscht wird, und lieber der Empfehlung der Schwägerin vertrauen, dann sollten Sie erst recht dieses Buch lesen.

München, Deutschland   Alina Erbas-Kronwitter
November 2023

Inhaltsverzeichnis

1 Einführende Gedanken   1
1.1 Aktualität des Themas   1
1.2 Meine Reise zur Traditionellen Chinesischen Medizin   4
1.3 Über dieses Buch   7
Literatur   11

2 Alternativmedizin, Komplementärmedizin oder evidenzbasierte Medizin?   13
2.1 Warum wir immer Beweise wollen   13
     2.1.1 Was ist evidenzbasierte Medizin?   14
     2.1.2 Was hat es mit den Studien auf sich?   18
     2.1.3 „Das war kein Placeboeffekt. Ich bilde mir das doch nicht ein!"   25
2.2 „Das Beste aus beiden Welten" – Chance oder Illusion?   30
     2.2.1 Begriffsklärung zu Beginn   30
     2.2.2 Gemeinsamkeiten von Alternativ- und Komplementärmedizin: Die besten Marketingtricks   34
     2.2.3 Der Versuch, Brücken zu schlagen   43
2.3 Lässt sich CAM überhaupt nachweisen?   45
Literatur   49

3   Hintergründe der Traditionellen Chinesischen Medizin   53

3.1   Die Geschichte: vom Mythos zum Exportschlager   53

3.2   Grundideen und Begrifflichkeiten   56

    3.2.1   Was hat es mit dem Qi auf sich?   58

    3.2.2   Die Funktionskreise und die fünf Wandlungsphasen   60

    3.2.3   Ist Traditionelle Chinesische Medizin Esoterik?   65

3.3   Die fünf Säulen der Traditionellen Chinesischen Medizin   70

3.4   Anamnese und Diagnose in der Traditionellen Chinesischen Medizin   71

    3.4.1   Wie entsteht eine Diagnose in der Traditionellen Chinesischen Medizin?   71

    3.4.2   Was passiert bei der Pulsdiagnose?   76

    3.4.3   Was passiert bei der Zungendiagnose?   82

    3.4.4   Weitere Diagnoseverfahren, die gelegentlich der Traditionellen Chinesischen Medizin zugeschrieben werden   85

3.5   Einbindung der Traditionellen Chinesischen Medizin in unser Gesundheitssystem   87

Literatur   90

4   Gesundheit oder Geschäft: Kritische Trends alternativer Richtungen in der Gesundheitsbranche   93

4.1   Die kreative Entstehung neuer Berufsfelder   93

    4.1.1   Das System „Coach"   93

    4.1.2   Das Einmaleins der Coaching-Suche   98

4.2   Mafiöse Vertriebsstrukturen der Nahrungsergänzungsmittelindustrie   100

    4.2.1   Rechtliche Hintergründe von Nahrungsergänzungsmitteln   100

    4.2.2   Mit Nahrungsergänzungsmitteln reich werden   102

    4.2.3   Was beim Kauf von Nahrungsergänzungsmitteln zu beachten ist   105

Literatur   106

5   Akupunktur: Zwischen Tradition und Moderne   107

5.1   Was ist überhaupt DIE Akupunktur?   107

    5.1.1   Ötzi – der erste Akupunkturpatient?   110

    5.1.2   Eine Akupunktur? Viele Akupunkturformen!   112

5.2	Wofür wird Akupunktur eingesetzt?	125
5.3	Was passiert bei einer Akupunkturbehandlung?	127
5.4	Wirkung: Wie wirkt Akupunktur?	131
5.4.1	Existieren Leitbahnen und Akupunkturpunkte?	132
5.4.2	Neuere Erklärungsmodelle zum Wirkmechanismus der Akupunktur	136
5.5	Wirksamkeit: Wirkt Akupunktur?	141
5.5.1	Lassen sich über Akupunktur aussagefähige Studien durchführen?	142
5.5.2	„Es ist völlig egal, wohin man sticht"	145
5.5.3	Cochrane-Reviews	151
5.5.4	Die Qualität der Evidenz für verschiedene Akupunkturindikationen	155
5.6	Sicherheit: Wie sicher ist Akupunktur?	157
Literatur		159

6   Wurzeln, Weisheit, Wissenschaft: Die Arzneiheilkunde   167
6.1	Ein kurzer Überblick	167
6.2	Verordnung, Zubereitung und Einnahme der Arzneimittel	171
6.3	„Bitte nur Natürliches"	172
6.4	Die Evidenz chinesischer Arzneimittel	176
6.5	Sicherheit und Nebenwirkungen	179
6.6	Nashorn, Bärengalle, Eselshaut – ist Tierquälerei in Deutschland ein Thema?	185
6.6.1	Tierquälerei in der Chinesischen Medizin	186
6.6.2	Die Situation in Deutschland	189
Literatur		192

7   Ernährung und Lifestyle nach Traditioneller Chinesischer Medizin   197
7.1	Die Grundideen	197
7.1.1	Temperaturverhalten von Lebensmitteln	199
7.1.2	Geschmacksrichtung von Lebensmitteln	199
7.1.3	Wirktendenz von Lebensmitteln	200
7.1.4	Funktionskreisbezug von Lebensmitteln	200
7.2	Vorteile der Diätetik der Traditionellen Chinesischen Medizin	201
7.2.1	Eigene Meinung	202

7.3   Nachteile der Diätetik der Traditionellen Chinesischen
      Medizin   203
      7.3.1   Eigene Meinung   206
7.4   Mythen im Zusammenhang mit der Traditionellen
      Chinesischen Medizin   207
      7.4.1   „Schlacken müssen raus aus dem Körper!"   207
      7.4.2   „Milch ist Gift!"   209
      7.4.3   Kreative Auslegungen der TCM-Coaching-Bubble   210
      7.4.4   Die Organuhr   212
7.5   Das Problem der Ernährungsstudien   214
Literatur   218

8   Einordnung der Ergebnisse   **221**
8.1   Ist das Kontra der Medizin ein Pro für Alternativmedizin?   221
8.2   Breites Anwendungsspektrum oder Selbstüberschätzung?   223
8.3   Akupunktur hilft immer?   224
8.4   „Aus Sicht der Traditionellen Chinesischen Medizin" –
      alternative Fakten?   226
8.5   Wirkung ohne Wirksamkeit?   227
8.6   Wie gelingt eine gute Praxis der Traditionellen
      Chinesischen Medizin?   229
Literatur   232

Stichwortverzeichnis   **233**

1

Einführende Gedanken

1.1 Aktualität des Themas

Wer sich auch nur oberflächlich mit der Traditionellen Chinesischen Medizin (TCM) beschäftigt, stellt schnell fest: Die TCM liegt voll im Trend. Aber so gewiss diese Erkenntnis ist, so sehr scheiden sich die Geister an dieser Heilkunde. Während die einen die TCM für eine gewinnbringende Ergänzung in unserem Gesundheitssystem halten, denken andere eher an esoterischen Hokuspokus, der mit der Hoffnung von Kranken spielt. Der bekannteste Teil der TCM, die Akupunktur, ist längst in der hausärztlichen Versorgung angekommen und wird neben klassischen Schmerzzuständen unter anderem auch bei psychischen Beschwerden, Suchterkrankungen, zur Kinderwunschtherapie, Allergiebehandlung oder zur Geburtsvorbereitung angewandt. Die Liste an möglichen Indikationen, bei denen die TCM helfen soll, ist schier endlos. Kritiker:innen bemängeln jedoch, dass für die wenigsten Therapien, sei es Akupunktur, Chinesische Arzneimitteltherapie, Chinesische Ernährungslehre oder Qigong, Wirksamkeitsbelege vorliegen. Dies steht im Gegensatz zur Evidenzbasierten Medizin (EbM), die gerne abschätzig als Schulmedizin bezeichnet wird und sich unter anderem an wissenschaftlichen Belegen (Evidenz) orientiert. Während eingefleischte Alternativmedizinfans der evidenzbasierten Medizin misstrauisch gegenüberstehen und ihr eine verstaubte, starre und wenig flexible, technisierte Reparaturmedizin vorwerfen, die den Blick für das Individuum verloren hat, sehen Skeptiker:innen in der TCM eine esoterische Placebomedizin, die ihre Daseinsberechtigung mit dem Aufkommen der modernen Medizin verloren hat.

Dabei klingen die Argumente der TCM in einer Zeit, in der Sparmaßnahmen im Gesundheitssystem vermehrt für Unzufriedenheit bei Patient:innen und Personal sorgen, sehr verlockend: Diese schreibt sich nämlich, ähnlich wie andere alternative bzw. komplementäre Heilverfahren, auf die Fahnen, ganzheitlich zu arbeiten, wirklich an der Ursache der Krankheit interessiert zu sein und nicht nur Symptome zu behandeln. Der Mensch als Individuum soll im Fokus stehen. Während viele Menschen einen Vertrauensverlust in die moderne Medizin und unser Gesundheitssystem beklagen, erscheint die TCM als sympathische Alternative oder Ergänzung. Dass zahlreiche Universitätskliniken Abteilungen für TCM besitzen und sogar an einigen Unis Lehrstühle für TCM eingerichtet wurden, schafft Vertrauen, zeugt von Seriosität und zeigt, dass intensiv an dem Thema geforscht wird. Tatsächlich existiert auf dem Gebiet der Akupunktur weit mehr Forschung als an anderen komplementärmedizinischen Verfahren. Nicht zuletzt impliziert die Tatsache, dass die gesetzlichen Krankenkassen Akupunktur bei einigen Indikationen übernehmen und private Versicherungen nicht selten komplette Therapien mit TCM-Kräutern und Akupunktur über Monate bis Jahre hinweg erstatten, dass die alte Heilmethode ein legitimer und fester Bestandteil unseres Gesundheitssystems ist und sich hervorragend mit wissenschaftlichen Methoden ergänzt. Anwendende der TCM weisen darauf hin, dass längst genug Studien vorliegen, die für eine Wirksamkeit von Akupunktur und Co. sprechen. Zusätzlich beobachten sie jeden Tag, welche verblüffenden Erfolge die Chinesische Heilkunde zu verzeichnen hat.

Die bedeutungsvollste Adelung hat die TCM jedoch von niemand anderem als der Weltgesundheitsorganisation (WHO) selbst erhalten: In der neuen und damit elften Version der Internationalen Klassifikation der Krankheiten (International Classification of Diseases) ICD-11, die 2022 in Kraft getreten ist, befindet sich neben anderen Änderungen nun auch ein Kapitel zur Erfassung von TCM-Diagnosen (World Health Organization o. J.). Was bedeutet das? Die ICD kategorisiert weltweit Erkrankungen und bildet die Grundlage zu deren statistischer Erfassung. Vielleicht sind Sie mit der ICD bereits im Rahmen einer Arbeitsunfähigkeitsbescheinigung in Berührung gekommen. Hier wird ein Code verwendet, der für eine spezielle Diagnose steht, zum Beispiel M54.2 für Nackenschmerzen. In der neuen Version sind in dem gesonderten Kap. 26 inzwischen Diagnosen aus der TCM inbegriffen. So könnten dort Qi-Stagnation, Blut-Stagnation, Nieren-Yin-Mangel oder Hitze- und Kältesyndrome Berücksichtigung finden. Während Befürworter:innen der TCM diese Änderung feierten und als wichtigen Schritt für die Integration der TCM in die moderne Medizin ansahen (Lam et al. 2019), hagelte es von wissenschaftlicher Seite Kritik für diese Entscheidung (Cyranoski

2018; Nature 2019) ob der Unwissenschaftlichkeit und mangelnden Evidenz der Chinesischen Medizin. Die WHO selbst betont, dass die traditionelle Medizin in vielen Mitgliedstaaten ein Bereich der Gesundheitsversorgung sei und in zahlreichen Ländern der Welt die Diagnose der traditionellen Medizin derzeit nicht oder nur unzureichend dokumentiert werde. Daher gebe es keine international vergleichbaren Daten über derartige Behandlungen in Bezug auf Form, Häufigkeit, Wirksamkeit, Sicherheit, Qualität, Ergebnisse und Kosten. Die Aufnahme eines Kapitels über traditionelle Medizin aber würde Bemühungen um nötige Regulierungen erleichtern und Rückschlüsse über standardisierte und evidenzbasierte Informationen zulassen – eine Wertung oder Unterstützung der wissenschaftlichen Gültigkeit würde nicht stattfinden (World Health Organization o. J.).

Wohl kein Feld der komplementärmedizinischen Zusatzbezeichnungen dürfte so kontrovers sein wie die TCM. Denn während die Homöopathie in der Öffentlichkeit viel Kritik erfahren hat und die meisten Landesärztekammern die Weiterbildung bereits gestrichen haben, fällt es ungleich schwerer, die TCM einzuordnen. Sie wurde auf der einen Seite in das bedeutendste international standardisierte System zur Klassifikation von Krankheiten und Gesundheitszuständen integriert. Auf der anderen Seite wird die Chinesische Medizin regelmäßig als Pseudowissenschaft oder Pseudomedizin herabgestuft. Ärztinnen und Ärzte müssen auf der einen Seite teure und sehr strukturierte Weiterbildungen für die Zusatzbezeichnung Akupunktur absolvieren. Auf der anderen Seite ergibt eine oberflächliche Internetsuche, dass die Akupunktur nicht über den Placeboeffekt hinauswirkt (Wikipedia 2023). Diese Diskrepanzen lassen nicht nur Patient:innen verunsichert zurück. Auch Ärztinnen und Ärzte können häufig nicht einordnen, wo die TCM zu verorten ist. Als ich mehrfach gefragt wurde, ob ich an diese Medizin „glauben" würde, war ich überrascht, stand es für mich doch nie zur Debatte, eine Medizin auszuüben, die nur eine Frage des Glaubens ist. Ich hatte TCM als Master of Science an einer namhaften Universität studiert, was doch Beweis genug sein sollte, dass die TCM eine wissenschaftlich fundierte Methode und kein fragwürdiger Hokuspokus ist. Nichtsdestotrotz stellt die TCM Zusammenhänge her, die bei Skeptiker:innen für Stirnrunzeln sorgen dürften, wenn beispielsweise von Schleim im Körper oder Yin und Yang die Rede ist. Doch nicht nur ich habe mich im Lauf der Zeit gewundert, wie unterschiedlich die Meinungen zur TCM sind. Auch in der Gesellschaft scheiden sich häufig die Geister an Chancen und Grenzen dieser und anderer komplementärer Methoden. Es ist also höchste Zeit, sich einmal objektiv und kritisch mit der TCM auseinanderzusetzen und die Hintergründe von scheinbar unvereinbaren Positionen zu beleuchten.

1.2   Meine Reise zur Traditionellen Chinesischen Medizin

Was führt mich überhaupt dazu, die jahrtausendealte Heilmethode der TCM genauer betrachten zu wollen? Ist das lange Bestehen nicht Beweis genug für die Wirksamkeit? Ist der eindeutige Patient:innenwunsch nach alternativen oder ergänzenden, sanften Methoden mit weniger Nebenwirkungen nicht die Grundlage, auf der eine Prüfung fußen sollte? Und vor allem: Muss wirklich immer alles wissenschaftlich untersucht sein? Laufen wir nicht Gefahr, völlig blind zu werden für den Menschen als Individuum und vernachlässigen den ganzheitlichen Blickwinkel? Was ist mit den zahlreichen positiven Erfahrungs-berichten sowohl vonseiten der Patient:innen als auch der Behandelnden? Diese als wertlos abzutun, nur weil die Wissenschaft noch nicht alles bis ins kleinste Detail geprüft hat, wäre doch unfair? Das stimmt – Erfahrungen sind nie wertlos und ich möchte sicherlich niemandem diese absprechen. Schließ-lich spielen persönliche Erfahrungen eine wichtige Rolle in der individuellen Gesundheit und Genesung. Dennoch bin ich der Meinung, dass altes Wissen sehr wohl überprüft und gegebenenfalls revidiert und angepasst werden sollte. **Behauptungen zu hinterfragen, daraus Aussagen abzuleiten und diese bei Bedarf wieder zu ändern ist Teil des wissenschaftlichen Verfahrens und hat uns enorme Fortschritte nicht nur in der Medizin, sondern in nahezu jedem Bereich des alltäglichen Lebens gebracht.** Aus diesem Grund möchte ich die TCM aus einem objektiven, kritischen und ehrlichen Blickwinkel be-leuchten. Um meine Glaubwürdigkeit zu steigern, bedarf es eines kurzen Blicks auf meine persönliche Geschichte.

Ich habe in München Medizin studiert. Zugegebenermaßen war das Stu-dium für mich eine Herausforderung. Neben der Menge an Lernstoff merkte ich nämlich schnell, dass außer den Patient:innen auch unser Gesundheits-system kränkelte: zu wenig Zeit für die Kranken, zu wenig Personal und auf-grund dessen zu wenig Gespräche und Empathie; dagegen viel Zeitdruck und Optimierungszwang für Ärztinnen, Ärzte und Pflegepersonal. Diese Faktoren hielten meine Begeisterung für meinen zukünftigen Beruf zunächst in Gren-zen. Promoviert habe ich im Fach Kinderkardiologie und während es mich eigentlich immer in das Fachgebiet der Psychiatrie gezogen hat, fand ich nach Abschluss meines Studiums über Umwege eine Stelle in einem ganz anderen Fach. Hier bestätigte sich, was ich als Studentin schon vermutet hatte: dauer-erschöpfte Mitarbeiter:innen, Gewinnorientierung und schlichtweg kaum Zeit, um intensiv auf die Patient:innen einzugehen. Diese Umstände brach-ten mich schließlich dazu zu kündigen. Während ich auf dem etwas unbequemen Boden der Tatsachen überlegte, wie ich weiterhin mit meinem Ärztinsein verfahren sollte, stieß ich auf ein Aufbaustudium speziell für Ärztinnen und Ärzte an der TU München. Mit großem Interesse las ich, dass bei dem Studium der TCM weitergehende Fertigkeiten erlernt würden, wie zusätzliche Diagnose- und Therapiemöglichkeiten, Ernährung und Bewegungsformen wie Taiji und Qigong. Diese könnten zu einer erfüllenden ärztlichen Tätigkeit kombiniert werden – genau das, was ich suchte! Und dass das Studium mit einem angesehenen Master of Science (M. Sc.) abschloss, überzeugte mich letztendlich, mich zu bewerben. Da ich gerade das erste Mal schwanger war, konnte ich ohnehin keine neue Stelle im Krankenhaus antreten und wollte mich so sinnvoll während Schwangerschaft und Elternzeit weiterbilden. Ich hatte mich zuvor nicht wirklich mit der TCM oder anderen komplementären Verfahren beschäftigt, war aber neugierig auf diese neue Sichtweise, die an der Uni im Medizinstudium bereits als Wahlfach angeboten wurde. Zwar wusste ich, dass TCM keiner einheitlichen Weiterbildungsordnung unterlag und ich auch in wenigen Stunden eine Online-Ausbildung in der TCM hätte absolvieren können. Ein Masterabschluss mit einem wissenschaftlichen Fundament war mir aber wichtig.

Die Werbung für den Masterstudiengang hatte nicht zu viel versprochen. Während das Medizinstudium aufgrund der großen Anzahl der Studierenden sehr anonym war und ich kaum die Namen der Dozenten kannte, erlebte ich hier genau das Gegenteil: eine kleine Gruppe von studierenden Ärztinnen und Ärzten, ein Austausch auf Augenhöhe und nahbare, stets erreichbare und hilfreiche Dozent:innen. Auch inhaltlich war der Studiengang überzeugend: Krankheiten wurden sehr ausführlich sowohl von der Symptomkonfiguration als auch mit Lebensstilfaktoren wie Ernährung, Schlaf und Bewegung besprochen. Dieser „ganzheitliche" Aspekt, der aus Zeitgründen im Klinikalltag sehr gering ausfällt, machte mir Hoffnung, eine bessere Medizin ausüben zu können.

Nach der Geburt meines zweiten Kindes arbeitete ich zeitnah in einer Praxis für TCM, die schnell regen Zulauf bekam. Die Tatsache, dass ich unabhängig von gesetzlichen Krankenkassen arbeitete, erlaubte es mir, genügend Zeit für meine Patient:innen aufzuwenden sowie intensiv über Lebensstiländerungen zu beraten und die Fortschritte über längere Zeit zu begleiten. Ich behandelte komplementär, also begleitend zu fachärztlicher Behandlung, Menschen unterschiedlichen Alters mit Schmerzen, psychosomatischen Erkrankungen, Magen-Darm-Beschwerden und gynäkologischen Fragestellungen. Die Therapie bestand bei mir aus einer Kombination aus Akupunktur, Kräutertherapie und lebensstiländernden Maßnahmen, wie Ernährungsberatung, Stressreduktion oder Achtsamkeitsverfahren. Da meine Patient:innen sehr aufgeklärt waren, kamen sie meist erst zu mir, nachdem sie schon aus fachärztlicher Behandlung Diagnosen, bildgebende Verfahren oder Blutuntersuchungen erhalten hatten. Kam doch einmal eine Person ohne vorherige Abklärung zu mir, obwohl diese indiziert gewesen wäre, schickte ich sie zunächst zur entsprechenden Untersuchung. Das Arbeiten war angenehm und meine Patient:innen überaus freundlich und motiviert. Sie hielten sich an meine Ratschläge und nicht selten plauderten wir auch nach der Behandlung noch ein wenig. Meine persönliche Anekdote könnte nun an dieser Stelle enden und Sie würden sich fragen, warum Sie sich durch meinen Lebenslauf quälen mussten. Mein Ärztinsein war scheinbar erfüllend und sah nach einem Happy End aus. Was aber war geschehen, dass ich nun diese Abhandlung über die TCM schreibe?

Bis zu meinem TCM-Aufbaustudium war ich ehrlicherweise in meinem Leben nicht wirklich mit Komplementärmedizin in Berührung gekommen. Eine erweiterte, über die etablierte Medizin hinausgehende Behandlung war für mich grundsätzlich ein Gewinn, von dem Patient:innen nur profitieren konnten. Geschichten, bei denen alternative Heiler:innen bewusst von einer medizinischen Beratung zugunsten fragwürdiger Methoden abrieten, hielt ich für unglückliche Einzelfälle.

Schnell merkte ich jedoch, dass viele meiner Patient:innen, so sehr sie sich auch informiert hatten, mit falschen Erwartungen und Desinformation über Alternativmedizin und TCM zu mir kamen. Auf Social Media fiel mir die Masse an Fehlinformationen zum Thema Gesundheit auf, die hemmungslos von allen möglichen Berufsgruppen unterschiedlicher Qualifikation verbreitet werden. Hier werden zum Beispiel diverse Superfoods propagiert, die gegen Krankheiten helfen sollen. Influencer:innen bewerben unterschiedlichste Nahrungsergänzungsmittel auf aggressiv aufdringliche Art und Weise, die das Immunsystem angeblich „boosten", den Stoffwechsel anregen oder den Körper entgiften. Selbst die TCM bleibt hier nicht verschont von kreativen Tipps – ob Akupressur gegen Falten, Kapseln zur Langlebigkeit, Ernährungsempfehlungen oder Ratschläge, wie man nach den alten Lehren der TCM seinen Alltag gestalten solle.

Während ich mich zunächst wunderte, dass ich trotz meines aufwendigen Studiums nichts Derartiges gelernt hatte, wuchs schnell die Erkenntnis, dass vieles, was im Internet über TCM kursiert, weder traditionell ist noch irgendeinen nachgewiesenen Nutzen hat und demzufolge zurecht als Pseudomedizin kritisiert wird. Daher begann ich mich mehr mit verschiedenen alternativ-/komplementärmedizinischen Richtungen auseinanderzusetzen und die wissenschaftlichen Hintergründe dazu zu untersuchen. So absurd manche Tipps auch klingen, so groß ist doch eine gewisse Anziehungskraft auf die

Verbraucher:innen, was nicht zuletzt am guten Marketing liegt. Natürlich ist es begrüßenswert, dass wir selbst entscheiden können, welche Therapien wir in Anspruch nehmen wollen. Diese Entscheidungsfreiheit ist eine hervorragende Entwicklung, denn vor noch nicht allzu langer Zeit gab es nur wenig Mitspracherecht für Patient:innen.

Dadurch, dass ich meine medizinische Laufbahn durch die Komplementärmedizin ergänzt habe, finde ich es wichtig, in diesem unübersichtlichen Feld für ein wenig Durchblick zu sorgen und mich mit der Kritik an der Komplementärmedizin und TCM intensiver zu beschäftigen. Ist sie gerechtfertigt? Wenn ja, wo? Wenn nein, warum nicht? Sollten Sie Bedenken haben, dass meine Arbeit dazu dient, die TCM in ein übermäßig positives Licht zu rücken, kann ich Sie beruhigen: Da es mich wieder in den regulären Krankenhausalltag gezogen hat, ist es nicht mein Ziel, Sie als Patient:in zu gewinnen. Gleichwohl kenne ich beide Seiten: Ich habe mich intensiv mit der TCM befasst, weiß um die Stärken dieser Heilkunde bei den Schwächen unseres Gesundheitssystems, die nicht zuletzt ein Grund waren, mich hier weiterzubilden – eine Erfahrung, die ich nicht missen möchte. Gleichzeitig sind mir die wunden Punkte der Komplementärmedizin genauso bekannt wie die Argumente der Befürworter:innen, um Kritik abzuschmettern. Meine Zweifel führten zu einer genaueren Überprüfung dieser Medizin, sodass eine faire und neutrale Aufarbeitung schließlich mein Ziel ist.

1.3   Über dieses Buch

Dass auch Ärztinnen und Ärzte mitunter voller Enthusiasmus und Überzeugungskraft falsche Erkenntnisse in die Welt setzen und dadurch verunsichern, haben wir nicht erst während der Coronapandemie beobachtet. Wer hat nicht im Lauf der Pandemie mindestens einmal ein Video zugeschickt bekommen, in dem ein Arzt, Wissenschaftler oder eine andere Person, die in der Öffentlichkeit hohes Vertrauen genießt, darlegt, dass entweder die Coronapandemie künstlich herbeigeführt wurde, das Virus in Wahrheit total harmlos sei oder dass Impfstoffe uns manipulieren und schließlich töten? Solche Desinformation kann man nur bis zu dem Zeitpunkt belächeln, an dem ein geliebter Mensch von diesen Ansichten überzeugt wird und es zu Streitigkeiten, erfolglosen Diskussionen und schließlich Kontaktabbruch kommt.

Wenn auch nicht immer in diesem Ausmaß, so begegnen uns im Netz Fehlinformationen zum Thema Gesundheit fast täglich. Nicht immer ist es einfach, diese von der Wahrheit zu unterscheiden. Das gilt für medizinische Laien genauso wie für Menschen mit medizinischem Hintergrund.

Dieses Buch soll Sie sensibilisieren, wann gesundes Misstrauen im Hinblick auf Gesundheitsversprechen angezeigt ist.

Wie Sie bereits herauslesen konnten, habe ich sehr früh in meiner beruflichen Laufbahn Schwachstellen in unserem Gesundheitssystem entdeckt und gehofft, diese durch eine Erweiterung meines Wissens im Bereich der Komplementärmedizin ausgleichen zu können. Immer wieder treffen wir auf Menschen, bei denen trotz leitliniengerechter und moderner medizinischer Versorgung entweder keine Besserung der Beschwerden herbeigeführt oder gar keine Ursache gefunden werden konnte. Hier liegt es nahe, auf alternativmedizinische Angebote zurückzugreifen. Dabei sind die Versprechen nicht nur der TCM, sondern der gesamten Alternativ- oder Komplementärmedizin durchaus attraktiv.

Des Weiteren soll dieses Buch Ihnen Gemeinsamkeiten alternativer Heilmethoden aufzeigen – insbesondere im Hinblick darauf, wie sie sich von der modernen Medizin abheben.

Ob Nahrungsergänzungsmittel, Beauty-Tools oder Heilverfahren – um Angebote besser zu verkaufen, werden diese nicht selten durch den Zusatz „in Studien belegt" beworben. Was in einer Studie überprüft wurde, muss ja schließlich auch gut sein, oder? So einfach ist es leider nicht. Nicht einmal Ärztinnen und Ärzte werden im Studium darin ausgebildet, Studien richtig zu lesen und zu interpretieren. Zwar gibt es einige Vorlesungseinheiten zur Statistik und natürlich werden immer wieder Studien gezeigt, diese aber wirklich im Kern zu erfassen und zu verstehen, ist eine Wissenschaft für sich. Man liest nicht einfach eine Studie wie eine Zeitung und kennt dann den Inhalt. Wissenschaftliche Studien sind für die Menschen geschrieben, die sich tagtäglich damit auseinandersetzen: nämlich in der Forschung tätige Personen. Das ist insofern problematisch, als zum einen Studieninhalte nicht in der breiten Masse ankommen, da eine nötige Übersetzung fehlt, zum anderen ist die Gefahr groß, dass in der Öffentlichkeit, gerade bei Social Media, Sachverhalte falsch oder unvollständig wiedergegeben werden.

In diesem Buch möchte ich Ihnen ein Gefühl für das grundlegende Verständnis von Studien und Wissenschaft vermitteln, damit Sie nicht Gefahr laufen, sich unter dem Deckmantel der Wissenschaft von Verkaufsargumenten blenden zu lassen.

Ich bin keine Wissenschaftlerin. Daher erhebt dieses Buch nicht den Anspruch einer wissenschaftlichen Abhandlung. Dennoch ist es wichtig, die Wissenschaftlichkeit der TCM zu beleuchten. Ein rein wissenschaftliches Buch könnte jedoch angesichts der sich schnell entwickelnden Forschung rasch veraltet sein. Aus diesem Grund zielt dieses Buch eher darauf ab, Schwierigkeiten und Kritikpunkte der TCM im Hinblick auf Forschung zu erörtern.

Welche Herausforderungen und Ergebnisse gibt es in der Erforschung der TCM?

TCM verkauft sich gut – wer möchte nicht von altem Wissen profitieren? Aus diesem Grund wird gern alternativen Praktiken das Label TCM verpasst, auch wenn sie weder alt noch chinesisch sind. Die TCM ist längst zu einem Lifestyleprodukt geworden, von dem sich nur allzu gern bedient wird. Alternativmedizinische oder pseudowissenschaftliche Methoden, Gerätschaften und fragwürdige Therapien suchen ihren Platz in einer Gesellschaft, die nach Gesundheit und Selbstoptimierung strebt, und vermarkten sich gern im Schein einer fernöstlichen Heilmethode. Nicht selten sind diese aber nicht nur kostenintensiv, sondern können mit erheblichen Risiken einhergehen. Gerade durch Social Media werden solche Praktiken oder Produkte zahlreich verkauft.

Aus diesem Grund werde ich immer wieder auf scheinbare TCM-Methoden eingehen, sie vorstellen und im Sinn des Verbraucherschutzes prüfen.

Die TCM ist ein sehr kontroverses Thema. Während die einen die TCM mit Heilkristallen und Handauflegen in einen Topf werfen und als pseudomedizinischen Humbug oder Quacksalberei abtun, sehen andere darin eine weiterführende Chance und gewinnbringende Ergänzung zur sogenannten Schulmedizin, zumal die Wirksamkeit der TCM durch zahlreiche Studien längst belegt zu sein scheint. Die TCM auf einer Skala zwischen Glaube und Wissenschaft einzuordnen, fällt demnach nicht nur Patient:innen schwer, sondern auch Ärztinnen und Ärzten. Ich sehe mich nicht in der Position, Ihnen eine ultimative Wahrheit zu bieten, die es ohnehin kaum gibt. Stattdessen ist es wichtig, sich mit beiden Seiten auseinanderzusetzen, insbesondere da, wo Meinungen und Fakten vermischt werden. Dogmatische Diskreditierung der Alternativmedizin wird niemanden überzeugen, der sich von der modernen Medizin abgewandt hat. Gleichzeitig gehen Lobpreisungen auf die TCM und andere komplementäre Methoden von Therapeut:innen aus, die aktiv mit und in der TCM arbeiten. Hier könnte ein Interessenskonflikt vorliegen. Ich werde die Hauptkritikpunkte in der öffentlichen Diskussion beleuchten, wobei ich insbesondere auf Akupunktur, Kräuterheilkunde und Ernährungstherapie/Lebensführung eingehen werde. Die Bereiche Qigong und Tuina (eine Art manuelle Therapie) gehören zwar auch zur TCM, stehen aber eher selten in der Kritik, weshalb ich nicht näher auf diese Bereiche eingehen werde.

In diesem Buch sollen Sie sowohl die kritische als auch die befürwortende Seite der TCM erfahren dürfen. Am Ende geht es nicht darum, dass eine Seite gewinnt, sondern dass Sie informiert Entscheidungen für Ihre Gesundheit treffen können.

Zum Schluss noch ein paar praktische Hinweise für das Buch:

- Das Buch ist in zwei Teile geteilt. Der erste Teil ist allgemeiner und behandelt die Themen Wissenschaft, Alternativmedizin, komplementäre und integrative Medizin sowie deren Platz in unserem Gesundheitssystem. Der zweite Teil geht detaillierter auf die TCM mit ihren verschiedenen Facetten Akupunktur, Pharmakotherapie und Ernährungslehre ein. Ich empfehle Ihnen, mit dem Lesen des allgemeinen Teils zu beginnen, da er wichtig für das spätere Verständnis ist.
- Das Buch bietet Informationen, wenn Sie sich einer TCM-Behandlung unterziehen möchten und sich vorab selbst sowohl mit Theorien als auch Wissenschaft hierzu beschäftigen wollen. Schließlich erfolgen viele Therapien auf Selbstzahlerbasis und können eine beträchtliche Summe Geld kosten. Vielleicht haben Sie aber bereits Erfahrungen mit der TCM gemacht und lesen das Buch, um diese besser einordnen zu können. Hierbei spielt es keine Rolle, ob Sie gute oder schlechte Erfahrungen gemacht haben.
- Ich werde auf die Inhalte und Grundideen der TCM eingehen und diese jeweils knapp vorstellen. Eine tiefergehende Erklärung mit den Lehren der TCM findet nicht statt. Das Buch dient nicht dazu, Lehrinhalte aus der TCM wiederzugeben oder die Theorien der TCM tiefer zu begreifen.
- Natürlich werde ich eigene Erfahrungen einfließen lassen. Da mir eine klare Trennung von Fakten auf der einen Seite und Meinungen sowie Anekdoten auf der anderen Seite sehr wichtig ist, werde ich die entsprechenden Textstellen als meine Erfahrung deutlich hervorheben.
- Immer wieder werde ich Fallbeispiele einbringen, die dem Buch mehr Lebendigkeit und Anschaulichkeit verleihen sollen. Die Fallbeispiele sind alle fiktiv und die Namen erfunden.

Für bessere Übersichtlichkeit tauchen an den entsprechenden Stellen folgende Icons auf:

- **Icon Geschichte:** Hinweis auf geschichtliche Bezüge

- **Icon TCM:** Theorie und Grundlagen der TCM

- **Icon Fallbeispiel:** hier folgt ein Fallbeispiel

- **Icon Wissenschaft:** Bezüge zu Studienlage/Wissenschaft

- **Icon Merke:** wichtige Aussage, Vorsicht

- **Icon Social Media:** Bezüge zu Social Media, aktuellen Trends, Fehlinformationen

Nun, liebe Leser:innen, wünsche ich Ihnen viel Freude bei der Lektüre!

Literatur

Cyranoski D (2018) Why Chinese medicine is heading for clinics around the world. https://www.nature.com/articles/d41586-018-06782-7. Zugegriffen am 20.12.2022

Lam WC, Lyu A, Bian Z (2019) ICD-11: impact on traditional Chinese medicine and world healthcare systems. Pharmaceut Med 33(5):373–377

Nature (2019) The World Health Organization's decision about traditional Chinese medicine could backfire. https://www.nature.com/articles/d41586-019-01726-1. Zugegriffen am 20.12.2022

Wikipedia (2023) "Akupunktur". Zugegriffen am 24.02.2023

World Health Organization (o.J.) FAQ Traditional medicine. https://www.who.int/standards/classifications/frequently-asked-questions/traditional-medicine. Zugegriffen am 12.11.2022

2

Alternativmedizin, Komplementärmedizin oder evidenzbasierte Medizin?

2.1 Warum wir immer Beweise wollen

Warum ist die TCM überhaupt ein kontroverses Thema? Während die einen von einer wachsenden Beweiskraft für die Wirksamkeit der TCM durch Studien ausgehen, zweifeln andere nicht nur diese Studien an, sondern verwerfen das gesamte Konzept der Alternativ- oder Komplementärmedizin. Eine dritte Gruppe hält überhaupt nichts von Studien und verfolgt das Motto: Wer heilt, hat recht.

Im Zusammenhang mit Diskussionen um Alternativmedizin fällt häufig der Ausspruch: „Wie nennt man Alternativmedizin, die wissenschaftlich nachweisbar wirksam ist? Medizin." Diese Aussage unterstreicht die Tatsache, dass eine Trennung in Alternativ- und konventionelle Schulmedizin eigentlich nicht notwendig ist. Denn alles, was nachweislich hilft, kann nicht als Alternative verstanden werden, sondern ist schlicht und einfach Medizin. Zumindest die Akupunktur, ein Teilbereich der TCM, scheint längst in unserer Schulmedizin angekommen. So wird die Behandlung mit Akupunktur bei Knie- und Kreuzschmerzen von den gesetzlichen Krankenkassen übernommen. Außerdem findet sich die Akupunktur als mögliche zusätzliche Therapieoption in den Leitlinien zur komplementären Behandlung von Krebserkrankungen. Dennoch werden die Akupunktur und insbesondere ihr Überbau, die TCM, zu den alternativen oder komplementären Verfahren gerechnet. Heißt das, TCM wirkt nicht? Und überhaupt: Sollten nicht der Patient:innenwunsch und die individuellen Vorlieben in einem modernen Gesundheitssystem Beachtung finden, ohne zunächst das Hauptaugenmerk

A. Erbas-Kronwitter, *Traditionelle Chinesische Medizin im Fokus*, https://doi.org/10.1007/978-3-662-68140-4_2

auf Studien und Wissenschaft zu legen, mit denen die einzelnen Patient:innen sowieso selten in Berührung kommen?

Um diese Fragen zu beantworten, müssen wir einen Blick auf die Grundlagen werfen. Was sich hinter den Begriffen Alternativmedizin, Komplementärmedizin oder integrative Medizin verbirgt, lässt sich häufig gar nicht so leicht trennen.

> Im englischsprachigen Raum hat sich das Kürzel *CAM* für „complementary and alternative medicine" etabliert. Hierunter werden verschiedene Therapieverfahren zusammengefasst. In diesem Buch werde ich aus Gründen der besseren Lesbarkeit und Einfachheit den im Englischen etablierten Begriff CAM verwenden, um komplementär- und alternativmedizinische Methoden zu beschreiben. Meine ich explizit nur eine Form, dann werde ich diesen Begriff allein benutzen.

Der bei uns geläufigere Begriff Alternativmedizin bietet aufgrund fehlender Definitionen die Möglichkeit, mitunter fragwürdige Therapien mit diesem Label zu versehen und so immerhin das Wort Medizin im Namen zu haben. Von Homöopathie, Reiki, Bioresonanz über Kinesiologie, Edelsteintherapie, Bach-Blüten bis hin zu Geistheilung, Anthroposophie und Chiropraktik – die Alternativmedizin bietet ein buntes Sammelsurium an allen möglichen Verfahren für interessierte oder der Medizin überdrüssige Patient:innen, die vielleicht nach „sanften" Möglichkeiten ohne Nebenwirkungen oder nach einer ganzheitlichen Betrachtungsweise des Menschen suchen.

Bevor wir der Frage nachgehen, ob TCM Alternativ-, Komplementär- oder einfach nur Medizin ist, klären wir, was mit der „normalen" Medizin überhaupt gemeint ist.

2.1.1 Was ist evidenzbasierte Medizin?

Wer sich mit der Wirksamkeit von Medizin beschäftigt, wird unweigerlich auf den Begriff evidenzbasierte Medizin (EbM) stoßen. Als Evidenz wird die Gesamtheit des aktuellen Wissens bezüglich einer bestimmen Fragestellung bezeichnet, das vornehmlich aus wissenschaftlichen Studien stammt (IQWiG o. J.; Abb. 2.1). Die Definition der EbM lautet:

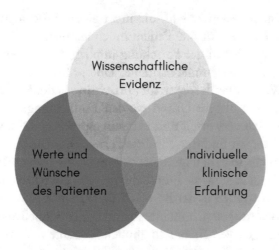

Wissenschaftliche
Evidenz

Werte und
Wünsche
des Patienten

Individuelle
klinische
Erfahrung

Abb. 2.1 Die drei Säulen der evidenzbasierten Medizin

>> EbM ist der „gewissenhafte, ausdrückliche und vernünftige Gebrauch der gegenwärtig besten externen, wissenschaftlichen Evidenz für Entscheidungen in der medizinischen Versorgung individueller Patienten. Die Praxis der EbM bedeutet die Integration individueller klinischer Expertise mit der bestverfügbaren externen Evidenz aus systematischer Forschung". EbM stützt sich auf drei Säulen: die individuelle klinische Erfahrung, die Werte und Wünsche der Patient:innen und den aktuellen Stand der klinischen Forschung (Cochrane Deutschland o. J.).

Hinter dieser Definition verbirgt sich neben dem besten aktuellen Stand der Forschung auch die individuelle ärztliche Expertise sowie die speziellen Besonderheiten, Wünsche und Herausforderungen der Patient:innen. Somit ist der Vorwurf vieler alternativmedizinischer Vertreter:innen, dass die Schulmedizin nicht den individuellen Menschen berücksichtige, per definitionem falsch. Wie sehr sich der einzelne Mensch jedoch in unserem Gesundheitssystem, das häufig von Personalmangel und Gewinnoptimierung geprägt ist, individuell wahrgenommen fühlt, ist fraglich. Nicht umsonst haben

Heilpraktiker:innen regen Zulauf, die nicht zwingend evidenzbasiert arbeiten, sich aber mehr Zeit für ihre Patient:innen nehmen.

Der aktuell beste Stand der Forschung impliziert vor allem eines: Er entwickelt sich weiter. Die immerwährende Überprüfung und Neubewertung des aktuellen Wissensstands sorgen für Fortschritte in der Medizin, von denen wir profitieren. Aus diesem Grund werden Empfehlungen zu bestimmten Gesundheitsthemen verworfen und neu ausgesprochen. Dies kann mitunter für Verwirrung sorgen und den Eindruck erwecken, dass sich die Expert:innen selbst gar nicht so genau auskennen. Das konnten wir während der Coronapandemie beobachten, als Empfehlungen rasch wechselten und dadurch Unmut sowie Misstrauen in der Bevölkerung hervorriefen, zumal die wissenschaftlichen Erkenntnisse sich innerhalb kurzer Zeit schnell änderten. Bei anderen Empfehlungen verhält es sich ähnlich: Glaubte man vor einiger Zeit, Alkohol sei in Maßen gesundheitsförderlich, wissen wir mittlerweile, dass diese Annahme falsch ist. Eine Empfehlung zu maßvollem Alkoholkonsum zum Wohl der Gesundheit kann nicht ausgesprochen werden (John et al. 2021).

Was ist „altes Wissen"?

Eine ständige Hinterfragung des aktuellen Kenntnisstands verbunden mit gegebenenfalls nötigen Veränderungen findet in den meisten alternativmedizinischen Richtungen nicht statt, die ihren Beweis und damit die Daseinsberechtigung auf altes Wissen begründen. Was so lange Bestand hat, muss ja schließlich wirken, sonst wäre diese Methode doch irgendwann von der Bildfläche verschwunden, oder? Tatsächlich lässt sich diese Frage nicht so einfach beantworten. Bedenkt man, wie lange unwirksame oder sogar gefährliche Therapien in der Medizin durchgeführt wurden, wird schnell klar, dass sich die Geschichte der Medizin nicht immer an der Wirksamkeit einer Methode orientiert hat. So wurde der Aderlass regelmäßig von der Antike bis ins 19. Jahrhundert bei allen möglichen Krankheiten eingesetzt (Schott 2004) und hat vielen Menschen das Leben gekostet. Dennoch war er eine etablierte Methode und während der Choleraepidemie von 1831 sogar die Hauptbehandlungsform (Parapia 2008). Heutzutage würde man bei Cholera, einer bakteriellen Durchfallerkrankung, die bei starken Flüssigkeitsverlusten auch tödlich enden kann, Patient:innen niemals mit einer zusätzlichen Volumenreduktion durch Aderlass weiter schwächen. Im Gegenteil – man würde ihnen Volumen über Infusionen zuführen.

Doch selbst wenn Therapien nicht zwangsweise tödlich verlaufen, kann eine lange Historie nicht als Beweis für ihre Wirksamkeit herangeführt werden. Hier ist die Homöopathie ein gutes Beispiel. Die Homöopathie wurde von Samuel Hahnemann (1755–1843) zu einer Zeit begründet, in der sie durchaus einen Überlebensvorteil für die Patient:innen darstellte. Die Medizin war geprägt von radikalen Therapiemethoden und der zugrunde liegenden Säftelehre, die Hippokrates (460–370 v. u. Z.) entwickelt hatte. Die Idee hinter einer Krankheit war, dass ein Übermaß an schlechten Säften aus dem Körper entfernt werden sollte. Dies geschah entweder mithilfe des genannten Aderlasses oder durch Brech- und Abführmaßnahmen. Diese sehr unspezifischen Therapien schwächten Patient:innen zusätzlich zur bestehenden Krankheit. Hahnemann hingegen betrachtete den Menschen individueller und führte die lange homöopathische Anamnese ein, die neben dem Krankheitsgeschehen verschiedene Eigenschaften des Menschen erfasst, wie etwa besondere Charaktereigenschaften (Grams 2018). Mit der Erfindung der Homöopathie, bei der Stoffe mitunter so stark verdünnt werden, dass sie nicht mehr nachweisbar sind, erlebte die Medizin eine Revolution. Auch wenn nach heutigem Kenntnisstand die Homöopathie nicht über den Placeboeffekt hinauswirkt (National Health and Medical Research Council 2015), richtete sie im Gegensatz zu radikalen Therapien damals zumindest keinen größeren Schaden an, sodass sie in der Tat „sanft" wirkte – ein Etikett, das sich die Homöopathie nach wie vor verleiht. Heute noch ist die Homöopathie beliebt, auch wenn keine Evidenz für Globuli oder die Homöopathie-verwandten Bach-Blüten oder Schüßler Salze vorliegt. Das Jahrhunderte oder Jahrtausende lange Bestehen einer Methode kann nicht gegenüber mangelnder Evidenz aufgewogen werden.

Warum ist evidenzbasierte Medizin überhaupt wichtig?

Wer denkt, dass es einen ärztlichen Konsens gibt, EbM sei das Nonplusultra, irrt. Immer wieder wird kritisiert, dass die EbM die ärztliche Handlungsfreiheit einschränke und nicht patient:innenbasiert sei (Eichler et al. 2015). Gerade in einer alternden Gesellschaft nimmt die Zahl multimorbider Patient:innen zu, sodass die Übertragung von Studienergebnissen auf Menschen mit mehreren Erkrankungen problematisch sein kann (Greenhalgh et al. 2014)

Dabei macht EbM es möglich, bei konsequenter Umsetzung Defizite in der Patient:innenversorgung zu reduzieren (Mühlhauser und Meyer 2016).

Daher ist sie aus mehreren Gründen wichtig: EbM kann dazu beitragen, Patient:innen sicherer zu behandeln, indem potenziell gefährliche Behandlungen vermieden werden. Sie sorgt dafür, dass medizinische Entscheidungen auf der Grundlage von validen und relevanten wissenschaftlichen Erkenntnissen getroffen werden. Dies reduziert nicht nur das Risiko für Fehler, sondern verbessert folglich die Behandlungsergebnisse für Patient:innen.

Zudem lässt sich durch die Verwendung von wissenschaftlich belegten Methoden das Risiko von unnötigen Behandlungen und deren möglichen Nebenwirkungen verringern. Sie hilft Ärztinnen und Ärzten, die bestmögliche Versorgung für die Erkrankten auszuwählen und überflüssige Tests sowie Behandlungen zu vermeiden. Dabei betont der Internist Prof. Dr. Johannes Köbberling, der 2017 das Bundesverdienstkreuz am Bande für seine Leistungen um die EbM erhalten hat, dass EbM kein Instrument zur Kostenreduktion sei, sondern der Qualitätsverbesserung diene. Allerdings könne man so Kosten von weniger nützlichen Leistungen zugunsten von nützlicheren Leistungen umverteilen (Köbberling 2022).

EbM unterstützt die Identifizierung von Behandlungen, die tatsächlich wirken, und fördert dadurch die Entwicklung neuer und besserer Methoden. Auch betont Köbberling, dass die EbM nicht primär nach pathophysiologischen Erklärungen sucht, also weniger über das Wie als vielmehr über das Ob einer Wirksamkeit entscheidet. Hier finden weniger klinische Parameter wie Blutwerte als vielmehr patient:innenorientierte Endpunkte wie Lebensqualität und Lebensdauer Beachtung (Köbberling 2022).

2.1.2   Was hat es mit den Studien auf sich?

In den letzten Jahren ist in der breiten Öffentlichkeit angekommen, dass Studien wichtig sind, um die Wirksamkeit und Sicherheit von Therapien zu belegen. Das ist von Vorteil, wenn Verbraucher:innen skeptischer und kritischer gegenüber unbewiesenen Behauptungen werden und nach wissenschaftlichen Belegen verlangen, bevor sie eine bestimmte Therapie annehmen oder ein Produkt verwenden. Gleichzeitig ist es problematisch, da Studien oft komplex und für die Allgemeinheit schwer zu interpretieren sind. Das kann dazu führen, dass Unternehmen oder Einzelpersonen diese gern zu Werbezwecken missbrauchen, indem sie Studienergebnisse aus dem Kontext reißen oder selektiv präsentieren. Um ihre Produkte oder Therapien in einem positiveren Licht darzustellen, werben sie so mit vermeintlich wissenschaftlichen Belegen. Hier kann es schwierig sein zu unterscheiden, ob die angeführten Belege wirklich eine Aussagekraft haben oder ob es sich um Pseudowissenschaft handelt. Außerdem ist Studie kein geschützter Begriff!

Da die meisten von uns sich in ihrer Freizeit nicht mit Studien auseinandersetzen, ist es umso komplexer, seriöse von falscher Information zu unterscheiden. Unseriöse Therapeut:innen, aber auch Hersteller:innen von Nahrungsergänzungsmitteln haben hier leichtes Spiel, Gesundheitsbehauptungen – garniert mit einer Prise Wissenschaft für mehr Glaubwürdigkeit – zu verbreiten. In den letzten Jahren beobachte ich vermehrt in den sozialen Netzwerken, wie neue Firmen wie Pilze aus dem Boden sprießen und Nahrungsergänzungsmittel, auch aus dem Bereich der TCM, vertreiben. Ihren „Wundermitteln" verpassen sie werbewirksam einen wissenschaftlichen Anstrich, der glaubwürdig und beeindruckend klingen mag.

Um die Aussagekraft von Studien besser einschätzen zu können, unternehmen wir anhand eines Beispiels einen knappen, oberflächlichen Ausflug in die Welt der Studien und sehen uns deren Hierarchie an.

Fallbeispiel

Auf Instagram entdeckt Nadja ein sympathisches Unternehmen aus Deutschland, das Vitalpilzprodukte aus der TCM produziert. Sie hat schon Positives über Vitalpilze gehört und mit der TCM bereits gute Erfahrung gemacht. Dass das Unternehmen die Vitalpilze aus der EU in Bioqualität und nicht aus China bezieht, findet Nadja begrüßenswert. Außerdem ist von einer guten Studienlage und einer Jahrtausende langen Erfahrung in der TCM die Rede. Sie liest, dass sogar krebshemmende Eigenschaften in Studien nachgewiesen wurden! Nadja hat große Angst vor Krebs, da es einige Fälle von Krebserkrankungen in der Familie gab. Sie ist skeptisch und prüft, ob die Studie wirklich existiert. Da das Unternehmen Quellen angegeben hat, findet sie prompt die besagte Studie. Schließlich kauft Nadja ein Produkt mit dem Heilpilz Reishi, das sie fortan täglich zu sich nimmt.

Dieses Beispiel ähnelt vielen Fällen auf Social Media. Bei dem erwähnten Produkt kann es sich wie im Beispiel um Heilpilze handeln, aber ebenso hoch im Kurs stehen Kurkuma, Ashwagandha, Gerstengras, diverse Immun-Booster, Spirulina, Chlorophyll oder ein Potpourri aus verschiedenen Mineralstoffen.

Der Vitalpilz Reishi, der auch glänzender Lackporling oder botanisch *Ganoderma lucidum* genannt wird, ist ein Arzneimittel aus der TCM. Er dient als Beispiel auf der Exkursion durch den Dschungel der Studien. Wir hangeln uns von der schwächsten Beweislage, quasi dem Gestrüpp am Boden des Dschungels, nach oben – hin zu den Baumwipfeln oder dem Gipfel einer Pyramide, von wo wir die beste Sicht auf die Lage haben. Bei den folgenden Ausführungen handelt es sich um eine stark vereinfachte Darstellung.

1. Wir starten mit der schwächsten Beweislage. Hierunter fallen Erzählungen, Erfahrungen und Anekdoten. Beispielsweise könnte dies in unserem Fall des Heilpilzes eine Erwähnung in einer alten Schrift sein, Reishi helfe gegen Geschwüre. Wir befinden uns auf dem Boden des Dschungels, auf dem sich vielerlei tummelt und wir wenig Überblick haben.
2. Ein historisch versierter Professor stößt auf die Schrift und möchte zur Vergabe von Doktorarbeiten den Pilz genauer untersuchen. Ein Therapeutikum aus der Natur gegen Krebs wäre ein großer Durchbruch. Deshalb unternehmen seine Doktorand:innen Versuche mit Reishi an Krebszellen und an Mäusen.

   Tatsächlich fanden mit Reishi Versuche an Zellen statt. Bei einer sehr aggressiven Form von Brustkrebs wurde durch den Pilz das Tumorwachstum unterdrückt (Suarez-Arroyo et al. 2013). Auch einige Jahre später zeigte eine weitere Studie eine Hemmung des Tumorwachstums (Jiao et al. 2020). An dieser Stelle der Pyramide befinden sich sehr viele Studien, die auf einen positiven Effekt eines bestimmten Mittels hoffen lassen. Es ist üblich, einen Wirkstoff zunächst an Zellen oder Tieren zu testen, bevor er Menschen verabreicht wird. Aus dieser Ebene bedienen sich erfahrungsgemäß gern Nahrungsergänzungsmittelfirmen, um ihre Produkte zu bewerben. Auch wenn die Ergebnisse aus solchen Studien fantastisch klingen, befinden wir uns noch immer am Boden der Pyramide bzw. am Boden des Dschungels. Auch Nadja aus dem Fallbeispiel ist hier bei der angegeben Quelle fündig geworden.
3. Der Professor aus dem fiktiven Beispiel hat die Ergebnisse an einen Freund, einen Experten auf dem Gebiet der Onkologie, weitergegeben. Dieser gibt ein Statement auf einem Fachkongress ab. Noch immer befinden wir uns auf dem Dschungelboden bzw. auf der Pyramide der Evidenz ganz unten – und das, obwohl ein Experte gesprochen hat.
4. In seiner Praxis gibt er einem krebskranken Patienten zusätzlich zur herkömmlichen Therapie Reishi. Der Patient wird von seiner Erkrankung geheilt und der Experte veröffentlicht einen Fallbericht hierzu. Der Fall scheint eindeutig, oder? Leider nein. Ein Fallbericht kann zwar Anlass zu

weiterer Forschung liefern, hat aber in der Gesamtaussagekraft keinen hohen Stellenwert.

5. Im nächsten Schritt geht es zur Überprüfung an mehreren Menschen, also an die klinischen Studien. Auch hier gibt es mehrere Qualitätsstufen. Als Goldstandard hat sich die randomisierte kontrollierte Studie („randomized controlled trial", RCT) etabliert, die ich an dieser Stelle etwas ausführlicher beleuchten möchte, da sie für das Verständnis von späteren Passagen wichtig ist.

Was sind randomisierte kontrollierte Studien?

RCT sind eine wichtige Methode in der medizinischen Forschung, um die Wirksamkeit und Sicherheit von Behandlungen zu beurteilen. Hier werden per Zufall (randomisiert) zwei gleich große Gruppen an Proband:innen eingeteilt. Die zufällige Einteilung ist wichtig, damit jede:r Proband:in mit einer gleichen Wahrscheinlichkeit der einen oder anderen Gruppe zugewiesen wird, unabhängig von Faktoren wie Geschlecht, Alter oder Erkrankungen. Dadurch soll das Studienergebnis möglichst wenig verfälscht werden, das heißt, es soll kein Bias (Verzerrung der Ergebnisse) entstehen. Die eine Gruppe erhält die zu testende Therapie, das bedeutet entweder ein Medikament oder eine andere Maßnahme (Experimentalgruppe), die andere Gruppe ein Placebo (Kontrollgruppe). Beide Gruppen dürfen nicht wissen, was sie bekommen, um eine Beeinflussung durch Erwartungshaltung oder Vorannahmen zu vermeiden. Hierfür werden die Mittel so gestaltet, dass sie optisch identisch sind. Dies funktioniert natürlich eher bei Tabletten, die gleich aussehen können, von denen aber nur eine den Wirkstoff enthält. Bei Interventionen, wie der Akupunktur oder einer Massage ist es schwieriger, in eine „richtige" und eine „scheinbare" Akupunktur bzw. Massage zu unterteilen, selbst wenn es hierfür Lösungsansätze gibt. Wenn die Versuchsteilnehmer:innen nicht wissen, welche Therapie sie erhalten, wird dies verblindet genannt.

Die Verblindung sorgt für eine geringere Fehleranfälligkeit bei der Studie, indem zum Beispiel allein das Wissen darum, ob man das wahre Medikament oder nur ein Placebo erhält, das Ergebnis durch eine bestimmte Erwartungshaltung verfälschen kann. Noch weniger Fehleranfälligkeit lässt sich durch eine Doppelverblindung erreichen. Das heißt, dass sowohl Proband:in als auch Versuchsleiter:in nicht wissen, in welche Gruppe sie eingeteilt wurden. Auch hier ist es im Fall von einem Medikament wesentlich einfacher: Versuchsleiter:innen verabreichen eine Pille, ohne zu wissen, ob sie das zu testende Mittel enthält oder ein Placebo ist. So verhindert man, dass sich die persönliche Erwartungshaltung auf die Versuchspersonen überträgt, denn Studienmitarbeiter:innen können ungewollt einen Bias herbeiführen, wenn sie wissen, welche Behandlung die Versuchsperson erhält („placebo by proxy"). Im Fall einer Intervention wie Akupunktur oder manueller Therapie ist es natürlich schwieriger, eine Doppelverblindung zu bewerkstelligen, da die Versuchsleiter:innen ja selbst an der Maßnahme beteiligt sind und wissen, ob sie eine korrekteAkupunktur durchführen oder nicht. Im Kapitel über Akupunktur werden Sie lesen, wie man diesem Problem begegnen kann.

Die randomisierte doppelverblindete placebokontrollierte Studie dient dazu, bei einer bestimmten Fragestellung zu prüfen, ob die zu testende Methode (das Medikament oder die Maßnahme) entweder dem Placebo oder einer Standardtherapie überlegen ist. Die Fragestellung könnte sich zum Beispiel auf die Verkürzung von Erkältungen, die Senkung des Blutdrucks oder der Anfallshäufigkeit von Migräne beziehen. Wenn sich ein statistisch signifikanter Unterschied zwischen Experimental- und Kontrollgruppe herausstellt, bedeutet dies, dass in dieser Studie gezeigt wurde: Die Unterschiede sind nicht auf Zufall zurückzuführen! Der signifikante Unterschied zeigt an, dass die behandelte Gruppe im Vergleich zur Kontrollgruppe deutliche Veränderungen oder Ergebnisse aufweist, zum Beispiel kürzere Erkältungszeit, niedrigeren Blutdruck oder weniger Migräneanfälle. Diese werden dann auf den Einfluss der Intervention zurückgeführt und nicht auf Zufall.

Ein klinisch signifikantes Ergebnis bedeutet allerdings nicht automatisch, dass das Ergebnis auch klinisch relevant ist. Beispielsweise könnte sich durch ein neues Medikament die Dauer einer Erkältung statistisch signifikant reduzieren. Wenn das Medikament jedoch die Dauer nur um drei Stunden verkürzt und dafür mit vielen Nebenwirkungen einhergeht, dürfte es für die Praxis irrelevant sein.

Der Begriff statistisch signifikant heißt lediglich, dass das Ergebnis aus statistischer Sicht bedeutsam ist. Ob das Ergebnis für Sie als Patient:in jedoch relevant ist, ist eine andere Frage.

Eine RCT wäre für unser Fallbeispiel über den Heilpilz Reishi denkbar. Es könnten zwei identische Kapseln verwendet werden, von denen nur eine das Reishi-Extrakt beinhaltet, die andere ein wirkungsloses Stärkepulver. Dies wurde tatsächlich durchgeführt und zwar bei Patient:innen mit einer bestimmten Art von Lungenkrebs in China: Hier wurde die selbstberichtete Lebensqualität von Patient:innen verglichen, die zusätzlich zur Chemotherapie entweder Reishi oder ein Placebo erhielten. Die Unterschiede waren dabei nicht signifikant, was bedeutet, dass ein Effekt von Reishi auf die

Lebensqualität bei Krebspatient:innen in dieser Studie nicht nachgewiesen wurde (Liu et al. 2020).

Diese klinischen Studien sind wichtig. Ebenso wichtig ist aber, dass nur *eine* Studie keine zuverlässigen Rückschlüsse zulässt. Ist zum Beispiel die Teilnehmerzahl niedrig, besitzt die Studie eine geringere Aussagekraft als eine Studie mit einer größeren Teilnehmerzahl. Gleichzeitig können viele Studien unter Umständen widersprüchliche Ergebnisse liefern. Es gilt zu beachten, dass ein signifikantes Ergebnis nicht immer eine klinische Relevanz besitzen muss und dass weitere Faktoren wie die Größe und Stärke des Effekts, die Bedeutung für die Patient:innen sowie die Kosten-Nutzen-Analyse zu berücksichtigen sind, um zu beurteilen, ob eine Intervention klinisch sinnvoll ist.

Einzelne Studien sind häufig zu klein, um zuverlässige Aussagen daraus abzuleiten. Um hier einen besseren Überblick zu bekommen und eine höhere Aussagekraft zu erhalten, werden Metaanalysen und systematische Reviews durchgeführt. Eine Metaanalyse ist eine statistische Überprüfung mehrerer Studien mit dem Ziel, die Gesamtwirkung eines bestimmten Effekts zu ermitteln und zu quantifizieren. Dies wird erreicht, indem die Daten aus einzelnen, relativ ähnlichen Studien kombiniert werden. Ein Review fasst alle Ergebnisse zusammen, untersucht die Studien aber auch nach Stärken und Schwächen und liefert so die zuverlässigste Aussage zu einem bestimmten Thema. Wir sind nun auf den Baumkronen oder der Spitze der Pyramide angekommen, von wo aus ein guter Überblick möglich ist.

Auch zu Reishi wurde ein solcher Review von der Cochrane Collaboration verfasst. Demzufolge haben Patient:innen eher von einer kombinierten Therapie aus Chemo- und Strahlentherapie mit Reishi profitiert, jedoch nicht von einer alleinigen Therapie mit dem Heilpilz. Die Autor:innen geben zu bedenken, dass trotz vielversprechender erster Studien die Effekte von Reishi allein auf das Tumorgeschehen nicht signifikant von Vorteil seien. Es wurde bemängelt, dass die meisten eingeschlossenen Studien klein sind und keine gute methodische Qualität aufweisen. Zudem wurden alle Teilnehmer:innen der einzelnen Studien aus der chinesischen Bevölkerung rekrutiert. Dadurch würden die Aussagekraft und die Übertragbarkeit der Ergebnisse stark beeinträchtigt. Über das Langzeitüberleben könne noch keine Aussage getroffen werden. Hierfür würden noch weitere, methodisch bessere Studien benötigt (Jin et al. 2016).

An dem Beispiel von Reishi zeigt sich, wie Aussagen, die mit wissenschaftlichen Studien werben, nach einer Überprüfung auf der Grundlage des aktuellen Wissenschaftsstands zu relativieren sind.

Einem „Wundermittel" kann schnell das Etikett antientzündlich, krebshemmend, Immunsystem stützend oder beruhigend verpasst werden, wenn man die geeignete Studie dazu findet. Studien, die ein gewünschtes Ergebnis liefern, findet man ohne Probleme. So können je nach Bedarf nur die Studienergebnisse herausgepickt werden, die eine bestimmte Aussage unterstützen. Dieser Vorgang wird Rosinenpicken („cherry picking") genannt und ist gängige Praxis in Kreisen, die bewusst oder unbewusst Wissenschaft für ihre Zwecke nutzen wollen.

Wie aber lassen sich so leicht Studien mit den gewünschten Ergebnissen finden? Ein Grund hierfür ist, dass unglaublich viel publiziert wird. Die enorme Menge an veröffentlichten Studien ist teilweise auf den intensiven Publikationsdruck zurückzuführen, dem Forschende ausgesetzt sind. Die Maxime „publish or perish" – „veröffentliche oder verschwinde" – verdeutlicht die Notwendigkeit, regelmäßig Beiträge zu publizieren, um in der wissenschaftlichen Gemeinschaft Anerkennung zu erhalten. Eine Publikation in einem renommierten Journal ist nicht einfach. Häufig werden Beiträge („paper"), für die sehr viel Zeit und Nerven aufgewendet wurden, abgelehnt. In dieser Situation können Fachzeitschriften, die gegen Bezahlung Beiträge publizieren, eine Rettung für Forschende darstellen, die dringend ihre Studie veröffentlichen möchten. Diese Zeitschriften laufen unter dem Begriff „predatory journals". Sie zeichnen sich durch geringe Qualitätsstandards und mangelnde Überprüfung der Inhalte aus. Ob eine Zeitschrift potenziell ein „predatory journal" ist, lässt sich auf der sogenannten Beall's List prüfen (Beall's List o. J.).

Sie sehen also: Studie ist nicht gleich Studie. Nur weil eine Studie existiert, die positive Effekte bei einer bestimmten Fragestellung zeigt, heißt das für unsere Gesundheit noch nicht allzu viel. Gerade Zell- oder Tierstudien lassen sich häufig nicht einfach auf den Menschen übertragen. Sind sie also wertlos? Keinesfalls! Erstens würde es ethisch und finanziell nicht tragbar sein, jedes Mittel gleich an kranken Menschen zu testen. Zweitens benötigen wir diese Studien als Grundlage, um den Weg für ressourcenintensivere Studien zu ebnen. Sie sind ausschlaggebend dafür, ob eine weitergehende Forschung am Menschen sich überhaupt lohnt. Durch einen Zufall in der Petrischale wurde eine Medikamentengruppe entdeckt, die die Medizin revolutioniert hat und für bahnbrechende Erfolge bei bislang oft tödlich verlaufenden Krankheiten gesorgt hat: Antibiotika.

Auch wenn Sie nicht vorhaben, zu jeder verheißungsvollen Therapie mühsam Studien zu überprüfen und zu vergleichen, möchte ich Sie dennoch zu kritischem Denken im Umgang mit Heilversprechen, Wissenschaft als

Marketingmittel und letztendlich mit Ihrer Gesundheit anregen. Behalten Sie im Hinterkopf, dass eine Behauptung nicht stimmen muss, selbst wenn sie mit einer Studie unterlegt ist. Dies gilt natürlich ebenso für den gesamten Bereich der TCM. Fragen Sie nach, um welche Art von Studie es sich handelt. Grundsätzlich gilt: Wenn sich etwas zu schön anhört, um wahr zu sein, dann ist eine gesunde Portion Skepsis angebracht. Wissenschaftlich anmutende Einleitungen, wie „Studien haben gezeigt, dass …" oder „Es ist erwiesen, dass …" sollten mit äußerster Vorsicht betrachtet werden, insbesondere dann, wenn dahinter ein Produkt oder eine Dienstleistung steht.

> **Tipp**
>
> Wenn Sie noch tiefer in das Verständnis um die EbM eintauchen möchten, empfehle ich Ihnen den kostenlosen Online-Kurs von „Wissen was wirkt" der Cochrane Collaboration. Unter „Cochrane Evidence Essentials – eine virtuelle Reise zur evidenzbasierten Medizin" finden Sie vier Lernmodule à 30–45 min, in denen anhand einer fiktiven und lebensnahen Geschichte gezeigt wird, was EbM ist, wie klinische Studien und Cochrane Reviews verstanden und genutzt werden können (Wissen was wirkt 2021).

Das Thema Evidenz ist zunächst schwer zu greifen. Medizinische Interventionen anhand von Vorlieben, Anekdoten und Erfahrung zu bewerten, mögen vielen Menschen zunächst sinnvoller erscheinen. Doch selbst wenn Sie trotz dieser Ausführungen nach wie vor keinen gesteigerten Wert auf wissenschaftliche Studie legen, dann bin ich sicher, dass Ihnen eines trotzdem wichtig ist: die Transparenz bzw. Ehrlichkeit, mit der Ihre Behandler:innen Ihnen begegnen. Sie können also getrost weiterlesen.

2.1.3 „Das war kein Placeboeffekt. Ich bilde mir das doch nicht ein!"

Unspezifische Effekte in der Behandlung

Der Akupunktur wird regelmäßig vorgeworfen, nicht besser zu sein als ein Placebo. Sicherlich ist Ihnen schon einmal die Aussage „XY wirkt nicht über den Placeboeffekt hinaus" begegnet. Dieser Satz wird häufig im Zusammenhang mit der Homöopathie verwendet. Wenn eine Therapie nicht über den Placeboeffekt (von lateinisch „placebo" für: ich werde gefallen) hinauswirkt, bedeutet dies, dass die beobachteten Verbesserungen bei Patient:innen nicht auf die spezifische Wirkung der Therapie, wie einen Wirkstoff, zurückzuführen sind. Stattdessen können unspezifische Faktoren, wie die positive Erwartungshaltung der behandelten Person, die empathische Beziehung zwischen Patient:in und Therapeut:in oder der Kontext der gesamten Behandlung für die beobachtete Wirkung verantwortlich sein.

Eine medizinische Intervention gilt hingegen als wirksam, wenn sie einen messbar besseren Einfluss auf den Heilungserfolg oder die gesundheitliche Verbesserung hat als ein Placebo.

Um zu testen, ob eine medizinische Intervention besser ist als ein Placebo oder eine bereits etablierte Therapie, werden die oben beschriebenen RCT verwendet, in der eine Gruppe die zu testende Methode (zum Beispiel ein Medikament oder eine Intervention) erhält und die andere Gruppe ein Placebo, zum Beispiel eine Tablette ohne Wirkstoff. Die Therapie, die überprüft werden soll, wird als *Verum* (das Wahre) bezeichnet.

Natürlich können auch Placebos einen Einfluss haben und so zur Verbesserung der Gesundheit beitragen. Diese Wirkungen werden als unspezifische Effekte bezeichnet, sind nicht zuverlässig und können unterschiedlich aussehen.

So kann der natürliche Verlauf einer Erkrankung allein für eine Verbesserung sorgen. Oft nehmen wir erst dann eine Therapie in Anspruch, wenn die Beschwerden auf einem Maximum sind. Ob mit oder ohne Behandlung folgt bei vielen Symptomen hierauf natürlicherweise eine Verbesserung. Ebenso kann ein gutes Arzt-Patienten-Verhältnis entscheidend zum Therapieerfolg beitragen. Eine angenehme Umgebung, in der die Therapie stattfindet, trägt im Gegensatz zu einem stressigen, hektischen Krankenhaus ebenfalls zu einem Unterschied bei. Zuletzt sind Erwartungen und Vorerfahrungen der Patient:innen, das Auftreten der Behandelnden oder besondere Charakteristika der Behandlung weitere unspezifische Effekte (Di Blasi et al. 2001).

Wenn die Verum-Therapie statistisch signifikant besser abschneidet als das Placebo oder die Kontrollbehandlung, darf davon ausgegangen werden, dass die Therapie einen spezifischen Effekt hat und damit eine Wirkung über den Placeboeffekt hinaus hat (Abb. 2.2).

Bei einigen Operationen ließ sich beobachten, dass diese nicht spezifisch wirksam sind, sondern die Wirkung von unspezifischen Effekten abhängen. Hierzu untersuchte ein systematischer Review 39 Studien, bei denen echte Operationen mit Scheinoperationen verglichen wurden (Jonas et al. 2015). Eine Scheinoperation kann zum Beispiel so aussehen, dass ein arthroskopischer Eingriff des Knies simuliert wird. So wurden in einer Studie wie bei einer echten Operation das Knie vorbereitet, abgedeckt und anschließend

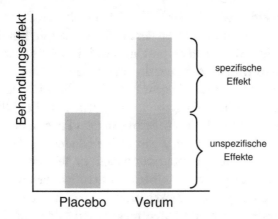

Abb. 2.2 Spezifische und unspezifische Effekte einer Behandlung

Einschnitte in der Haut vorgenommen. Der Chirurg und das gesamte Team verhielten sich dabei wie bei einer echten Arthroskopie. Alle nötigen Geräte, Geräusche, die postoperative Betreuung und die Übernachtung im Kranken- haus wurden wahrheitsgetreu nachgestellt (Moseley et al. 2002). Der Review fand heraus, dass unspezifische Wirkungen bei invasiven Eingriffen einen er- heblichen Beitrag zur Gesamtwirkung der Behandlung leisteten. Besonders groß mit bis zu 78 % waren diese bei Schmerzzuständen. Die Ergebnisse deu- ten darauf hin, dass invasive Verfahren bei verschiedenen chronischen Schmerzzuständen wie Endometriose, Rückenschmerzen, Arthritis oder Mi- gräne nicht eindeutig wirksamer sind als Scheinverfahren (Jonas et al. 2015). Dieses Wissen ist wertvoll, um unnötige Operationen zu vermeiden und vorab eine sorgfältige Überprüfung der Notwendigkeit durchzuführen, zumal ein invasiver Eingriff mit Risiken einhergehen kann.

Der Placeboeffekt im Alltag

Der Placeboeffekt ist keineswegs eine Entdeckung der Neuzeit. Ein Blick auf die Medizingeschichte zeigt, dass die Medizin möglicherweise lange Zeit eine Art Placebobehandlung war. Damals wurden für uns heute unvorstellbare Mittel verabreicht, wie etwa Tierexkremente, Bezoare (verklumpte, unver- daute Materialien im Magen von Tieren), Blut und Sperma von diversen Tie- ren, Schlangena und viele weitere ekelerregende und teilweise giftige Stoffe. Dennoch blieb der Beruf des Arztes ein sehr angesehener. Aus diesem Grund wird vermutet, dass bis zur wissenschaftlichen Untersuchung der Medizin vor mehreren Jahrzehnten eine Medizin existierte, deren Erfolg auf dem Placebo- effekt beruhte (Shapiro 1959).

Dem Placeboeffekt wird in der Öffentlichkeit eine große emotionale Wertung beigemessen. Häufig wird er fälschlicherweise mit Einbildung gleichgesetzt, sodass viele Menschen empört auf den Hinweis reagieren, ihre Therapie des Vertrauens wirke nicht über den Placeboeffekt hinaus: „Das habe ich mir doch nicht eingebildet! Mir geht es wirklich besser." Der Placeboeffekt hat weder etwas mit Einbildung zu tun noch tritt er nur bei leicht zu beeinflussenden Menschen auf. Er ist ein recht gängiges Phänomen unseres Alltags.

Hierzu eine kleine Anekdote: Wenn meine Kinder aus dem Kindergarten einen Magen-Darm-Infekt mitgebracht haben, ist bei mir bereits das Grauen so groß, dass mir just in dem Moment, in dem ich davon erfahre, unwohl wird. Die innere Sorge vor Übelkeit und Erbrechen ist so groß, dass sich gleich mein Körper mit Symptomen meldet. Ich bilde mir diese nicht ein, denn das Grummeln in meinem Bauch ist von außen auch für andere Personen hörbar. Eine Übertragung des Keims kann nicht so schnell stattgefunden haben. Vorsorglich nehme ich dann eine Tablette gegen Übelkeit, die bei mir sofort nach dem Herunterschlucken „wirkt" und den gewünschten Effekt bringt. Mir ist nicht mehr übel und mein Magen beruhigt sich. Dass diese Tablette, die sich noch nicht einmal aufgelöst hat, so schnell ihre Wirkung entfaltet, ist ausgeschlossen. Stattdessen hat bei mir die Erwartungshaltung mitsamt der Vorerfahrung, dass diese Tablette schon einmal bei mir geholfen hat, und der Überzeugung, dass sie es auch heute tun wird, zu einer Linderung der Übelkeit geführt. Dennoch habe ich mir weder die Übelkeit noch den beruhigten Magen eingebildet. Auch an meinen Kindern beobachte ich den Placeboeffekt nahezu täglich. Ein Aua hört erst auf wehzutun, wenn ich ein Pflaster draufklebe. Dabei ist es unerheblich, ob tatsächlich eine sichtbare Schürfwunde oder eine völlig intakte Haut vorliegt. Wichtig ist die Intervention, nämlich das Pflasterkleben sowie die elterliche Fürsorge – und vielleicht auch ein wenig das Motiv auf dem Pflaster.

Der „böse" Bruder des Placeboeffekts

Leider können auch negative Erwartungen den Behandlungserfolg beeinflussen, hier jedoch zum Schlechteren. An dieser Stelle setzt der Noceboeffekt ein (von lateinisch „nocebo" für: ich werde schaden). Der Noceboeffekt ist der Gegenspieler des Placeboeffekts. Wenn ein:e Patient:in erwartet, dass eine Therapie oder Behandlung negative Auswirkungen auf sie oder ihn hat, kann dies tatsächlich zu negativen gesundheitlichen Folgen führen und es tritt eine Reihe von unerwünschten Symptomen auf. Wie beim Placeboeffekt lassen sich die Auswirkungen des Noceboeffekts auf die Erwartungen und Überzeugungen zurückführen – ebenso auf andere Faktoren wie die Beziehung zwischen Patient:in und Therapeut:in, die Art der Kommunikation, der Kontext der Behandlung oder die öffentliche Darstellung. So konnte ein Review über die Nebenwirkungen der Coronaimpfung zeigen, dass zwar signifikant mehr Nebenwirkungen aus der Gruppe berichtet wurden, die tatsächlich die Impfung erhalten hatten, jedoch 76 % der systemischen Nebenwirkungen auch von der Placebogruppe, die anstelle des Impfstoffs eine Placeboimpfung erhalten hatte, angegeben wurden (Haas et al. 2022).

Ein bisschen Schummelei im Sinn der Patient:innen?

Placebo ist ein mächtiges Instrument in der Medizin. Viele unbelegte CAM-Methoden bauen auf diesen Effekt. Wäre es nicht unfair den Patient:innen gegenüber, diese Methoden zu entmystifizieren und offen mitzuteilen, dass die jahrelange Therapie, der sie vertraut haben und die sie durch manch schwierige Lebensphase gebracht hat, nicht mehr ist als ein Placebo? Bekanntermaßen versetzt der Glaube Berge und kann gleichsam eine starke Wirkung auf die körperliche und psychische Gesundheit haben. Eine kleine Schummelei, ein wenig Täuschung zugunsten des Patient:innenwohls? Das ist gar nicht nötig, wie einige Studien gezeigt haben. Denn selbst wenn kommuniziert wird, dass es sich bei der Therapie um ein Placebo handelt – ein sogenanntes offenes Placebo – lassen sich positive Effekte erzielen. In einer Studie wurden zwei Gruppen von Patient:innen mit Reizdarmsyndrom untersucht. Die eine Gruppe erhielt Placebopillen, die offen als solche bezeichnet und als Zuckerpillen zur Selbstheilung propagiert wurden. Die andere Gruppe erhielt keine Pillen, hatte aber ansonsten den gleichen Umfang der ärztlichen Interaktion. Die Ergebnisse zeigten, dass die Gruppe, die die offenen Placebos erhielt, signifikante Verbesserungen der Symptome zu verzeichnen hatte im Vergleich zur anderen Gruppe (Kaptchuk et al. 2010). In einer anderen Studie bei älteren Menschen mit Kniegelenksarthrose wurden ebenfalls positive Effekte mit offenen Placebos gezeigt: Die Schmerzen nahmen in der Placebogruppe signifikant ab im Vergleich zur Gruppe ohne Behandlung (Olliges et al. 2022).

Während sich nun dubiose Anbieter:innen alternativer Therapien freudig die Hände reiben könnten, da offensichtlich auch unwirksame Mittel zu einer Verbesserung der Gesundheit führen und „alles besser als nichts" zu sein scheint, sollten die Ergebnisse unbedingt in einem realistischen Kontext betrachtet werden. Placeboforschung ist ein komplexes Gebiet, das noch viel Raum für weitere spannende Erkenntnisse zulässt. Endgültig verstanden ist der Placeboeffekt nicht. Daran beteiligt sind Expert:innen, die sich viele Jahre intensiv damit auseinandersetzen, um zu klären, ob und inwiefern eine Verabreichung von offenen Placebos als zusätzliche Therapie bei bestimmten Indikationen infrage kommt. Einen Freifahrtschein, um alle möglichen Therapien anzubieten und diese werbewirksam mit der Förderung von Selbstheilungskräften zu vermarkten, bietet die Studienlage gewiss nicht.

Unspezifische Effekte wie der Placeboeffekt spielen in der Medizin eine wichtige Rolle. Ein Beispiel ist ein vertrauensvolles Verhältnis zwischen Ärztin/Arzt und Patient:in. Dennoch ist der Placeboeffekt keine zuverlässige und spezifische Therapie und bietet keinen Ersatz für eine wirksame Medizin. Eine offene Kommunikation über Placebos scheint in einigen Studien den Therapieerfolg nicht zu verhindern. Die Ergebnisse aus der Placeboforschung lassen sich nutzen, um Therapieerfolge zu erhöhen. Dabei ist wichtig, dass Behandelnde darauf achten, wie sie mit ihren Patient:innen kommunizieren, um positive Erwartungen zu fördern und Ängste oder negative Erwartungen zu reduzieren. Eine bedachte Wortwahl sowie ein einfühlendes Verhalten können dazu beitragen, dass im Gehirn neurobiologische Reaktionen ausgelöst werden, die die Wirkung der Therapie unterstützen und messbar machen (Meißner 2022).

2.2 „Das Beste aus beiden Welten" – Chance oder Illusion?

2.2.1 Begriffsklärung zu Beginn

Zählt die TCM zur Alternativ- oder Komplementärmedizin? Und was ist eigentlich integrative Medizin? Häufig werden diese Begriffe in der Öffentlichkeit ohne klare Abgrenzung nebeneinander verwendet (Linde et al. 2014). Daher folgt eine kurze Begriffsklärung.

Alternativmedizin

Starten wir mit dem am weitesten verbreiteten Begriff der Alternativmedizin. Dieser Begriff ist am gebräuchlichsten, wenn es um Therapien geht, die außerhalb der klassischen, nämlich der evidenzbasierten Medizin stattfinden. Häufig bildet er einen Gegenpol zur sogenannten Schulmedizin – ein Begriff, von dem ich mich jedoch weitgehend distanziere. Schulmedizin wird gern als Synonym für die wissenschaftlich fundierte, evidenzbasierte Medizin verwendet, die an Universitäten gelehrt wird. Im späten 19. Jahrhundert wurde der Begriff von Homöopathen eingeführt, um die Medizin zu diskreditieren. Daraufhin wurden zur Zeit des Nationalsozialismus Volksmedizin und Naturheilkunde gefördert, während die moderne Medizin als „verjudete Schulmedizin" abgewertet wurde (Gerabek et al. 2011; Münstedt et al. 2017). Auch wenn häufig der Hintergrund des Begriffs nicht bekannt ist, schwingt dennoch ein negativer Unterton mit.

Alternativmedizin ist ein Oberbegriff für diverse diagnostische und therapeutische Verfahren, die als Ersatz, das heißt als Ersatz zur EbM, zum Einsatz kommen (Ernst 2019).

Fallbeispiel

Bei Ingrid wurde ein bösartiger Tumor in der rechten Brust festgestellt. Ihre Gynäkologin verwies sie an ein spezialisiertes Brustzentrum der Universitätsklinik, wo mit ihr die geplante Therapie besprochen wurde. Dass sie gleich mit einer Chemotherapie beginnen sollte, versetzte sie in Angst und schürte Zweifel, da sie von starken Nebenwirkungen bei einer Bekannten gehört hatte. Zudem war sich Ingrid sicher, dass erst die Ursache der Krebserkrankung gefunden werden müsse und ein „Chemiecocktail" ihr einen früheren Tod bescheren würde. Aus diesem Grund suchte sie eine vertraute Heilpraktikerin auf, die sofort mutmaßte, dass die rechte Seite der Brust auf einen ungelösten Konflikt mit ihrem Vater hindeutete und dieser durch verschiedene ausleitende Verfahren beseitigt werden könnte. Von einer Chemotherapie riet die erfahrene Heilerin hinter vorgehaltener Hand ab, denn diese sei „pures Gift". Stattdessen empfahl sie Ingrid sanfte und natürliche Methoden, zu denen sie verschiedene Homöopathika, hochdosierte Vitamininfusionen und verschiedene Ölanwendungen zählte. Trotz wöchentlicher Therapien verschlechterte sich der Zustand von Ingrid. Die Heilpraktikerin sah darin eine Entgiftung und damit den Beweis für den Therapieerfolg. Als Ingrid auf eindringliches Drängen der Familie hin doch noch einmal das Brustzentrum aufsuchte, hatte sie bereits mehrere Metastasen.

Es ist wohl kein Geheimnis, wenn ich Ihnen nahelege, bei der ausschließlichen Anwendung von Alternativmedizin äußerste Vorsicht walten zu lassen. Zwar mag der geschilderte Fall drastisch wirken und als Einzelbeispiel abgetan werden. Jedoch ist jeder individuelle Fall, der durch bessere Aufklärung möglicherweise hätte verhindert werden können, einer zu viel. Gleichzeitig mag bei leichten Beschwerden wie einer Erkältung oder Magenverstimmung ein Hausmittel durchaus eine alleinige Alternative darstellen.

Doch wie sieht es aus mit einer Mischung aus Medizin und begleitenden traditionellen Therapieverfahren? Eine sinnvolle Einheit, eine ganzheitliche Medizin, die „das Beste aus beiden Welten" vereint, wäre doch wünschenswert, oder? Hier nehmen wir die Begriffe Komplementärmedizin und integrative Medizin unter die Lupe, die sich im Gegensatz zum oberen Begriff schwieriger abgrenzen lassen.

Komplementärmedizin

Hierunter versteht man die Ergänzung einer konventionellen, evidenzbasierten Behandlung um nicht evidenzbasierte, unbelegte oder weiterführende Therapieverfahren, wie zum Beispiel Homöopathie, Phytotherapie oder Ayurveda. Im Gegensatz zur Alternativmedizin findet keine Abwendung von der Medizin statt. Eine klare Definition, was unter den ergänzenden Methoden verstanden werden kann, gibt es nicht.

Fallbeispiel

Die an Brustkrebs erkrankte Constanze hat bereits eine brusterhaltende Operation sowie mehrere Zyklen Chemotherapie hinter sich. Da sie das Gefühl hat, mehr für sich machen zu wollen, sucht sie nach ergänzenden Behandlungsmethoden. Gegen Magen-Darm-Beschwerden erhält sie von einem TCM-Arzt Kräuter und wöchentliche Akupunktursitzungen helfen ihr, ruhiger zu werden und besser in den Schlaf zu finden. Dass ihre Lebensgefährtin der Meinung ist, das sei alles Placebo, ist ihr egal, denn die Behandlung tue ihr gut.

Dieses Szenario ist häufiger als das weiter oben beschriebene. Zunächst erweckt die Komplementärmedizin den Eindruck, dass Patient:innen von einer zweigleisigen Behandlung nur profitieren können. Hierbei ist es aber Auslegungssache, welche ergänzende Therapie gemeint ist. Zudem besteht die Möglichkeit, dass diese nicht erwiesen, ja sogar schädlich sein und mit anderen Medikamenten interagieren kann. In unserem Beispiel kann es sein, dass die Patientin TCM-Kräuter erhält, die Phytoöstrogene enthalten. Bisher ist nicht ausreichend untersucht, ob die hormonartige Wirkung sich bei Brustkrebspatientinnen negativ auf die Prognose auswirkt (Kiyama 2017). Zusätzlich wissen behandelnde Ärztinnen und Ärzte nicht immer, welche komplementären Methoden angewandt werden, kennen diese nicht zur Genüge und können so mögliche Interaktionen nicht vorhersehen. Während einige komplementäre Therapien zwar nicht evidenzbasiert, aber nebenwirkungsarm sind, ist dies bei anderen nicht der Fall. Aus diesem Grund sollten Ärztinnen und Ärzte unbedingt darüber informiert werden, welche komplementären Therapiestoffe Sie zu sich nehmen, auch wenn diese nur als harmlose Nahrungsergänzungsmittel deklariert sind. Meiner Erfahrung nach verschweigen Patient:innen in einigen Fällen bewusst, dass sie sich zusätzlich in einer komplementärmedizinischen Behandlung befinden. Sie fürchten, dass ihre Behandelnden nicht offen genug seien oder sie nicht ernst nehmen würden. Diese Umstände können problematisch sein, zumal eine wichtige gesundheitsrelevante Information verloren geht. Hier sollte nicht nur an Patient:innen appelliert werden, diese Informationen unbedingt zu teilen, sondern auch an Ärztinnen und Ärzte, unabhängig von ihrer persönlichen Einstellung zur Alternativ- und Komplementärmedizin einen offenen Dialog zu suchen und eine Atmosphäre des Vertrauens zu schaffen. Dass angesichts der Beliebtheit von CAM-Methoden ein Teil der Patient:innen diese Therapien in Anspruch nimmt, ist sehr wahrscheinlich.

Integrative Medizin

Zuletzt geht es um den sehr ähnlichen Begriff der integrativen Medizin. Hier unterscheiden sich die Definitionen. Das US-amerikanische National Center for Complementary and Integrative Health schreibt, dass integrative Gesundheit konventionelle und komplementäre Ansätze auf koordinierte Weise vereint. Demnach beinhalte integrative Gesundheit multimodale Therapien aus konventionellen Behandlungsmethoden wie Medikamenten, Rehabilitation oder Psychotherapie sowie aus komplementären Behandlungsmethoden wie Akupunktur, Yoga und Probiotika in verschiedenen Kombinationen. Der Schwerpunkt solle auf der Behandlung des ganzen Menschen und nicht nur eines Organsystems liegen (National Center for Complementary and Integrative Health o. J.). Das Bayerische Staatsministerium für Gesundheit und Pflege hingegen definiert die integrative Medizin als ein Gesamtkonzept von herkömmlichen Methoden und Naturheilverfahren, um das Wohl von Patient:innen zu fördern (Bayerisches Staatsministerium für Gesundheit und Pflege o. J.). An anderer Stelle wird die integrative Medizin als die koordinierte Anwendung von evidenzbasierten komplementären Verfahren und konventioneller Behandlung bezeichnet (Greenlee et al. 2017).

Hier zeigt sich: Eine einheitliche Definition zu finden ist schwierig und erleichtert Patient:innen auf dem unübersichtlichen Markt der komplementären

Methoden die Entscheidung nicht unbedingt. Zusammenfassend lässt sich die integrative Medizin als Überbegriff für komplementäre Methoden plus konventionelle Medizin verstehen und meint wohl „das Beste aus beiden Welten" (Ernst 2019).

2.2.2 Gemeinsamkeiten von Alternativ- und Komplementärmedizin: Die besten Marketingtricks

Unter CAM werden verschiedene Verfahren subsumiert, die mitunter im Hinblick auf Ideen, Ansätze und Therapien nichts miteinander gemeinsam haben. Dennoch eint sie der Umstand, dass sie zu nicht wissenschaftlich belegten Therapieformen zählen. Trotz der mangelnden einheitlichen Definition und der Fülle an unterschiedlichen Richtungen lassen sich häufig Gemeinsamkeiten in ihrem Anspruch sowie dem nach außen transportierten Image feststellen. Dieses Image wird eingesetzt, um sich auf dem unübersichtlichen Markt als Alternative zum wenig zufriedenstellenden Gesundheitssystem zu positionieren. So finden sich häufig die folgenden Versprechen.

Ganzheitlichkeit

Im Gegensatz zur konventionellen Medizin, die angeblich nur auf die aktuellen Beschwerden schaut, will die Alternativmedizin einen ganzheitlichen Ansatz verfolgen. Der Mensch soll als Ganzes in seiner Einheit aus Körper, Geist und Seele gesehen werden. Es ist durchaus wünschenswert, den Menschen in all seinen Facetten zu erfassen. Der Zeitdruck lässt dies im Krankenhaus- und Praxisalltag leider häufig nicht zu, sodass körperliche Beschwerden, die mit psychischen Problemen einhergehen, oft nicht erkannt werden. Dass aber bei dem Modewort Ganzheitlichkeit keine einheitliche Definition vorliegt, öffnet Scharlatanen insbesondere dann Tür und Tor, wenn es um Aspekte der Psyche geht. Hier verschwimmen die Grenzen von etablierter Psychotherapie, laienhaftem Coaching oder Trauma Healing schnell. Es besteht als Folge die Gefahr, dass psychische Probleme entweder verkannt, bagatellisiert oder aber verschlimmert werden. Ein umfassender, ganzheitlicher Ansatz ist zweifellos erstrebenswert in der Medizin. Allerdings sollte das Prinzip der Ganzheitlichkeit nicht dazu genutzt werden, um über die eigenen fachlichen Grenzen hinauszugehen und mehrere Fachbereiche gleichzeitig abdecken zu wollen. Denn genau dafür sorgt die viel kritisierte Medizin: Durch Spezialisierungen ist es möglich, eine spezialisierte Therapie vom jeweiligen Profi zu erhalten. Wie eigenartig wäre es, wenn ein Urologe neben der Blasenspiegelung eine

Innere-Kind-Heilung anbieten würde! Diese gesunde Portion Skepsis scheint einigen alternativen Heiler:innen jedoch zu fehlen. Die eigene Überzeugung, neben der Behandlung mit Naturheilkunde, Osteopathie oder Homöopathie, ohne ärztliche oder psychologische Weiterbildung auch psychische Krankheiten angehen zu können, überschreitet nicht nur den Kompetenzbereich, sondern trägt zur Verharmlosung und damit Stigmatisierung von psychischen Krankheiten bei.

Zu einer ganzheitlichen Behandlung von Patient:innen gehören zudem soziale Aspekte. Diese haben großen Einfluss auf Risikofaktoren und Prävention. Die Einbeziehung des Sozialdiensts, der bedeutende Leistungen zum Beispiel im Hinblick auf Pflegestufe, Schwerbehinderung oder Teilhabe am Alltag bewerkstelligt, ist eine absolut ganzheitliche Angelegenheit, die von der Alternativmedizin nicht berücksichtigt wird. Im Gegenteil, häufig suggeriert diese ein emotionales Ungleichgewicht, an dem der Patient in irgendeiner Form eine Mitschuld trägt. Das volle Bild der Ganzheitlichkeit in der Medizin eröffnet sich bei einem Blick auf medizinische Institutionen, in denen längere Aufenthalte üblich sind, wie Psychiatrien oder Rehakliniken. Psychotherapie, Ergo- und Physiotherapie, Kunst- und Musiktherapie neben Blutuntersuchungen, Elektrokardiografie und Bildgebung – die Liste an Behandlungen und Therapien, die auf den ganzen Menschen in seinem biopsychosozialen Umfeld eingehen, ist lang und zeigt, dass in der konventionellen Medizin sehr wohl ganzheitlich gearbeitet wird.

Natürlichkeit

Das Versprechen von Natürlichkeit wird häufig als Gegenpart zur Chemie genutzt, die angeblich von Medizin und „Big Pharma" inflationär zum Einsatz kommt. Hier findet eine unbegründete Einteilung in Gut und Böse statt. Während Chemie oder synthetisch hergestellte Medikamente Giftigkeit und Nebenwirkungen implizieren, sollen natürliche Mittel sanft und nebenwirkungsarm sein. Doch das idealisierte Bild der Natur als einer ausschließlich wohlwollenden und gesundheitsfördernden Instanz ist irreführend. Zum einen hat die Natur einiges Giftiges und Tödliches zu bieten (Knollenblätterpilz, Eisenhut, giftige Spinnen, Naturkatastrophen), zum anderen wird sie für Werbezwecke missbraucht, wenn die Methode alles andere als natürlich ist: grüne Schriftfarbe, grüner Hintergrund, ein paar Blätter, Wurzeln und Blüten in der Werbeanzeige und schon sieht das zu verkaufende Mittel gleich viel natürlicher und damit harmloser aus. Naturheilkunde kann eine wirkungsvolle Medizin sein. Eine Verwechslung mit Naturheilkunde wird jedoch von manchen Herstellern bewusst herbeigeführt, wenn es sich beispielsweise um Präparate handelt, die nach homöopathischen Verdünnungen hergestellt wurden (zum Beispiel Bach-Blüten oder Methoden der Anthroposophie). Hier ist nachweislich kein Wirkstoff mehr vorhanden und von einem natürlichen Präparat kann nach den Verdünnungsschritten nicht mehr ausgegangen werden. Gleichzeitig bedeutet natürlich nicht nebenwirkungsfrei! Der Begriff wird inflationär gebraucht, weil er eine Überlegenheit zur technisierten, unnatürlichen, modernen Medizin anmuten lässt. Viele Behandlungsmethoden, denen das Label „natürlich" auferlegt wird, haben fragliche Zusammenhänge mit der Natur, darunter auch die Akupunktur.

Sanfte Methoden

Es existieren zahlreiche Therapieformen, die als sanft bezeichnet werden und den Körper nur minimal belasten, während sie gleichzeitig eine erhebliche Wirkung erzielen sollen. Gerade im Bereich der Kinderheilkunde ist dies sehr beliebt. Wer möchte schon seinem Kind eine unsanfte Methode antun? Doch dieser Weg kann auf zweierlei Arten problematisch werden: Wenn das Kind offensichtlich unter Fieber oder Schmerzen leidet, fürchten viele Eltern den Griff zum Schmerzmittel. Zu groß ist die Angst, dem Kind durch Nebenwirkungen zu schaden, und zu verbreitet die Annahme, dass Fieber oder Schmerzen etwas sind, das ein Kind durchmachen muss. Deshalb wird nach sanften Alternativen wie beispielsweise Homöopathie gesucht. Hier wird das Leid des Kindes aber unnötig verlängert, womit die Methode alles andere als sanft ist.

Ein weiteres Beispiel ist die Osteopathie bei Babys und Kindern. Wenn frischgebackene Eltern von der Hebamme erfahren, dass ihr geliebter Schatz durch Mutterleib oder Geburt eine vermeintliche Fehlstellung davongetragen hat, der Kopf schief wachsen wird oder bei den Bauchschmerzen nachgeholfen werden muss, ist der Gang zum Osteopathen fast schon obligat. „Jedes Baby sollte einmal dem Osteopathen vorgestellt werden", hatte auch meine Hebamme eindrucksvoll gemahnt, was wir natürlich gewissenhaft befolgten. Schließlich wollten wir keinen schiefen Kopf für unser Kind riskieren. Wie erwartet war die Behandlung sehr „sanft": Das Kind lag auf einer Liege, kaute auf einem Beißring herum und mit den sanften Händen der Osteopathin wurde der kleine Körper mit zartem Druck berührt. Was war das Ergebnis? Unser Kind hat wie erwartet keinen schiefen Kopf bekommen – dafür habe ich umso mehr Erkenntnis erlangt, wie mit den Ängsten von Eltern gespielt wird und „sanfte Methoden", für die es keinen Wirkungsnachweis gibt, kommerzialisiert werden.

Prävention

Ein weiterer weit verbreiteter Irrglaube ist die Annahme, Alternativmedizin lege viel Wert auf Prävention, während die Schulmedizin erst handle, wenn es schon zu spät sei. Die Präventionskarte wird von allen möglichen Anbietern gern dann gespielt, wenn es um den Verkauf von unbelegten und unnötigen Produkten geht, wie beispielsweise Detox-Kuren. Um nicht krank zu werden, müsse man selbst seine Gesundheit in die Hand nehmen, so das Credo der Verkäufer. Praktischerweise haben sie die passenden Pülverchen und Kapseln gleich im Angebot. So wird suggeriert, man müsse regelmäßig seinen Darm reinigen (Spoiler: muss man nicht), sein Immunsystem auf nicht nachvollziehbare Art und Weise durch diverse Nahrungsergänzungsmittel stärken (hier ist der Markt besonders groß) oder eine Säure-Basen-Kur zu sich nehmen, damit der Körper nicht „übersäuere". Während grundlegende Präventionstipps wie der Verzicht auf Tabak, eine ausgewogene Ernährung, Bewegung, ausreichend Schlaf und Stressreduktion gern hintangestellt werden, da mit ihnen offensichtlich nur wenig Geld zu verdienen ist, wird die Prävention, die sehr wohl in der Medizin stattfindet, übergangen und so ein verzerrtes Bild kreiert.

Prävention findet in der Medizin direkt nach der Geburt statt. Die Erstuntersuchung U1 kommt zum Einsatz, wenn das Neugeborene ein paar Minuten alt ist. Sie dient dazu, behandlungsbedürftige Zustände gleich zu erkennen und so das Risiko für gesundheitliche Komplikationen zu vermeiden. In den nächsten Tagen des Babys folgen das Screening auf Stoffwechselstörungen, ein Hörtest, die zweite Vorsorgeuntersuchung U2 sowie drei präventive Vitamin-K-Gaben, um das Risiko für Blutungen zu reduzieren. Weitere Vorsorgeuntersuchungen des Kindes zu vorgegebenen Terminen erfolgen beim Kinderarzt bis zur Volljährigkeit.

Auch für Erwachsene gibt es Präventionsmaßnahmen: Neben der gynäkologischen Vorsorge, der Darmkrebsvorsorge oder Check-ups bietet die Medizin viele weitere präventive Möglichkeiten. So erhalten Patient:innen mit einem erhöhten Risiko für einen Schlaganfall vorsorglich Medikamente, um dies zu vermeiden. Ein implantierbarer Kardioverter-Defibrillator (ICD) wird bei Menschen mit einer schweren Herzerkrankung eingesetzt, um sie vor tödlichen Folgen ihrer Erkrankung wie Kammerflimmern zu schützen. Schlägt das Herz plötzlich zu schnell, gibt der ICD Stromimpulse ab, um den normalen Rhythmus des Herzens wieder herzustellen.

In der Psychotherapie hat die Prävention einen wichtigen Stellenwert, denn durch Aufklärung über die eigene Erkrankung soll erreicht werden, dass Patient:innen mögliche Frühwarnsymptome erkennen, bevor sich eine erneute Phase der Erkrankung manifestiert.

Es gibt zahlreiche weitere Beispiele für Prävention in der Medizin, die alle zeigen, dass die Medizin nicht erst handelt, wenn es zu spät ist. Gleichzeitig erleben wir einen hohen Anteil an nicht übertragbaren Krankheiten in der Bevölkerung. Hierzu zählen Herz-Kreislauf-Erkrankungen wie Herzinfarkt und Schlaganfall, Krebs, chronische Atemwegserkrankungen wie COPD und Asthma sowie Diabetes, die den Ruf nach mehr Prävention zurecht lauter werden lassen. Viele Risikofaktoren für diese Krankheiten sind vermeidbar. Gleichzeitig handelt es sich um ein vielschichtiges Modell, das soziale, ökonomische und politische Faktoren beinhaltet. Mehr Prävention ist also dringend notwendig. Alternativmedizinische Lifestyle-Produkte bieten dafür keinen Lösungsansatz.

Selbstverantwortung

Eng verknüpft mit dem Thema Prävention ist die Selbstverantwortung. Alternativmedizinische Richtungen appellieren oft an die Verantwortung, die jeder Mensch für seine eigene Gesundheit selbst trägt. Ob eine Person gesund sein will oder nicht, sei ihre persönliche Entscheidung, und somit scheint Gesundheit eine Frage der Entscheidung zu sein. Hierfür benötige es eine gesunde Lebensführung, das richtige Mindset und natürlich ein wenig Kleingeld, um die vermeintlich nötigen Mittel zur Gesunderhaltung zu erwerben. Das Konzept der Selbstverantwortung ist eindimensional und diskriminierend. Armut ist einer der größten Risikofaktoren für Krankheit und geringere Lebenserwartung (Robert Koch Institut 2010). Gleichzeitig begünstigen längere Erkrankungen wiederum das Risiko für Armut. Hier von Selbstverantwortung und freier Entscheidung zu sprechen, ist ein Hohn für Betroffene. Daneben können Menschen, die sich für einen gesunden Lebensstil entscheiden, selbstverständlich auch krank werden. Zuletzt gibt das Thema Selbstverantwortung Menschen mit Erkrankungen eine Art Mitschuld an ihrem Schicksal und trägt damit zur Stigmatisierung von Krankheiten bei.

Ursachenbehandlung statt Symptomunterdrückung

Eines der häufigsten Argumente der Alternativmedizin gegenüber der konventionellen Medizin ist, dass sie wahrhaftig daran interessiert sei, die Ursachen von Erkrankungen zu finden und zu behandeln, während die Schulmedizin lediglich Symptome unterdrücke. Gelegentlich ist in diesem Kontext auch von einer Reparaturmedizin die Rede. Das erweckt den Eindruck, als verfüge die Alternativmedizin nicht nur über mehr Wissen zu den Ursachen von Erkrankungen, sondern verfolge zudem die edle Absicht, Menschen wirklich heilen zu wollen, während die konventionelle Medizin offensichtlich zu ignorant sei oder dieses Wissen aus niederträchtigen Interessen nicht anwenden wolle. In diesem Zusammenhang fällt häufig der Satz: „Mit Gesunden verdient man kein Geld". Das ist ein wenig so, als würde die Alternativmedizin einen platten Reifen flicken, denn schließlich ist das Loch im Reifen die Ursache für den Platten, während die Schulmedizin das Symptom, nämlich die mangelnde Luft, durch wiederholtes Aufpumpen kaschieren wolle, aber nicht daran denke, das Loch zu flicken. Natürlich ist das ein Trugschluss. Gute Medizin ist sehr wohl daran interessiert, nicht nur Symptome, sondern auch die Ursache zu beheben, um eine erneute Krankheit zu verhindern.

Symptombehandlung sollte jedoch prinzipiell nicht verteufelt werden! In vielen Fällen ist sie keinesfalls negativ, sondern bietet einen immensen Gewinn an Lebensqualität für den Menschen. Wer schon einmal seekrank war, dem ist die Bekämpfung der Ursache in diesem Moment ziemlich egal – er möchte das Symptom Übelkeit schnellstmöglich loswerden. Hat ein Patient eine Blinddarmentzündung, so wäre es moralisch höchst verwerflich, nur die Entzündung zu beseitigen (die Ursache), ohne mit adäquater Schmerzmedikation die Schmerzen (das Symptom) zu behandeln. Ein Großteil der palliativen Versorgung dreht sich um die Symptombehandlung. Diese wertvolle Ressource bietet die Möglichkeit, die verbleibende Lebenszeit menschenwürdig zu erleben.

Zudem ist die Frage, ob die vermeintlichen Ursachen, die die Alternativmedizin behandeln will, wirklich die wahren Ursachen sind. So sieht nämlich jede alternativmedizinische Richtung andere Gründe in der Erkrankung. Während die orthomolekulare Medizin die Ursache in Nährstoffungleichgewichten ausmacht, begründet die Anthroposophie den Auslöser von Krankheiten mit einem Ungleichgewicht der leiblichen und seelischen Wesensglieder des Menschen (AnthroWiki o. J.). Die Bioresonanztherapie wiederum will fehlerhafte Schwingungen im Menschen, die zum Beispiel durch Parasiten hervorgerufen wurden, erkennen und behandeln. Anhänger der Übersäuerungstheorie sehen für eine Vielzahl von unspezifischen Symptomen eine versteckte Übersäuerung im Körper. Andere alternative Heiler attestieren Menschen, selbst wenn diese nicht über akute Beschwerden klagen, ein energetisches Ungleichgewicht, Blockaden oder sonstige nicht näher bezeichnete Dysbalancen. Sie geben an, diese zu finden, und wollen so heilen, bevor es zu einer Krankheit kommt. Dazu führen sie gern wieder den Präventionsbegriff an. Ich erinnere mich an einen jungen Patienten, der sich bei mir eine Zweitmeinung einholen wollte. Er war zuvor aus Neugierde und ohne irgendwelche

Beschwerden bei einem TCM-Praktiker gewesen. Dieser attestierte ihm mehrere Störungen und Ungleichgewichte. Der Patient berichtete mir, dass er sich absolut fit fühle, seine Organe aber laut der Aussage des Therapeuten nur noch zu 20 % funktionieren würden und er auf unbestimmte Dauer Akupunktur bräuchte. Ein wenig besorgt über seinen bis dato als gut empfundenen Gesundheitszustand und die bevorstehenden Kosten suchte er nun Rat bei mir. Ich versicherte ihm glaubhaft, dass er für den Fall, seine Organe liefen nur noch auf der angedrohten Sparflamme, nicht mehr vor mir sitzen würde, und ärgerte mich sehr über die Aussage des besagten Praktikers.

Das fragwürdige Argument der Ursachenbekämpfung zieht mehrere Probleme nach sich:

1. Häufig kennen wir in der Medizin tatsächlich nicht die genauen Ursachen von Erkrankungen, was sehr belastend für die Erkrankten sein kann. Die Verlockung, sie an anderer Stelle zu finden, scheint nur allzu nachvollziehbar zu sein. Dass viele Ärztinnen und Ärzte ehrlich sind und zugeben, dass manche Ursachen noch nicht ausreichend erforscht sind, wird von der Alternativmedizin als Schwäche ausgelegt.
2. Die behaupteten Auslöser unterscheiden sich je nach alternativmedizinischer Richtung. Welche Ursache ist denn jetzt die „richtige"? Zweifelsohne erhalten Patient:innen verschiedene Grundannahmen, je nachdem welche Methode sie aufsuchen.
3. Durch eine schwammige Wortwahl und den Bezug auf irgendwelche Ungleichgewichte lassen sich empirische Beweise einfach umgehen und gleichzeitig ebenso schwammige Therapien besser verkaufen.

Was ist mit dem Argument der Beliebtheit?

Das zunächst sehr simpel anmutende Argument, eine medizinische Intervention anhand der Beliebtheit bei den Patient:innen zu bemessen, zieht mehr nach sich, als vielleicht gedacht. Denn natürlich sollte der Mensch im Mittelpunkt stehen und seine Vorstellungen sowie Wünsche äußern dürfen. Das ist ein Teil der EbM. Meiner Erfahrung nach wünschen sich Patient:innen eine Verbindung von moderner Medizin und komplementären Verfahren, wie zum Beispiel Naturheilkunde. Nicht selten habe ich mich über die Begeisterung und den euphorischen Zuspruch von zahlreichen Personen gewundert, die mir zu meiner Weiterbildung für TCM gratulierten und betonten, wie wichtig Ärztinnen und Ärzte wie ich seien. Es kam vor, dass sie erst nach der Lobpreisung genauer nachfragten, was TCM überhaupt konkret sei. So schien ich in ihren Augen im Gegensatz zu anderen Mediziner:innen irgendetwas richtig gemacht zu haben; ich gehörte offenbar zu denjenigen, die in ihren Augen über den Tellerrand hinausblickten. Das, was ich machte, war modern. Komplementärmedizin ist bei vielen Menschen mit sehr positiven Eigenschaften verbunden. Neben der Beliebtheit von komplementären Methoden bei Patient:innen darf man diesen Aspekt bei Behandelnden, in Kliniken und bei Krankenkassen nicht außen vor lassen.

Auch Ärztinnen und Ärzte steigern ihre Beliebtheit, wenn sie komplementäre Verfahren mit in ihr Portfolio aufnehmen. Ein modernes, leistungsstarkes Ultraschallgerät in der ärztlichen Praxis zu haben, ist wohl nicht so attraktiv wie Akupunktur, Neuraltherapie, Phytotherapie, Homöopathie, Ayurveda oder Osteopathie mit im Sortiment zu führen. Damit wird signalisiert: Hier nimmt man sich noch Zeit, hier wird der Mensch als Individuum in seiner Ganzheit gesehen, hier schaut man über den Tellerrand hinaus. Das Anbieten von weniger gut belegten komplementären Verfahren impliziert einen Unique Selling Point (USP), ein Alleinstellungsmerkmal, das in Zeiten von stagnierenden Vergütungen ein attraktiver Schachzug ist, um nicht nur seine eigene Praxis besser zu vermarkten, sondern auch zahlungswillige Patient:innen anzuziehen.

Die Marketingstrategien für eine Arztpraxis haben in den letzten beiden Jahrzehnten eine enorme Wandlung durchlebt. Eine Homepage zu haben, ist mittlerweile ein Muss und durch strategische Suchmaschinenoptimierung sollen Wunschpatient:innen angesprochen werden. Wer sind Wunschpatient:innen? Das sind in den meisten Fällen diejenigen, die bereit sind für Leistungen entweder selbst zu zahlen oder eine private Versicherung haben. Bietet eine Ärztin oder ein Arzt neben der normalen hausärztlichen Sprechstunde auch eine TCM-Sprechstunde an, so bedeutet das: motivierte Patient:innen, die oft eine sehr hohe Compliance mitbringen, also eine große Bereitschaft, die therapeutischen Maßnahmen umzusetzen; außerdem mehr Zeit pro Patient:in und nicht zuletzt: mehr Geld. Bei gesetzlich Versicherten wird eine sogenannte Quartalspauschale vergütet, die unabhängig von der Anzahl der Besuche und Behandlungen ist. Egal, ob ein:e Patient:in ein- oder zehnmal pro Quartal erscheint oder wie zeitaufwendig die Untersuchungen und Behandlungen sind: Hausärztinnen und -ärzte erhalten immer den gleichen Betrag nur einmal pro Quartal. Für ärztliche Gespräche sind weder bei gesetzlich noch bei privat Versicherten angemessene Vergütungen vorgesehen. Dabei ist genau dieses Gespräch essenziell, um Vertrauen zu schaffen, für Patient:innenzufriedenheit zu sorgen und letztendlich zu einem langfristigen Behandlungserfolg beizutragen. Im ärztlichen Alltag, der nur wenige Minuten pro Patient:in gestattet, fällt die wichtige Ressource Gespräch oft sehr knapp aus. Hier kann die Alternativ- oder Komplementärmedizin punkten, indem sie sich Zeit nimmt und in einem ausführlichen Anamnesegespräch Dinge erfragt, die im regulären Praxisalltag untergehen würden. Das ausführliche Gespräch ist fester Bestandteil besonderer Therapierichtungen, wie zum Beispiel der Homöopathie, der Osteopathie, aber auch der TCM. Durch die intensive persönliche Zuwendung zu Erkrankten wird also in der Regel gleich zu Beginn die Zufriedenheit gegenüber der knapp bemessenen schulmedizinischen Anamnese gesteigert. Dies macht alternative Therapierichtungen ohne Frage für Patient:innen bereits ohne erfolgte Behandlung beliebt.

Doch auch von ärztlicher Seite besteht diese Beliebtheit, nicht nur, da beispielsweise die homöopathische Erstanamnese je nach Steigerungssatz zwischen 90 und 120 € einbringt (was im Gegensatz zur vorgesehenen regulären Gesprächsvergütung beachtlich ist), sondern auch, da sich die Behandelnden tatsächlich mehr Zeit für Patient:innen nehmen können und eine Ergänzung der Tätigkeit um komplementäre Heilmethoden diese Zeit endlich einmal zulässt. Entspannteres, weniger hektisches Arbeiten, das gut vergütet wird und zusätzlich mehr Therapieoptionen für Patient:innen bietet, die vielleicht schon vieles vergeblich versucht haben – wie könnte das nicht beliebt sein? Eine Untersuchung hat gezeigt, dass über die Hälfte der hausärztlichen Lehrpraxen mindestens ein Verfahren aus dem CAM-Bereich anbietet. Darunter fanden sich überwiegend durch die Ärztekammer anerkannte Zusatzbezeichnungen, wie zum Beispiel Akupunktur (Hübner et al. 2022).

Kliniken, die Abteilungen für Komplementärmedizin führen, steigern ebenfalls ihre Attraktivität und werten ihr Image auf. Selbiges lässt sich auf Krankenkassen übertragen, die um Kund:innen und deren Gunst mit Zuzahlungen oder Erstattungen von Kräutermedizin, Homöopathie oder Osteopathiebehandlungen werben. Bezahlen müssen aber aufgrund des Solidaritätsprinzips diejenigen, die nur auf evidenzbasierte Mittel setzen. Denn für homöopathisch behandelte Patient:innen fallen signifikant höhere Kosten an als bei konventionell behandelten Patient:innen – und das, obwohl die Homöopathie als kosteneffizient gilt (Ostermann et al. 2015).

Was ist nun beliebt an der Alternativ- oder Komplementärmedizin? Sind es die durchschlagenden Therapieerfolge, die jedoch oft in Studien nicht gezeigt werden können? Ist es die intensive Zuwendung seitens der Behandelnden? Und bedeutet beliebt gleichermaßen gut oder wirksam? Beliebt sind zweifelsohne viele Dinge, die weniger gut sind, wie zum Beispiel Rauchen und Alkohol. Nicht beliebt ist eine Darmspiegelung. Natürlich sind dies alles etwas unverhältnismäßige Beispiele. Doch zeigen sie, dass auch der Faktor der Beliebtheit im besten Fall zwar zugunsten individueller Wünsche, nicht jedoch zwangsweise zugunsten der Wirksamkeit oder Sinnhaftigkeit einer Intervention entscheidet. Aus diesem Grund erfordern selbst beliebte Therapien eine Überprüfung durch Studien.

Zusammenfassend lässt sich über typische Werbeargumente der Alternativmedizin festhalten:

> **Wichtig**
>
> Was Ganzheitlichkeit bedeutet, ist nicht eindeutig definiert. Der Begriff lässt die Möglichkeit zur Kompetenzüberschreitung zu.
>
> Mit der Natur zu werben, ist ein beliebtes Marketinginstrument, das häufig Natürlichkeit vorgaukelt, wo keine enthalten ist.
>
> Das Label „Nebenwirkungsfrei" deutet darauf hin, dass unter Umständen gar keine spezifische Wirksamkeit zu erwarten ist.
>
> „Sanft" bedeutet nicht unbedingt sinnvoll und ist vor allem in Bezug auf Kinder ein beliebtes Marketingmittel.
>
> Dass Prävention eine Leistung der Alternativmedizin sei, stimmt nicht. Prävention ist ausbaufähig, sollte aber kein Anlass sein, unbelegte Verfahren unter dem Namen Prävention zu verkaufen.
>
> Gesundheit und Krankheit sind keine Entscheidungen. Selbstverantwortung wird in diesem Kontext oft diskriminierend verwendet.
>
> Dass nur die Alternativmedizin an der Behandlung von Ursachen interessiert sei, wohingegen die Schulmedizin nur Symptome behandle, ist nicht korrekt.
>
> Die Beliebtheit einer Methode ist ein nicht zu vernachlässigender Faktor sowohl für die Patient:innenzufriedenheit als für Ärztinnen und Ärzte, Kliniken und Krankenkassen in finanzieller Hinsicht. Ein Wirksamkeitsnachweis sollte dennoch erfolgen.

2.2.3 Der Versuch, Brücken zu schlagen

Der Wunsch, EbM und Alternativmedizin zu verbinden, ist bei vielen Patient:innen sehr groß. In der öffentlichen Wahrnehmung steht eine Brückenbildung oder Fusion von wissenschaftlicher Medizin und alternativen Therapien für Fortschritt, Weitblick und Weltoffenheit. Andere hingegen sehen diese Entwicklung als einen bedenklichen Trend und warnen vor dem Verschwimmen wichtiger Unterschiede (Köbberling 2022). Im persönlichen Gespräch kann diese Diskussion schnell emotional werden. Es wird argumentiert, dass ein Schwarz-Weiß-Denken nie gut sei und eine goldene

Mitte gefunden werden müsse. Das mag für sehr viele Lebensbereiche richtig sein und ein gesunder Weg für etliche Entscheidungen im Leben. Doch wird hierbei übersehen, worum es eigentlich in diesem Diskurs und bei Medizin vorrangig gehen sollte: Es geht nicht um Meinungen, bei denen zwei besonders radikale Richtungen zu entschärfen sind, um sich in einer gemäßigten Mitte zu treffen – es geht allein darum, Patient:innen wirksame Methoden anbieten zu können. Wenn auf der einen Seite Wirksamkeitsnachweise vorliegen und auf der anderen nicht, welchen Sinn hätte es, Brücken zu schlagen?

Außerdem dürfte es eine große Herausforderung darstellen, festzulegen, welche alternativen Therapieverfahren einer Brückenbildung überhaupt würdig sind. Orientiert man sich nur an Wirksamkeitsbelegen, wäre die Suche schnell beendet, zumal wirksame Methoden ungeachtet des Ursprungs zur EbM gehören. Hier stellt sich die Frage, ob ein Verfahren wie die Akupunktur, zu der es große und ernsthafte Forschung gibt, gleich behandelt werden sollte wie Reiki, Bach-Blüten oder Schüßler Salze – nur wenig bis gar nicht erforschte Verfahren.

Es ist offensichtlich, dass es bei dem Wunsch einer goldenen Mitte nicht um Wirksamkeitsnachweise geht, sondern um den Patient:innenwunsch. Diesen zu ignorieren und allein mit Wirksamkeit zu argumentieren, wäre fatal und könnte zu einem steigenden Vertrauensverlust in die wissenschaftliche Medizin führen. Wissenschaft ist für viele Menschen unnahbar und abstrakt, wohingegen zum Beispiel ein Festhalten an homöopathischen Globuli durch Prägung in der Kindheit aufgrund eines emotionalen Bezugs nachvollziehbar ist. Bessere Aufklärung scheint hier eine nahe liegende Lösung.

Gleichzeitig ist es auch die Verantwortung von Ärztinnen und Ärzten, die anerkannte und dennoch zu CAM-Methoden zählende Verfahren wie Naturheilkunde oder Akupunktur ausüben, sich stärker gegen andere Methoden mit schwacher Evidenz abzugrenzen. Es gibt auf Bundesebene und europaweit Bündnisse und Lobbyverbände zur Förderung von integrativer Medizin und ihrem Einfluss im Gesundheitswesen. Diese Verbände bestehen meist aus einer bunten Mischung verschiedener CAM-Organisationen, darunter Gesellschaften für Akupunktur, Chinesische Medizin, Ayurveda, Anthroposophie, Homöopathie und Reiki. Sich als Minderheit in der medizinischen Landschaft zu einem größeren Verband zusammenzuschließen, um mehr Gehör zu finden, ist einleuchtend. Dennoch sollte erwogen werden, welche „Message" durch die mangelnde Abgrenzung vermittelt wird. Wie glaubhaft kann eine Akupunkturgesellschaft sein, die auf der einen Seite Förderprojekte an Universitäten befürwortet und auf der anderen Seite sich mit Reiki-Verbänden zusammentut, um gemeinsame Ziele zu erreichen? Zur Erinnerung: Reiki ist eine Form des energetischen Heilens, die durch Handauflegen die

Selbstheilungskräfte stimulieren will. Bisher gibt es keine Wirksamkeitsbelege (NCCIH 2018). Durch die fehlende Distanzierung werden nicht nur Patient:innen verunsichert und wichtige Grenzen verwischt, sondern auch jahrelange Bemühungen, aus der Esoterik- und Schmuddelecke heraus zu kommen, sind in Gefahr.

Eine Mitverantwortung an diesem Geschehen tragen alle wissenschaftlich tätigen Personen und Institutionen, aber auch Ärztinnen und Ärzte. Indem sie zweifelhafte Methoden und esoterische Anschauungen in der Medizin ignorieren und damit stillschweigend dulden, können mangelnde Plausibilität und Wirksamkeit nicht der Hauptzielgruppe verständlich gemacht werden. Durch das Nichtbeachten unseriöser oder gefährlicher Verfahren passiert genau das, was Wissenschaft und EbM eigentlich verhindern wollen: Wenn diejenigen, die sich der Wissenschaft verpflichtet haben, schweigen, dann werden diejenigen, die Wissenschaft ablehnen, umso mehr erhört. Dieses Schweigen darf weder von Kritiker:innen der CAM noch von CAM-Wissenschaftler:innen selbst ausgehen, die ernsthafte Forschung betreiben und sich von zweifelhaften Methoden abgrenzen wollen.

Der Versuch, zwischen EbM und alternativen Methoden eine goldene Mitte zu finden, ist komplex. Der Anspruch auf Wirksamkeitsnachweise sollte vielmehr das vordergründige Ziel sein, anstatt zwei Positionen zu einem Kompromiss zu vereinen. Ist eine alternative Methode wirksam, sollte sie zur EbM zählen. Dann ist aber auch eine schärfere Distanzierung von Ärztinnen und Ärzten zu unbelegten Therapien vonnöten.

2.3 Lässt sich CAM überhaupt nachweisen?

Häufig herrscht die Meinung, dass sich alternativmedizinische Verfahren nicht mit den Methoden der konventionellen Medizin wissenschaftlich überprüfen ließen. Hierfür werden mehrere Gründe angeführt:

1. Paradigmenunterschiede: Einige Anhänger:innen alternativer Heilmethoden sind der Ansicht, dass ihre Ansätze auf grundlegend anderen Paradigmen und Weltanschauungen basieren als die konventionelle Medizin (Jansen 2017). Sie argumentieren, dass die etablierten wissenschaftlichen

Methoden auf einem materialistischen und reduktionistischen Weltbild beruhen, während die Alternativmedizin eher auf einem holistischen und energetischen Verständnis von Gesundheit und Krankheit aufbaut. Dies führt zu der Überzeugung, dass herkömmliche wissenschaftliche Methoden nicht in der Lage sind, die Effektivität und den Wert alternativer Heilmethoden angemessen zu bewerten.

2. Erfahrungsmedizin: Auch wenn bisher keine wissenschaftlich anerkannten Belege für die Wirksamkeit von Alternativmedizin erbracht wurden, wird sie weiterhin angewendet. Die Tatsache, dass viele Methoden einer Überprüfung nicht standhalten, scheint weder Patient:innen noch Behandler:innen zu stören. Hier hat sich der Begriff der Erfahrungsmedizin etabliert: Wenn die Wissenschaft noch nicht so weit ist, unsere Methoden zu belegen, so das Credo vieler Alternativmediziner:innen, dann genügt uns die jahrelange Erfahrung und das Wissen, dass wir die Erfolge tagtäglich selbst sehen können.

3. Individualität: Gleichzeitig bemängeln CAM-Behandler:innen, dass die Studiendesigns zu starr seien und mit dem Grundsatz der Individualität im Widerspruch stünden, weshalb sie überhaupt nicht die Methoden belegen können. Sie sind der Auffassung, dass die herkömmlichen wissenschaftlichen Verfahren, wie zum Beispiel RCTs, einen standardisierten Ansatz erfordern, der die Diversität und Individualität ihrer Therapieansätze nicht angemessen abzubilden vermag. Dies führt ihrer Meinung nach dazu, dass sich die Effektivität alternativer Heilmethoden nicht adäquat beurteilen lässt. So können im Fall der TCM fünf Patient:innen mit Kopfschmerzen fünf völlig unterschiedliche Therapien erhalten, sei es Akupunktur oder Kräuter, da sie jeweils eine andere Konstitution und eine andere Ursache ihrer Symptome aufweisen. Unter einer entsprechenden Anpassung der Voraussetzungen ist jedoch die TCM sehr wohl durch RCT überprüfbar, was bereits in zahlreichen Studien geschehen ist. Jedes Verfahren lässt sich prinzipiell auf seine Wirksamkeit überprüfen. Nicht zu überprüfen jedoch sind Behauptungen und Einzelfallberichte (Köbberling 2022).

4. Esoterische und spirituelle Komponenten: Einige alternative Heilverfahren integrieren esoterische und spirituelle Elemente in ihre Praktiken, wie zum Beispiel die Idee von feinstofflichen Energien, Chakren oder spirituellen Heilkräften. Diese Konzepte sind schwer messbar und entziehen sich oft den Möglichkeiten wissenschaftlicher Überprüfung. Hier hat sich im Umgang mit der Homöopathie der Begriff der Scientabilität entwickelt (Weymayr 2013), aber nicht etabliert. Dieser meint, dass klinische Studien nur dann durchgeführt werden sollten, wenn die zu erforschenden Grundlagen nicht geltenden Naturgesetzen widersprächen.

Das Grundkonzept der Homöopathie beruht auf dem Ähnlichkeitsprinzip und extrem starken Verdünnungen, die eine stärkere Wirkung durch geistartige Kräfte entwickeln sollen, je weniger sie vorhanden sind. Da dies der gängigen Wissenschaft widerspricht, könne getrost auf weitere Homöopathiestudien verzichtet werden. Dieses Konzept stößt jedoch auf heftige Kritik und den Vorwurf, so den Wissenschaftsfortschritt zu beschränken. Viele Entdeckungen in der Vergangenheit wären unter der Prämisse der Scientabilität nicht möglich gewesen (Walach und Fischer 2013).

5. Vorurteile durch nachlässige Verallgemeinerung: Des Weiteren kritisieren CAM-Behandler:innen, dass sämtliche unkonventionelle Methoden ungeachtet der Seriosität in einen Topf geworfen werden. In einem offenen Brief nehmen Prof. Dr. med. Andreas Michalsen, Stiftungsprofessor für klinische Naturheilkunde der Charité, sowie Prof. Dr. med. Gustav Dobos, Stiftungsprofessor für Naturheilkunde der Medizinischen Fakultät der Universität Duisburg-Essen, Stellung zu einem Beitrag über Alternativmedizin, der 2018 in *Der Spiegel* erschienen ist (Hackenbroch 2018). Darin führen die beiden Mediziner an, dass eine Voreingenommenheit gegenüber der Komplementärmedizin herrsche, indem Edelsteintherapie gemeinsam mit Akupunktur oder Naturheilkunde unter dem Begriff der Alternativmedizin subsumiert werde. Somit würden Ärztinnen und Ärzte, die diese Praktiken betrieben, mit unseriösen Methoden in Verbindung gebracht. Behandelnde, die in Deutschland Akupunktur, Homöopathie oder Naturheilkunde anwenden, hätten keine Gemeinsamkeiten mit unseriösen Heiler:innen, die zu einem Verzicht auf Medikamente oder Operationen raten würden (Michalsen und Dobos 2018). Diese unscharfe Trennung von einer Vielzahl an Methoden, die häufig gar keine Gemeinsamkeiten haben, erschwert den Zugang zu Forschung und Anerkennung.

6. Unzureichende Forschungsmittel und -interessen: Während auf der einen Seite der Ruf nach einer Überprüfung von CAM-Methoden unüberhörbar laut ist und nahezu jede Übersichtsarbeit zu dem Schluss kommt, dass weitere qualitativ hochwertige Studien vonnöten sind, beklagen CAM-Wissenschaftler:innen, dass ihre Ergebnisse gar nicht gesehen werden wollen und selbst gut durchgeführte Studien nicht zu der öffentlichen Anerkennung führen, die sie verdient hätten (Jansen 2017). Sie argumentieren, dass die unzureichende Finanzierung sowie ein Mangel an Forschungsinteresse in diesem Bereich zu der kritisierten Unwissenschaftlichkeit führen würden. Berichte, wonach Fachzeitschriften oder Universitäten bereits bei dem Thema Akupunktur dankend abgelehnt hatten, während nicht einmal der Inhalt, geschweige denn die Ergebnisse bekannt waren,

erreichten auch mich seitens ärztlicher Kolleg:innen. So kommt es zu einem Paradox, bei dem Forschung zwar gefordert, aber angeblich nicht zugelassen wird. Hier gibt es regional starke Unterschiede. Das National Center for Complementary and Integrative Health (NCCIH) in den USA, eines von 27 Instituten der National Institutes of Health (NIH), erhält stetig steigende Forschungsgelder: die bewilligten Mittel im Jahr 2023 liegen bei 170,3 Mio. US-Dollar. Zum Vergleich: Im Jahr 1999 betrugen sie 50 Mio. US-Dollar. Während die USA dadurch zum Spitzenreiter aufstieg, wird kritisiert, dass in Europa und insbesondere in Deutschland – wo die Zahlen der Patient:innen, die CAM-Methoden in Anspruch nehmen, am höchsten sind – wenig Finanzierung für Forschungsprojekte bereitgestellt wird (Walach und Pietikäinen 2014). Demnach sind Professuren und Forschungen häufig auf Stiftungsgelder angewiesen (Witt 2009).

Dass CAM sich nicht belegen lässt, ist falsch. Forschung ist auch in diesem Bereich möglich und eine Behauptung sollte überprüfbar sein. Inwieweit sie jedoch vorangetrieben wird, hängt von der Relevanz und Finanzierung ab.

Gelegentlich taucht der Vorwurf auf, dass auch in der modernen Medizin nicht alles evidenzbasiert sei. Die fehlenden Belege der CAM-Verfahren dann als Kritik gegenüber diesen anzubringen, sei irrational und unfair. Hier wird Bezug genommen auf eine ältere Untersuchung, wonach nur jede zehnte Behandlung in der modernen Medizin von Nutzen und nur knapp jede vierte *wahrscheinlich* nützlich sei. Eine neuere Studie unterschied Empfehlungen in der hausärztlichen Praxis nach den Stufen A, B und C, wobei Level A und B auf Belegen für verbesserte patientenorientierte Ergebnisse beruhen. Empfehlungen der Stufe A erforderten zusätzlich, dass die Beweise frei von Verzerrungen (Bias) waren. Die Studie legte nahe, dass nur 18 % der Empfehlungen in der hausärztlichen Praxis auf A basieren und etwa die Hälfte auf A oder B, also auf Belegen für verbesserte patientenorientierte Behandlungsergebnisse (Ebell et al. 2017).

Diese Zahlen mögen auf den ersten Blick verunsichern und die Frage aufwerfen, ob die konventionelle Medizin überhaupt den Namen EbM verdient hat. Tatsächlich sind diese Zahlen nicht so einfach zu interpretieren, wie verschiedene Autor:innen in der Vergangenheit gezeigt haben. So liegen beispielsweise für „selbstverständliche" Interventionen in den seltensten

Fällen RCT vor. Dazu gehört beispielsweise das Anlegen eines Druckverbands bei blutenden Wunden. Eine RCT durchzuführen, wobei ein Teil der Proband:innen eine solche Wundversorgung erhält und der andere nicht, wäre nicht nur unnötig für den Wirksamkeitsnachweis, sondern auch höchst unethisch. Andere Studien hingegen würden wesentlich höhere Zahlen berichten, wenn die häufigsten Behandlungsverfahren des ärztlichen Alltags berücksichtigt würden (Imrie und Ramey 2000).

Diese Diskussion zeigt: Auch die moderne Medizin ist in Sachen Evidenz verbesserungswürdig und auf fortwährende Forschung angewiesen. Das passiert glücklicherweise auch. Noch unzufriedenstellende Zahlen für die Evidenz von moderner Medizin sprechen allerdings nicht automatisch für eine Legitimierung von CAM-Verfahren. Bei diesen sind nämlich keinesfalls so hohe Belege für einen Nutzen zu verzeichnen.

Literatur

AnthroWiki (o.J.) „Krankheit". https://anthrowiki.at/Krankheit. Zugegriffen am 03.03.2023

Bayerisches Staatsministerium für Gesundheit und Pflege (o.J.) „Integrative Medizin". https://www.stmgp.bayern.de/gesundheitsversorgung/integrative_medizin/#:~:text=Die%20Integrative%20Medizin%20entwickelt%20ein,wissenschaftlich%20in%20den%20Fokus%20genommen. Zugegriffen am 02.11.2022

Beall's List (o.J.) „Beall's List of potential predatory journals and publishers". https://beallslist.net/. Zugegriffen am 01.02.2023

Cochrane Deutschland (o.J.) „Evidenzbasierte Medizin". https://www.cochrane.de/ueber-uns/evidenzbasierte-medizin. Zugegriffen am 03.11.2022

Di Blasi Z, Harkness E, Ernst E, Georgiou A, Kleijnen J (2001) Influence of context effects on health outcomes: a systematic review. Lancet 357(9258):757–762

Ebell MH, Sokol R, Lee A, Simons C, Early J (2017) How good is the evidence to support primary care practice? Evid Based Med 22(3):88–92

Eichler M, Pokora R, Schwentner L, Blettner M (2015) „Evidenzbasierte Medizin: Möglichkeiten und Grenzen". Dtsch Arztebl 112(51–52):A-2190/B-1801/C-1747

Ernst E (2019) SchmU – Schein-medizinischer Unfug. jmb-Verlag, Hannover

Gerabek WE, Haage BD, Keil G, Wegner W (2011) Enzyklopädie Medizingeschichte. De Gruyter, Berlin

Grams N (2018) Homöopathie neu gedacht. Springer, Berlin, S 19–35

Greenhalgh T, Howick J, Maskrey N (2014) Evidence based medicine: a movement in crisis? BMJ 348:g3725

Greenlee H, DuPont-Reyes MJ, Balneaves LG, Carlson LE, Cohen MR, Deng G, Johnson JA, Mumber M, Seely D, Zick SM, Boyce LM, Tripathy D (2017) Clinical practice guidelines on the evidence-based use of integrative therapies during and after breast cancer treatment. CA Cancer J Clin 67(3):194–232

Haas JW, Bender FL, Ballou S, Kelley JM, Wilhelm M, Miller FG, Rief W, Kaptchuk TJ (2022) Frequency of adverse events in the placebo arms of COVID-19 vaccine trials: a systematic review and meta-analysis. JAMA Netw Open 5(1):e2143955

Hackenbroch V (2018) „Was taugt Alternativmedizin?". Spiegel

Hübner J, Ciarlo G, Dubois C, Münstedt K, Micke O, Büntzel J, Klein M, Josfeld L, Keinki C (2022) „Komplementär- und alternativmedizinische Angebote von Lehrpraxen für Allgemeinmedizin". Gesundheitswesen 85(03):158–164

Imrie R, Ramey DW (2000) The evidence for evidence-based medicine. Complement Ther Med 8(2):123–126

IQWiG (o.J.) „Glossar – Evidenz". https://www.iqwig.de/sonstiges/glossar/evidenz.html. Zugegriffen am 30.01.2023

Jansen E (2017) The role of complementary and alternative medicine in the healthcare system: a German paradox. Complement Med Res 24(5):290–294

Jiao C, Chen W, Tan X, Liang H, Li J, Yun H, He C, Chen J, Ma X, Xie Y, Yang BB (2020) Ganoderma lucidum spore oil induces apoptosis of breast cancer cells in vitro and in vivo by activating caspase-3 and caspase-9. J Ethnopharmacol 247:112256

Jin X, Ruiz Beguerie J, Sze DM, Chan GC (2016) Ganoderma lucidum (Reishi mushroom) for cancer treatment. Cochrane Database Syst Rev 4(4):Cd007731

John U, Rumpf HJ, Hanke M, Meyer C (2021) Alcohol abstinence and mortality in a general population sample of adults in Germany: A cohort study. PLoS Med 18(11):e1003819

Jonas WB, Crawford C, Colloca L, Kaptchuk TJ, Moseley B, Miller FG, Kriston L, Linde K, Meissner K (2015) To what extent are surgery and invasive procedures effective beyond a placebo response? A systematic review with meta-analysis of randomised, sham controlled trials. BMJ Open 5(12):e009655

Kaptchuk TJ, Friedlander E, Kelley JM, Sanchez MN, Kokkotou E, Singer JP, Kowalczykowski M, Miller FG, Kirsch I, Lembo AJ (2010) Placebos without deception: a randomized controlled trial in irritable bowel syndrome. PLoS One 5(12):e15591

Kiyama R (2017) Estrogenic potentials of traditional Chinese medicine. Am J Chin Med 45(7):1365–1399

Köbberling J (2022) Wirkung ohne Wirksamkeit – Unspezifische therapeutische Wirkungen in der Medizin. Springer, Berlin

Linde K, Alscher A, Friedrichs C, Joos S, Schneider A (2014) The use of complementary and alternative therapies in Germany – a systematic review of nationwide surveys. Forsch Komplementmed 21(2):111–118

Liu J, Mao JJ, Li SQ, Lin H (2020) Preliminary efficacy and safety of Reishi & Privet formula on quality of life among non-small cell lung cancer patients undergoing chemotherapy: a randomized placebo-controlled trial. Integr Cancer Ther 19:1534735420944491

Meißner K (2022) „Placeboeffekte in der Medizin". Chin Med 37(3):127–137

Michalsen A, Dobos G (2018) Stellungnahme zum Artikel „Was taugt Alternativmedizin?" SMS. https://www.tcm.edu/news/detail/news/stellungnahme-zum-artikel-was-taugtalternativmedizin-erschienen-in-der-zeitschrift-spiegel-im-august-2018. Zugegriffen am 07.02.2024

Moseley JB, O'Malley K, Petersen NJ, Menke TJ, Brody BA, Kuykendall DH, Hollingsworth JC, Ashton CM, Wray NP (2002) A controlled trial of arthroscopic surgery for osteoarthritis of the knee. N Engl J Med 347(2):81–88

Mühlhauser I, Meyer G (2016) „Evidenzbasierte Medizin: Der Sündenbock". Dtsch Arztebl 113(3):A-85/B-75/C-75

Münstedt, K., K. Kastrati and O. Micke (2017). „Was ist alternative Medizin?" Der Onkologe 23(3): 201–205

National Center for Complementary and Integrative Health (o.J.) „Complementary, alternative, or integrative health: what's in a name?". https://www.nccih.nih.gov/health/complementary-alternative-or-integrative-health-whats-in-a-name. Zugegriffen am 02.11.2022

National Health and Medical Research Council (2015) NHMRC information paper: evidence on the effectiveness of homeopathy for treating health conditions. National Health and Medical Research Council, Canberra

NCCIH (2018) „Reiki". https://www.nccih.nih.gov/health/reiki

Olliges E, Stroppe S, Haile A, Reiß F, Malhis M, Funke SA, Meissner K (2022) Open-label placebo administration decreases pain in elderly patients with symptomatic knee osteoarthritis – a randomized controlled trial. Front Psychiatry 13:853497

Ostermann JK, Reinhold T, Witt CM (2015) Can additional homeopathic treatment save costs? A retrospective cost-analysis based on 44500 insured persons. PLoS One 10(7):e0134657

Parapia LA (2008) History of bloodletting by phlebotomy. Br J Haematol 143(4):490–495

Robert Koch Institut (2010) „Zahlen und Trends aus der Gesundheitsberichterstattung des Bundes". GBE kompakt(05/2010)

Schott H (2004) „Medizingeschichte(n): Antike Medizin – Aderlass". Dtsch Arztebl International 101(42):A-2816

Shapiro AK (1959) The placebo effect in the history of medical treatment: implications for psychiatry. Am J Psychiatry 116:298–304

Suarez-Arroyo IJ, Rosario-Acevedo R, Aguilar-Perez A, Clemente PL, Cubano LA, Serrano J, Schneider RJ, Martínez-Montemayor MM (2013) Anti-tumor effects of Ganoderma lucidum (reishi) in inflammatory breast cancer in in vivo and in vitro models. PLoS One 8(2):e57431

Walach H, Fischer K (2013) „Scientabilität – ein brauchbares Konzept?". https://harald-walach.de/media/Walach-Leserbrief_Christian-Weymayr_ZEFQ_2013-lang.pdf. Zugegriffen am 23.01.2023

Walach H, Pietikäinen S (2014) A roadmap for CAM research towards the horizon of 2020. Complement Med Res 21(2):80–81

Weymayr C (2013) „Scientabilität – ein Konzept zum Umgang der EbM mit homöopathischen Arzneimitteln." Zeitschrift für Evidenz, Fortbildung und Qualität im Gesundheitswesen 107(9):606–610

Wissen was wirkt (2021) „Cochrane Evidence Essentials – eine virtuelle Reise zur evidenzbasierten Medizin". https://wissenwaswirkt.org/cochrane-evidence-essentials. Zugegriffen am 30.01.2023

Witt CM (2009) „Komplementärmedizin: Weitere Forschung ist die Basis für Integration in die Versorgung". Dtsch Arztebl 106(37):A 1786-9

3

Hintergründe der Traditionellen Chinesischen Medizin

3.1 Die Geschichte: vom Mythos zum Exportschlager

„Die Traditionelle Chinesische Medizin ist eine jahrtausendealte Heilmethode." Dieser Satz findet sich häufig bei Einführungen auf Webseiten von Personen oder Institutionen, die TCM vertreiben oder Behandlungen anbieten. Das erweckt den Eindruck, als sei diese Medizin seit Jahrtausenden konstant und blicke auf eine geradlinige Geschichte zurück. Tatsächlich aber gleicht die Historie der TCM einem Auf und Ab, geprägt von Umbrüchen, Niedergang und schließlich einer Wiederbelebung.

Das älteste und wichtigste Werk der Chinesischen Medizin stammt etwa aus dem dritten Jahrhundert vor unserer Zeitrechnung. Der *Innere Klassiker des gelben Fürsten* (Huangdi Neijing) ist eine Sammlung von Texten verschiedener Autoren. Allerdings wurde das Werk einer Einzelperson, nämlich dem Fürsten Huangdi, zugeschrieben. So wollte man der Schrift mehr Glaubwürdigkeit verleihen. Der Legende nach soll der Fürst Huangdi bereits im dritten Jahrtausend vor unserer Zeitrechnung gelebt haben. Das Werk ist aber erst seit dem zweiten Jahrhundert vor unserer Zeit in Literaturverzeichnissen vermerkt (Hempen 1991). Aus dieser Zeit stammt auch die erste schriftliche Erwähnung der Akupunktur, wobei neuere Grabfunde zeigen, dass Nadeln aus Stein oder Bambussplittern bereits vor 4000 bis 6000 Jahren verwendet wurden (Hempen 2014).

An dieser Stelle wird schnell klar, weshalb widersprüchliche Angaben über das Alter der Chinesischen Medizin im Internet kursieren und je nach Interpretation die Heilkunde gern älter gemacht wird. Im Lauf der Jahrhunderte entstanden weitere bedeutende Werke, die bis heute an den TCM-Universitäten gelesen werden. Im zweiten Jahrhundert nach Beginn unserer Zeitrechnung wurde ein wichtiges Werk über die schädigenden Einflüsse von Kälte (Shanghanlun) verfasst, das sich mit 400 Regeln für die Behandlung von Krankheiten und über hundert Rezepturen beschäftigt. Das „Shanghanlun" stellt die Grundlage für die in Japan entstandene Kampomedizin dar. Im dritten Jahrhundert schließlich wurde ein umfassendes Werk über die Akupunktur und Moxabehandlung veröffentlicht (Hempen 1991). Bei der Moxamethode handelt es sich um eine Mischung aus Akupunktur und Wärmeanwendung, bei der auf einer Akupunkturnadel Moxakraut, eine Beifußart, verbrannt und so die betreffende Stelle am Körper erwärmt wird.

In den folgenden Jahrhunderten erschienen immer wieder wichtige Klassiker der Chinesischen Medizin. Gerade auf dem Feld der Arzneikunde wuchs das gesammelte Wissen stetig und entwickelte sich weiter. In der Ming-Dynastie (1368–1644) wurde das „Bencao Gangmu", ein umfangreiches Kompendium der chinesischen Kräutermedizin von Li Shizhen publiziert, das knapp 2000 Arzneien beinhaltete. Damit erreichte die Arzneimittelkunde einen Höhepunkt.

Die Chinesische Medizin erfuhr eine starke Prägung durch den Konfuzianismus und den Daoismus. Während der Konfuzianismus propagierte, dass der Mensch im Einklang mit den Gesetzen der Natur leben müsse, um gesund zu sein, ging der Daoismus davon aus, dass Krankheit selbst etwas Natürliches sei und man auch erkranken könne, wenn man die Gesetze der Natur befolge. Die Konfuzianer legten demnach viel Wert auf die richtige Lebensführung zur Erhaltung der Gesundheit und verwendeten die Akupunktur zur Behandlung von leichten Befindlichkeitsstörungen. Die Daoisten hingegen vergrößerten das Wissen um Arzneimittel, die in Rezepturen vielfach mündlich und in geschriebener Form überliefert wurden. So soll die Akupunktur lange Zeit von untergeordneter Bedeutung gewesen sein und die chinesische Arzneikunde das eigentliche Fundament der Therapie gebildet haben. Im Jahr 1822 hat die Regierung sogar verkündet, dass die Akupunktur nicht mehr kompetent angewandt werde und daher abgeschafft werden sollte (Unschuld 2013).

Von der Mitte des 19. bis Ende des 20. Jahrhunderts gab es in China große politische, soziale und kulturelle Umstürze. Die Chinesische Medizin wurde als rückschrittlich und altmodisch betrachtet. Man war der Meinung, dass

China den westlichen Standard von Wissenschaft und Technologien übernehmen müsse, um als Reich der Mitte wieder Fuß fassen zu können. Die alte Heilkunde wurde stark kritisiert und traditionelle Ärzte wurden verspottet. Ein Verbot der Chinesischen Medizin wurde gefordert, konnte allerdings nicht durchgesetzt werden (Unschuld 2013).

Nach Gründung der Volksrepublik China im Jahr 1949 revidierte man die zuvor vehemente Kritik an der Chinesischen Medizin aus politischen und wirtschaftlichen Interessen. Mao Tsetung verbreitete die Ansicht, dass die Chinesische Medizin „ein großes Schatzhaus" sei, das man „gründlich ans Licht holen und weiterentwickeln" solle. Hierauf kam es zu einer Renaissance der TCM, im Zuge derer in den 1950er-Jahren TCM-Universitäten gegründet wurden und 2000 westlich ausgebildete Ärzte TCM studieren mussten. Das Konzept der TCM, das bis dato noch Dämonen und Geister beinhaltete, sollte bereinigt, systematisiert und mit der modernen Wissenschaft in Einklang gebracht werden. Die chinesische Regierung investierte viel Geld in Forschung und Ausbildung, um die TCM zum einen im Ausland beliebter zu machen und zum anderen an wissenschaftlichem Ansehen zu gewinnen (Hempen und Hummelsberger 2020).

Über Berichte von traditionellen Heilverfahren und durch Erfolge der Akupunktur wuchs ab den 1970er-Jahren das Interesse an dieser „neu aufpolierten" Heilkunst im Westen immens. Heute geht die TCM in China einher mit der modernen Medizin. Viele Krankenhäuser bieten eine Kombination aus beiden Welten. Im Westen ist die TCM an Universitäten und Unikliniken angekommen, von wo die Forschung außerhalb Chinas vorangetrieben wird.

Der Begriff der Traditionellen Chinesischen Medizin, also die TCM, wie wir ihn heute verwenden, ist jedenfalls eine Entwicklung der Neuzeit. *Die TCM gibt es ohnehin nicht.* Verschiedene Lehrmeinungen, Strömungen und unzählige Schriften, die niemals übersetzt wurden, haben diese Heilkunst im Lauf der Jahre geprägt.

Während auf der einen Seite die Geschichte der TCM gern als eine jahrtausendealte romantisierte Erfolgsstory verkauft wird, die stolz auf ihre Historie zurückblickt, ist auf der anderen Seite das Auf und Ab in verschiedenen Epochen für Kritiker:innen Anlass, die Sinnhaftigkeit der gesamten Chinesischen Medizin infrage zu stellen. Jedoch gibt es wohl kein Medizinsystem, das im Lauf der Jahre keine Veränderungen und Wandlungen durchlebt hat. Abgesehen davon wäre eine derartige Geschichte ohnehin sehr zweifelhaft. Dass die TCM von „Unsinnigkeiten" befreit und so als vermeintliches „Exportprodukt" für den Westen adaptiert wurde, macht sie nüchtern betrachtet weder unglaubwürdig noch besonders fortschrittlich. Erst eine Beschäftigung mit der Wirksamkeit oder Unwirksamkeit lässt Rückschlüsse hierauf zu.

3.2   Grundideen und Begrifflichkeiten

Um die TCM zu verstehen, ist es zunächst wichtig, ein Gespür dafür zu bekommen, wie sie sich von unserer modernen Medizin unterscheidet. Dafür sollte man sich vor Augen führen, dass das gesamte Konzept auf einem Denken beruht, das sowohl von philosophischen Richtungen geprägt als auch weit vor der heutigen Wissenschaft entstanden ist. Des Weiteren ist es für das Verständnis der TCM entscheidend, dass die Begrifflichkeiten nicht wörtlich, sondern eher metaphorisch, also im übertragenen Sinn, zu sehen sind. Da ein einheitliches Vokabular für die Kommunikation in der Medizin wichtig ist, musste dieses durch Übersetzungen zunächst geschaffen werden. Doch leider kommt es aufgrund von Übersetzungsschwierigkeiten auch heute noch regelmäßig im Deutschen zu Verwechslungen. So ist mit dem chinesischen Begriff Organ nicht das anatomische Organ gemeint. Um diesen Fehlerquellen vorzubeugen, führte der Sinologe Manfred Porkert (1933–2015) lateinische Begriffe ein, die gelegentlich in ärztlichen Publikationen neben den deutschen verwendet werden. Durchgesetzt hat sich die Latinisierung nicht – vor allem nicht in der breiten Öffentlichkeit. Da es hier vorrangig um die TCM in der öffentlichen Darstellung gehen soll, verzichtet das Buch auf die lateinischen Begriffe.

Die chinesische Ärzteschaft stützte ihre Erkenntnisse auf Beobachtungen, die sie in der Natur machte. Dazu gehörten primär ganz simple Erscheinungen wie das Klima. Wenn es viel regnet, wird die Erde feucht, aufgeschwemmt und matschig. Bleibt über lange Zeit Niederschlag aus, vertrocknen nach und nach Bestandteile der Natur. Bei Wind wehen Blätter scheinbar unvorhergesehen mal in die eine, mal in die andere Richtung, um dann, wie von Zauberhand an anderer Stelle zum Liegen zu kommen. Bei Kälte erstarrt die Natur, Gewässer frieren ein und die Dynamik nimmt ab, wohingegen sie durch Wärme wieder angeregt wird. Diese klimatischen Faktoren spielen – so beobachtete man – eine wichtige Rolle bei der Entstehung von Krankheiten.

Wer sich weiterhin mit diesen offensichtlichen Naturgegebenheiten auseinandersetzt, stellt fest, dass die Natur von Gegensätzen bzw. Polaritäten durchzogen ist: Auf die Helligkeit folgt Dunkelheit, die Sonne wird vom Mond abgelöst, der Tag weicht der Nacht, die warmen Monate gehen über in die kalten, die bewegte Brandung formt den starren Felsen. Sie müssen kein Experte auf dem Gebiet der TCM sein, um zu ahnen, dass es sich bei diesen Polaritäten um das Prinzip von Yin und Yang handelt (Abb. 3.1).

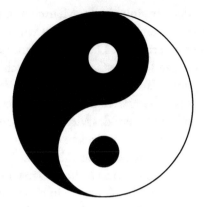

Abb. 3.1   Yin und Yang

Yin und Yang sind grundlegende Konzepte der chinesischen Philosophie und der TCM. Sie beschreiben zwei entgegengesetzte, aber komplementäre Kräfte, die in der Natur und im menschlichen Körper vorhanden sind. Yin und Yang sind nicht als absolute Gegensätze zu verstehen, sondern als sich ergänzende und ineinandergreifende Kräfte.

Yin ist dabei die ruhende, passive und weibliche Kraft. Es steht für Dunkelheit, Kälte, Feuchtigkeit und Stille. Yin ist mit dem Mond, der Erde, dem Wasser, den inneren Organen und der Ruhe verbunden. In der TCM wird Yin mit den Aspekten des Körpers in Verbindung gebracht, die Substanz und Struktur bereitstellen, zum Beispiel dem Blut (Xue).

Yang ist die aktive, männliche und bewegende Kraft. Es steht für Helligkeit, Hitze, Trockenheit und Bewegung. Yang ist mit der Sonne, dem Himmel, dem Feuer, den äußeren Organen und der Aktivität verbunden. In der TCM wird Yang mit den Aspekten des Körpers in Verbindung gebracht, die für aktive Energie (Qi) sorgen.

Für die Gesundheit ist es nach der TCM wichtig, ein Gleichgewicht zwischen Yin und Yang im Körper aufrechtzuerhalten. Ein Ungleichgewicht kann zu verschiedenen Störungen und Krankheiten führen. Die TCM behandelt diese Ungleichgewichte, indem sie das Yin und Yang durch verschiedene Methoden wie Akupunktur, Arzneimittel, Ernährung und Lifestyle-Änderungen, zum Beispiel Bewegung, reguliert.

Die Beobachtungen aus der Natur wurden in der Chinesischen Medizin auf den Menschen übertragen. Das erscheint uns auf der einen Seite logisch, da der Mensch als Teil der Natur mit ubiquitär, das heißt überall, geltenden Naturgesetzen angesehen werden kann. Auf der anderen Seite ist diese Übertragung stark vereinfacht, da Gesetzmäßigkeiten aus der Natur nur bedingt auf den Menschen zutreffen. So hat zum Beispiel ein Schwamm, der ebenfalls

Teil der Natur ist, mit der Physiologie des Menschen nur wenig gemeinsam. Selbst Erkenntnisse, die in Tierstudien gewonnen wurden, lassen sich nur bedingt auf den Menschen übertragen. Diesen Fakt ignorieren häufig moderne Rezeptionen alter Heilmethoden, wie Gesundheitscoachings, und werben mit einer Romantisierung von Natur und vereinfachten Zusammenhängen für sich. So finden sich beispielsweise bildliche Analogien von Wurzeln oder Blattstrukturen zu dem Gefäßsystem des Menschen, man kann Ähnlichkeiten von Galaxien und der Iris im Auge entdecken oder Parallelen von den Ringen eines Baums zu einem menschlichen Fingerabdruck. Unter dem Motto „der Mensch als Teil des Universums" wirken diese Darstellungen zwar attraktiv, bilden aber komplexe medizinische Konzepte in einfachen Metaphern ab, die nicht zielführend sind. Mit Chinesischer Medizin haben diese Bilder wenig zu tun.

Gleichwohl handelt es sich bei den Begriffen der TCM um ein Entsprechungssystem. Das bedeutet, dass das Vokabular keinesfalls wörtlich, sondern – wie bereits erwähnt – metaphorisch zu verstehen ist. Während wir in der modernen Medizin gewöhnt sind, die Dinge beim Namen zu nennen und die Begrifflichkeiten wenig Interpretationsspielraum zulassen, erfordert die TCM für das Verständnis eine andere Herangehensweise.

3.2.1 Was hat es mit dem Qi auf sich?

Wer sich mit der TCM beschäftigt, kommt nicht am Begriff des Qi vorbei. Bei Qi handelt es sich um die aktive Lebensenergie eines jeden Individuums. Diese Lebenskraft durchzieht alles, sorgt für die Funktionen in unserem Körper wie Atmung, Bewegung, Schlaf, Verdauung, Abwehrreaktionen, aber ist ebenso in der Lage, uns bei einer Störung krank zu machen. Das chinesische Schriftzeichen für Qi meint den feinen Dampf nach oben, der beim Kochen von Reis ausgeht. Eine Störung des Qi kann entweder durch einen Mangel oder eine Einstauung (Stagnation) entstehen, so die Idee der Chinesischen Medizin. Es wird eine ganze Reihe an Qi-Formen unterschieden, die sich unterschiedlich in unserem Körper manifestieren. So gibt es etwa ein Qi, das angeboren und am ehesten zu vergleichen ist mit den Genen. Wir können Qi zudem neu erwerben und neue Fähigkeiten erlernen. Es gibt Qi, das wir uns durch Nahrung zuführen, und himmlisches Qi, das wir einatmen. Das Abwehr-Qi bestimmt über unsere Fähigkeit, Krankheiten abzuwehren, und wir bleiben gesund, wenn das Qi ohne Hindernisse in die richtige Richtung läuft. Ein kontravektives Qi hingegen fließt in die falsche Richtung und sorgt somit für Erbrechen oder Aufstoßen, indem der Mageninhalt in die falsche Richtung wandert. Eine andere Form von Qi durchfließt die Leitbahnen, also jene Bahnen, auf denen die Akupunkturpunkte liegen. Durch die Akupunkturpunkte soll Einfluss genommen werden auf das Qi.

Dieses Verständnis entbehrt jeder naturwissenschaftlichen Grundlage und ist heute nicht mehr aktuell. Trotz verschiedener Erklärungsansätze konnte eine Lebensenergie nie nachgewiesen werden. Qi lässt sich nicht auf messbare physiologische Korrelate standardisieren oder beweisen. Bei dem Begriff des Qi handelt es sich deswegen nicht um eine medizinische Angabe, sondern um eine traditionelle Vorstellung, die lediglich historische Gültigkeit hat. Hier zeichnet sich die Ursache für einen entsprechenden Disput ab: Einerseits ist Qi ein essenzieller und nicht zu überwindender Pfeiler in der Theorie der TCM, der sich trotz modernem Erkenntnisgewinn nicht einfach streichen lässt. Andererseits ist das Qi ein zentraler Punkt in der Kritik der TCM und seine Nichtgreifbarkeit wird oft als Beleg dafür angeführt, dass es sich um Esoterik, Parawissenschaft oder Pseudomedizin handelt.

Die Vorstellung einer alles durchfließenden Lebensenergie ist dabei keine Eigenheit der TCM: In der Antike ging Aristoteles (384–322 v. u. Z.) davon aus, dass Körpern eine gewisse Kraft, die für die Selbstverwirklichung verantwortlich ist, innewohnt (Franz 1999). Der einflussreiche griechische Arzt Galen von Pergamon (129–199 n. u. Z.) entwickelte die Idee von Pneuma, das durch die Atmung in der Lunge zu vitalem Pneuma werde. Dieses mit Blut vermischte vitale Pneuma wandere dann zum Gehirn, wo es in psychisches Pneuma umgewandelt werde, auch „spiritus animalis" genannt, und sei laut Galen verantwortlich für die normale Gehirnfunktion (Quin 1994). Im Ayurveda, der traditionellen Medizin Indiens, ist das Konzept einer allgegenwärtigen Energie ebenfalls geläufig und wird hier Prana genannt. Samuel Hahnemann, der Begründer der Homöopathie, ging ebenfalls von einer Lebensenergie aus, die durch Störungen für Krankheiten verantwortlich sei.

Der Energiebegriff ist aus naturwissenschaftlicher Sicht ein Begriff der Physik. Wie wir uns vielleicht aus dem Physikunterricht erinnern, gibt es verschiedene Energieformen, die sich ineinander umwandeln lassen. Dazu gehören unter anderem potenzielle (Lageenergie), kinetische (Bewegungsenergie) oder elektrische Energie. Diese Varianten können messbar gemacht und mit einer internationalen Maßeinheit versehen werden (Joule). Der Energiebegriff in der TCM sowie in anderen vorwissenschaftlichen medizinischen Lehren unterscheidet sich grundlegend davon, da er eher metaphorisch, also im übertragenen Sinn, zu verstehen ist. Wir kennen das aus unserem alltäglichen Sprachgebrauch: Bei der Aussage „ich fühle mich heute so energie-los" bezieht sich die Energie natürlich nicht auf eine physikalisch messbare Größe, sondern auf eine rein subjektiv empfundene Kraft, die anhand von Vergleichen mit anderen Lebenszeitpunkten herangezogen wird. Während sich Person A nach einer Nacht mit sehr wenig Schlaf für drei Tage energielos fühlen kann, macht dieser Schlafmangel Person B nichts aus und sie scheint energievoll wie immer. Ebenso kann es sein, dass Person A viel Energie aus Gesprächen mit Person B zieht, Gespräche mit Person C aber als energie-raubend wahrnimmt. In beiden Beispielen kann das Energielevel nicht ge-messen und nur schwer von einer unbeteiligten Person nachvollzogen werden. Hier sehen wir die starke subjektive Komponente des Energiebegriffs in der Umgangssprache.

Selbst wenn die TCM die unterschiedlichen Arten des Qi sehr genau defi-niert und differenziert Rückschlüsse auf die Lokalisationen des pathologischen Qi zulässt, ist eine starke subjektive Komponente möglich. Diese wurzelt aber weniger in der Betrachtung des Qi als in den Stärken der TCM, die viele Pa-tient:innen schätzen: die Möglichkeit, individuelle Therapiepläne, die über den Tablettenplan hinausgehen, zusammenzustellen; Lebensstilempfehlungen nicht nur als Schlagworte zu servieren, sondern tiefer auf den Einzelnen abzu-stimmen; den Erfolg langfristig zu begleiten und schließlich den Menschen mit all seinen biopsychosozialen Eigenschaften wahrzunehmen. Das ist ein Luxus, der uns im Klinik- und Praxisalltag aus Zeit- und Kostenargumenten leider allzu oft verwehrt bleibt. Aus diesem Grund fühlen sich viele Menschen in der konventionellen Medizin nicht gesehen. Die TCM bietet dagegen ein Kontrastprogramm: Lange Anamnesegespräche, eine intensive Begleitung über mehrere Wochen bis Monate sowie individuelle Bewegungs- und Er-nährungskonzepte sorgen dafür, dass sich Patient:innen ernst genommen füh-len. Eine Störung des Qi zu diagnostizieren und zu kommunizieren, braucht es deswegen ehrlicherweise nicht.

3.2.2 Die Funktionskreise und die fünf Wandlungsphasen

Eine Grundvoraussetzung für die Diagnose und Therapie in der TCM ist die Kenntnis der Funktionskreise und die Einordnung in diese. Dieses sehr abs-trakte Wort meint eine Zusammenfassung von verschiedenen physiologischen Funktionen zu einem Organ aus TCM-Sicht. Wie bereits ausgeführt, ist das

Organ nicht gleichbedeutend mit dem anatomischen Organ. Zu den Funktionen eines Funktionskreises gehören verschiedene körpereigene Aufgaben sowie die Emotionen. Jeder Funktionskreis lässt sich einer Wandlungsphase zuordnen.

Die fünf Wandlungsphasen, die fälschlicherweise meist als die fünf Elemente bezeichnet werden, sind ein zentrales Konzept der TCM. Sie beschreiben verschiedene Zyklen und Beziehungen zwischen den grundlegenden Kräften und Phänomenen der Natur und des menschlichen Körpers. Die fünf Phasen sind: Holz, Feuer, Erde, Metall und Wasser. Sie gehen ineinander über und sind vergleichbar mit einem Tagesablauf oder einem Jahr. Der Tag beginnt morgens mit der Wandlungsphase Holz, was für Aufbruch und Wachstum steht. Innerhalb eines Jahreszyklus steht dieses Stadium für den Frühling. Mittags, wenn die Sonne ihren höchsten Stand erreicht, folgt die Wandlungsphase Feuer, welche dem Sommer zugeordnet ist. Der Nachmittag und frühe Abend sowie der Herbst werden durch die Wandlungsphase Metall repräsentiert. Den Abschluss des Zyklus bildet die Phase Wasser mit der Zuordnung zur Nacht bzw. zum Winter. Eine Art Übergangszeit und damit zentral in der Mitte befindet sich die Wandlungsphase Erde (Abb. 3.2). Alle Stadien unterliegen dem Konzept von Yin und Yang. Der Yang-Aspekt ist in der Wandlungsphase Feuer am größten, der Yin-Aspekt in der Wandlungsphase Wasser auf seinem Höhepunkt.

Jeder Wandlungsphase wird unter anderem ein Yin- und ein Yang-Funktionskreis, eine Jahreszeit und Himmelsrichtung, eine Farbe, eine Emotion, ein Sinnesorgan und ein Geschmack zugeordnet.

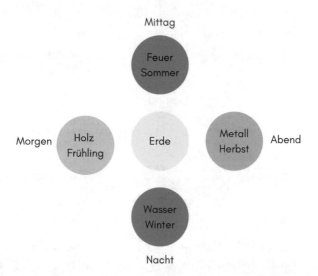

Abb. 3.2 Die fünf Wandlungsphasen der Traditionellen Chinesischen Medizin

Die (Tab. 3.1) liefert einen Kurzüberblick.

Die Leber im anatomischen Sinn ist unter keinen Umständen gleichzusetzen mit der Leber aus TCM-Sicht. Selbiges gilt für alle anderen Organe. Um weniger Verwirrung zu stiften und nicht ständig die Frage stellen zu müssen, ob es sich um die „richtige" Leber oder die TCM-Leber handelt, hat sich der Begriff Funktionskreis Leber herausgebildet. Problematisch ist allerdings, dass diese Verwechslungshilfe keineswegs konsequent verwendet wird. So finden sich zahlreiche Beiträge im Internet wie „Daran erkennst du eine schwache Niere" oder „Fünf Tipps, um deine Milz zu stärken", wenn es eigentlich um den betreffenden Funktionskreis und nicht das Organ geht.

Warum ist das problematisch? Indem unsere anatomischen Organe genannt werden, erkennt eine Person nicht, dass es sich nicht um körpereigene Funktionen des betreffenden Organs handelt und diagnostiziert bei sich selbst ein nicht vorhandenes Problem. Infolgedessen werden unnötige Ängste geschürt und im schlimmsten Fall gefährliche Therapien eingeleitet.

Tab. 3.1 Wandlungsphasen und Zuordnungen

Wandlungsphase	Holz	Feuer	Erde	Metall	Wasser
Jahreszeit	Frühling	Sommer	Spätsommer	Herbst	Winter
Funktionskreis					
• Yin	Leber	Herz	Milz	Lunge	Niere
• Yang	Gallenblase	Dünndarm	Magen	Dickdarm	Blase
Himmelsrichtung	Osten	Süden	Mitte	Westen	Norden
Emotion	Wut	Freude	Grübeln	Trauer	Angst
Äußere Entfaltung	Nägel	Gesicht	Lippen	Haare, Haut	Haare
Sinnesorgan	Auge	Zunge	Geschmackssinn	Geruchssinn	Gehör
Geschmack	Sauer	Bitter	Süß	Scharf	Salzig
Geschwächt durch	Wind	Hitze	Feuchtigkeit	Trockenheit	Kälte

Fallbeispiel

In einem Beitrag über TCM liest Sabine erstaunliche Hinweise für ein Krankheitsbild der Leber, von dem sie noch nie gehört hat. Hierbei soll es zu depressiven
Verstimmungen, Reizbarkeit, prämenstruellem Syndrom, Periodenschmerzen,
wechselnden Magen-Darm-Beschwerden und Kopfschmerzen kommen. All diese
Symptome treffen haargenau auf sie zu und sie ist genauso überrascht wie be-
unruhigt. Um ihr Qi wieder in Balance zu bringen, wird auf der Internetseite ein
Tee zur Leberreinigung angeboten. Sabine ist unsicher, da sie den Hersteller
nicht kennt, sodass sie schließlich lieber in die Apotheke ihres Vertrauens geht,
die glücklicherweise auch einen Lebertee verkauft. Nachdem sie einige Wochen
lang den Tee getrunken hat, geht es ihrem Magen tatsächlich besser, sie fühlt
sich ausgeglichener und die Kopfschmerzen sind ebenfalls verschwunden. Bei
ihrer Hausärztin lässt sie ein Blutbild anfertigen, bei dem die Leberwerte in bes-
ter Ordnung sind.

Mit großer Wahrscheinlichkeit wären die Leberwerte der Patientin auch
ohne den vorherigen Genuss des Tees, der wahrscheinlich ungefährlich, aber
gewiss unnötig war, unauffällig gewesen. Hier liegt ein klassisches Beispiel vor,
bei dem das Organ Leber mit dem Funktionskreis Leber aus der TCM durch
unsaubere Wortwahl verwechselt wurde. So werden Störungen suggeriert, wo
keine sind.

Behalten Sie daher im Hinterkopf, dass die TCM sich eines Vokabulars bedient,
das nichts mit dem heutigen Verständnis von Anatomie und Physiologie ge-
mein hat.

Die TCM teilt die Funktionskreise in Speicher- und Durchgangsfunktionskreise ein. Die Speicherfunktionskreise sollen Stoffe wie Nahrung oder andere
Substanzen speichern, während die Durchgangsfunktionskreise für die Ausscheidung zuständig sind. Jedem Speicher- ist ein Durchgangsfunktionskreis
zugeordnet. Die Funktionskreise arbeiten zusammen, um den Körper in
einem harmonischen Gleichgewicht zu halten, indem sie Qi und Blut (Xue)

transportieren, Nahrung und Flüssigkeiten verarbeiten, Abfallprodukte eliminieren und die Körperfunktionen regulieren. Ein Ungleichgewicht in einem der Funktionskreise kann zu Störungen im Körper führen.

Im Folgenden sind einige der Hauptaufgaben der Yin-Funktionskreise in der TCM aufgelistet:

1. Funktionskreis Leber: Die Chinesische Medizin sieht in der Leber eine tragende Funktion für die harmonische Verteilung von Qi und Blut (Xue). Sie ist für die Regulierung des Menstruationszyklus verantwortlich und beeinflusst die Sehkraft sowie den Emotionszustand. Ebenso wie er an einer harmonischen Bewegung des Qi interessiert ist, möchte der Funktionskreis Leber ein harmonisches Verhältnis der Emotionen. Insbesondere bei Wut und Zorn soll dieser Funktionskreis besonders in Mitleidenschaft gezogen werden, was sich in einem eingestauten Qi zeigen kann.
2. Funktionskreis Herz: Er ist aus Sicht der TCM für den Schlaf zuständig. Ist er nicht ausgeglichen, dann kann es zu Schlafstörungen aller Art kommen. Zudem ist er, ähnlich wie das Organ Herz, verantwortlich für die Zirkulation des Bluts im Körper. Daher wird er als die Instanz der Koordination und der Kohäsion bezeichnet (Hempen 2014). Jedoch wird dem Funktionskreis Herz in der TCM noch das Bewusstsein zugeschrieben. Liegt eine Störung vor, sind Bewusstseinsstörungen oder wirres Reden bis hin zu psychotischen Symptomen möglich.
3. Funktionskreis Milz: Gemeinsam mit dem Funktionskreis Magen wird mit der Milz der Funktionskreis Mitte gebildet, der für die Scheidung von Klarem und Trübem zuständig ist. Was dem Menschen nutzt, soll behalten, was ihm schadet, ausgeschieden werden. Dies gilt für Nahrung gleichermaßen wie für Emotionales, weshalb eine Schwäche der Mitte in Verdauungsproblemen und Grübelneigung resultiert. Die Mitte nimmt eine zentrale Rolle ein. Sie fungiert als eine Art Stellschraube im Körper und hat großen Einfluss auf die anderen Organfunktionskreise.
4. Funktionskreis Lunge: Die Lunge wird als Minister der Funktionskreise bezeichnet und ist für die Aufnahme von Qi aus der Luft und dessen rhythmischer Verteilung im Körper verantwortlich. Er repräsentiert die Oberfläche und das Äußerste des Menschen und hat deshalb einen engen Zusammenhang mit der Haut und dem Immunsystem. Nach Vorstellung der Chinesischen Medizin treffen krankmachende Faktoren von außen auf den Menschen und treten erst nach und nach in das Innere ein. Die Haut und damit der Funktionskreis Lunge wirken so wie ein Schutzschild oder Baldachin, was den Körper vor Angriffen verteidigt.

5. Funktionskreis Niere: Die Niere ist der Sitz für alle Anlagen (Gene). Dieser Funktionskreis ist für die Regulation von Wasser im Körper verantwortlich. Zudem beeinflusst er auch das Wachstum und die Fortpflanzung. Im Alter nimmt die Leistung dieses Funktionskreises ab.

Die Vorstellung der Organe in der TCM entfernt sich von unseren anatomischen Organen extrem weit. Aus diesem Grund sollten die Begrifflichkeiten von Behandler:innen aller Art nicht synonym benutzt werden. Dies kann insbesondere bei einer komplementären Behandlung eine Herausforderung darstellen, da ein Mensch tatsächlich medizinische Probleme an seiner Leber, wie eine Hepatitis oder eine Leberwerterhöhung haben kann, aber nach dem Verständnis der TCM eine auf den Funktionskreis zurückzuführende Pathologie zusätzlich möglich ist. Woher soll der Patient dann wissen, um welche dieser beiden „Lebern" es sich handelt? Dieses Problem lässt sich nur durch eine konsequente und langwierige Erklärung des Sachverhalts von ärztlicher Seite oder durch eine strenge Vermeidung der TCM-Begrifflichkeit lösen.

3.2.3 Ist Traditionelle Chinesische Medizin Esoterik?

Nur allzu oft wird die TCM in eine esoterische Richtung vermutet und daher als unglaubwürdig und dem Aberglauben nahe kritisiert. Auf diversen Esoterikmessen sind Yin- und Yang-Symbole inflationär vertreten, esoterische Heiler:innen sprechen über blockierte Meridiane und einschlägige esoterische Verlagshäuser haben diverse TCM-Bücher in ihrem Sortiment. Aus diesem Grund stellt sich die berechtigte Frage: Ist TCM Esoterik?

Hierfür müssen wir uns zunächst die Definition von Esoterik ansehen. Der Begriff Esoterik geht auf das altgriechische Wort „esoterikos" zurück und meint „nach innen gerichtet". Er bezeichnet ein Wissen, das nur einem inneren Kreis und damit nicht der allgemeinen Öffentlichkeit zugänglich ist (Metzler Lexikon Philosophie o. J.). Im Gegensatz hierzu handelt es sich bei der Exoterik um allgemein verständliche Inhalte. Ein Problem der Esoterik, der Menschen sich beispielsweise bei seelischen Problemen zuwenden, ist, dass die Inhalte wissenschaftlich nicht nachweisbar sind, da sie sich nicht mit empirisch fundierten Methoden überprüfen lassen (Spektrum – Lexikon der Psychologie o. J.). Im allgemeinen Sprachgebrauch wird der Begriff Esoterik häufig verwendet, um alle möglichen Praktiken mit spirituellem, mythischem, okkultem oder astrologischem Hintergrund aber auch alternative Heilmethoden zu beschreiben. Hier ist es schwierig, eindeutige Grenzen zwischen Esoterik und Nichtesoterik zu ziehen. Pia Lamberty und Katharina Nocun fassen in ihrem Buch „Gefährlicher Glaube – die radikale Gedankenwelt der Esoterik" folgende Kernelemente des esoterischen Denkens zusammen: a) der Wunsch nach Selbstoptimierung, b) das eigene Selbst, die eigene „Göttlichkeit" als höchste Instanz, c) ein ganzheitliches Weltbild, das Beziehungen zwischen Ereignissen zieht und weniger auf der Basis von Logik argumentiert, d) magisches Denken im Hinblick darauf, durch die Macht der Gedanken Ereignisse beeinflussen zu können und e) der Gerechte-Welt-Glaube, dass alles aus einem Grund geschehe (Lamberty und Nocun 2022).

Esoterik im medizinischen Alltag

Das Wissen der TCM ist insofern nur einem bestimmen Kreis vorbehalten, als es innerhalb der medizinischen Welt nicht gemeinhin verstanden werden kann. Die Begriffe, die nicht der wissenschaftlichen Sprache entstammen, sondern philosophische Hintergründe haben, sind nicht wörtlich zu verstehen. Sie sind im übertragenen Sinn zu interpretieren und das Verständnis hierzu bedingt eine intensive Beschäftigung damit. Dies ist eines der offensichtlichsten Einwände von Kritikern, da Yin, Yang, Qi und nicht anatomisch verstandene Organbezüge nicht der wissenschaftlichen Grundlage entsprechen, wie sie in der Medizin üblich ist. Von daher wundert es nicht, wenn der TCM esoterische Züge zugeschrieben werden. Die Terminologie ist wohl das größte Problem, mit der sich die TCM bezüglich Kritik in Richtung Esoterik konfrontiert sieht. Dass diese Terminologie zwar ins Lateinische, der allgemeinen Sprache der Medizin, übersetzt, aber nicht gegen moderne, wissenschaftliche Fachtermini ausgetauscht werden kann, lässt sie häufig wie ein Parallelwissen erscheinen.

Ein weiteres Problem ist, dass die Findung einer Diagnose in der TCM diese Sprache voraussetzt. Für eine anschließende Behandlung ist wiederum die Diagnose nach TCM-Syndrommuster verpflichtend. Aus diesem Grund können die chinesischen Begriffe nicht einfach weggelassen oder ersetzt werden.

Um eine Diagnose überhaupt nachvollziehen zu können, ist die intensive Beschäftigung mit der TCM unerlässlich. Andernfalls lässt sie sich nicht erfassen. Dieses Problem ist einzigartig in der konventionellen Medizin, wenn die TCM ein Teil hiervon sein möchte. Zwar kann ein Kardiologe womöglich keine Diagnosen aus der Urologie stellen, ist aber dennoch in der Lage, den Arztbrief eines Urologenkollegen zu lesen und zu verstehen. Die gemeinsame Sprache ist somit vorhanden und essenziell für die interdisziplinäre Zusammenarbeit. Liest der Kardiologe hingegen, dass bei einer Patientin beispielsweise ein Yin-Mangel im Funktionskreis Niere sowie ein hochschlagendes Yang vorliegen, könnte ihn dieser Befund in Ratlosigkeit versetzen, wenn er sich vorher nicht mit der TCM beschäftigt hat.

Auch wenn viele alternativmedizinische Richtungen von sich behaupten, dass ihre Methoden gar nicht wissenschaftlich überprüfbar seien, da sie auf einer ganz anderen, der Wissenschaft nicht oder noch nicht zugängigen Ebene funktionieren würden, als dies in herkömmlichen Studien der Fall sei, trifft das für die TCM nicht zu. Alle Konzepte, sei es Akupunktur, Pharmakotherapie oder Qigong, lassen sich genauso in Studien untersuchen wie andere invasive, manuelle oder medikamentöse Behandlungen. Hier trifft die Definition der Esoterik nicht zu.

Bei den von Lamberty und Nocun angeführten Kernelementen esoterischen Denkens sticht im Hinblick auf die TCM insbesondere die Ganzheitlichkeit heraus, ein Argument, mit dem viele TCM-Anbieter:innen werben. Allerdings hat das holistische Weltbild keine Bedeutung im medizinischen Sinn, sondern geht auf die philosophischen Anteile der Heilkunde zurück. Eine sehr systematische Terminologie für Diagnosen basiert zumindest innerhalb des TCM-Verständnisses auf Logik. Bei vielen TCM-Behandelnden, die spirituelle Praktiken mit einbeziehen, können esoterische Anteile vorhanden sein. Dadurch, dass TCM von verschiedenen Berufsgruppen angeboten wird und es keine einheitlichen Regelungen zur Durchführung gibt, sind esoterische Einflüsse also denkbar, selbst wenn die Erforschung der TCM an Universitäten ohne esoterisches Gedankengut erfolgt.

Rezeption der Traditionellen Chinesischen Medizin mit esoterischem Gedankengut

Es gibt einige spirituelle Praktiken, die sich auf die TCM berufen und esoterische Ansätze beinhalten. Hier ist vor allem das in den letzten Jahren bekannter gewordene *Yijing* (alte Schreibweise I-Ging) zu nennen. Das *Yijing*, das „Buch der Wandlungen", ist ein klassisches Werk des Konfuzianismus und eines der ältesten und bedeutendsten Bücher der chinesischen Kultur. Es handelt sich um eine Sammlung von Orakelsprüchen. Das von mehreren Autoren zusammengestellte Buch beinhaltet mehrere Hexagramme, um kosmische Muster, die Beziehungen zwischen Mensch und Natur und die Komplexität des menschlichen Lebens zu beschreiben. Die Philosophie geht davon aus, dass der Kosmos einem großen Fluss gleicht, der sich durch Kontinuität, Ganzheitlichkeit und Dynamik auszeichnet (Hon 2019).

Das Yijing setzt sich aus einem System von 64 Hexagrammen zusammen, die aus sechs Linien bestehen und jeweils entweder ununterbrochen und dem Yang zugehörig oder unterbrochen dem Yin zugeschrieben sind. Ein Hexagramm besteht aus zwei Trigrammen. Die acht möglichen Trigramme sehen demnach folgendermaßen aus: ☰, ☷, ☳, ☵, ☶, ☲, ☴, ☱. Jedes Hexagramm hat eine spezifische Bedeutung und kann als ein Symbol für eine bestimmte Situation, einen bestimmten Zustand oder eine bestimmte Beziehung interpretiert werden.

Während das Yijing keine Anwendung in der ärztlichen TCM-Versorgung in Deutschland findet, kommt es vor allem bei nichtärztlichen TCM-Therapeut:innen zum Tragen. Auf mehreren Webseiten ist zu lesen, dass sich das Yijing bei der Therapie und Diagnose von Patient:innen sinnvoll integrieren lässt. Weitere Ausführungen in schwammiger Sprache folgen, in denen der Mensch meist als Teil des Kosmos beschrieben wird und energetische Beziehungen ohne nähere Erläuterung tauchen auf. Es finden sich auch einige Seminare, in denen die Anwendung der Orakelsammlung helfen soll, bei Nichtansprechen einer Therapie Blockaden und psychische Hintergründe einer Erkrankung zu erkennen. Anhand des Yijing will man so eine Auswahl von geeigneten Akupunkturpunkten treffen. Wenn nicht näher bezeichnete Blockaden durch ein Orakel herausgelesen werden und eine anschließende Behandlung daran anknüpfen soll, liegt ein esoterischer Rahmen nahe. Auch hier trägt erneut die ungenaue Wortwahl dazu bei, unbelegten Behauptungen und Scharlatanerie Tür und Tor zu öffnen.

Andere Stellen behaupten, dass es möglich sei, anhand des Geburtsdatums eine Veranlagung für bestimmte Krankheiten abzulesen. Dies ist nicht nur falsch, sondern geht mit dem Risiko eines Noceboeffekts einher (siehe Kap. 2). In diesem Fall ist es möglich, dass die Voraussage einer Krankheit zu einem schlechteren Gesundheitszustand führt. Orakelsprüche sind weder Teil der Medizin noch sollten sie zur TCM und anderen CAM-Verfahren gehören.

Auf dem Yijing begründet sich ein aktuelles Trendthema, was zwar weniger mit der TCM zu tun hat, aber dennoch eine Erwähnung wert ist: das Human Design. Hierbei handelt es sich um ein spirituelles Konzept, das Elemente der Astrologie, des Yijing, der Chakrenlehre und der Kabbala kombiniert und behauptet, wissenschaftliche Erkenntnisse aus Quantenphysik, Astronomie, Biochemie und Genetik zu verbinden. Human Design geht davon aus, dass anhand des Geburtszeitpunkts und -orts bestimmte Persönlichkeitsmerkmale festgelegt sind, die Entscheidungen und Persönlichkeit des späteren Lebens beeinflussen. Das Konzept geht auf den Kanadier Alan Krakower (Pseudonym: Ra Uru Hu) zurück, der 1987 auf Ibiza das System von einer Stimme empfangen haben soll (Psiram o. J.). Entgegen der Behauptungen vieler Human Design Coaches basiert das System nicht auf Wissenschaft. Hier hat sich ein beachtliches neues Geschäftsfeld entwickelt, bei dem Human Design Coaches nach dem Erstellen der Chart, einer grafischen Darstellung des eigenen Designs anhand der Geburtsdaten, ausführliche und teure Readings anbieten. Sie werben damit, tiefere Erkenntnisse über sich selbst und die Beziehung zu anderen zu gewinnen, und dadurch Beziehungen zu verbessern und ein erfüllteres Leben zu führen. Human Design soll die eigenen Talente, Potenziale und Charakterzüge wiedergeben und dabei „erstaunlich genau" sein. Tatsächlich beruhen die Erkenntnisse weniger auf einem ausgeklügelten System und kosmischen Zusammenhängen als vielmehr auf dem Barnum-Effekt. Dieser Effekt bezeichnet die Neigung von Menschen, eher vage und allgemeingültig gehaltene Aussagen auf sich zu beziehen. Er wurde benannt nach Phineas Taylor Barnum, der in einem riesigen Kuriositätenkabinett eine Ausstellung betrieb, die für jeden Geschmack etwas bot („a little something for everybody"; Stangl o. J.). Auf diesen Effekt treffen wir unter anderem bei Horoskopen, deren Aussagen so allgemein sind, dass wir uns oft damit identifizieren können, egal welches Sternzeichen wir gerade lesen.

Während Human Design im Privaten einfach als persönliche Vorliebe gewertet werden kann, wird diese Idee leider auch öffentlich eingesetzt, um über physische und psychische Zustände Prognosen und Aussagen zu treffen. Die Versprechen sind dabei genauso prächtig wie unglaubwürdig: Das Human Design gebe Aufschluss über die gesamte Gesundheit, verhelfe zum Wunschgewicht, zeige Ernährungstypen auf oder sei in der Lage, den Zustand der Organe zu beurteilen. Eine häufige Zielgruppe sind Eltern. Im Rahmen von Coachings soll Human Design ihnen helfen, ihre Kinder besser zu verstehen, beim Lernen zu unterstützen oder Talente und Potenziale zu entfalten. Unter falscher Verwendung des Begriffs Psychologie versuchen Anbieter:innen, ihren Kursen einen seriösen Anstrich zu verpassen. Dieses System erfüllt alle oben genannten Kriterien des esoterischen Denkens, entbehrt jeglicher wissenschaftlichen Grundlage und sollte bei Gesundheitsfragen nicht verwendet werden.

Vor allem die Sprache der TCM, die sich deutlich von den medizinisch-wissenschaftlichen Begriffen unterscheidet, ist der Grund, weshalb die TCM häufig als esoterisch kritisiert wird. Ohne diese Sprache ist weder eine Diagnose und Behandlung noch ein Verständnis durch Nicht-TCM-Kundige möglich, was die Problematik wiederum verstärkt und den Anschein eines Parallelwissens erweckt. Dass TCM in unterschiedlichen, nicht geregelten Rahmen angeboten wird, macht die Vermischung mit esoterischen Ansätzen möglich.

3.3   Die fünf Säulen der Traditionellen Chinesischen Medizin

Die TCM fasst mehrere Therapiemethoden zusammen. Die bekannteste Form ist die Akupunktur (siehe Kap. 5), die teilweise von gesetzlichen Krankenkassen erstattet wird. Weniger bekannt, aber im Umfang wesentlich größer als die Akupunktur, ist die chinesische Arzneimitteltherapie (siehe Kap. 6). Sie besteht im Wesentlichen aus Pflanzenbestandteilen, aber auch aus tierischen und mineralischen Produkten. Die dritte Säule ist die Ernährungslehre (Diätetik), die sich an den Lehren der TCM orientiert und entsprechend der Pathologien Ernährungsempfehlungen gibt (siehe Kap. 7). Schließlich beinhaltet die TCM noch die Bewegungsformen Qigong und Taiji sowie die letzte Säule Tuina (übersetzt: „schieben und greifen"), eine Form der manuellen Therapie, die verschiedene Massagetechniken beinhaltet und sich anhand der Akupunkturpunkte und des Leitbahnsystems orientiert (Abb. 3.3).

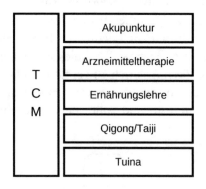

Abb. 3.3   Die fünf Säulen der Traditionellen Chinesischen Medizin

Mitunter fällt zusätzlich der Begriff Yangsheng. Hierunter versteht man die chinesische Lebenspflege, die sich mit dem Ziel eines gesunden und langen Lebens auf Basis diverser Methoden beschäftigt, die bei Selbstanwendung in den Alltag integriert werden sollen. Dazu gehören beispielsweise Ernährungsempfehlungen, Akupressur und Selbstmassage, Bewegung, Achtsamkeit, Schlaf, Kosmetik und Sexualität. Yangsheng ist also eher als ein Überbegriff zu verstehen als ein abgetrennter Bereich der TCM.

Gelegentlich wird Shiatsu mit der TCM in Verbindung gebracht. Zwar beruht Shiatsu auf den philosophischen Prinzipien der TCM, wurde aber erst im 20. Jahrhundert vom Japaner Tokukiro Namikoshi entwickelt. Es handelt sich hierbei um eine Massagemethode, die durch unterschiedlich stark angewendeten Druck die energetische Gesundheit des Menschen zu beeinflussen versucht. Dabei ist Shiatsu mit Tuina verwandt (Ernst 2019).

3.4 Anamnese und Diagnose in der Traditionellen Chinesischen Medizin

Die Anamnese, das heißt die Erhebung der Krankengeschichte, ist ein grundlegender und entscheidender Schritt in der medizinischen Diagnostik und Behandlungsplanung. Dabei kann eine sorgfältig durchgeführte Anamnese unnötige diagnostische Tests ersparen und den Weg zu einer korrekten Diagnose verkürzen, selbst wenn das Gespräch zunächst mehr Zeit in Anspruch nimmt. Während im modernen medizinischen Alltag die sprechende Medizin häufig zu kurz kommt, ist ein ausführliches Anamnesegespräch in der TCM gängige Praxis.

3.4.1 Wie entsteht eine Diagnose in der Traditionellen Chinesischen Medizin?

Um einen Befund zu erheben, arbeitet der TCM-Behandelnde sowohl mit dem Gespräch (Anamnese) als auch dem Fühlen des Pulses, der Betrachtung der Zunge sowie der Begutachtung durch Gehör und Geruchssinn (Zhao et al. 2015).

Die Anamnese unterscheidet sich in der TCM maßgeblich von der Anamnese bei Fachärzten und -ärztinnen der konventionellen Medizin. Die auffälligsten Merkmale bei der TCM-Anamnese sind:

- Die Dauer: Eine Anamnese kann, je nach Aufwand, bis zu eineinhalb Stunden einnehmen.

- Die Fragen: Es werden Fragen gestellt, die mitunter seltsam anmuten können. So spielt in der hausärztlichen Versorgung kaum eine Rolle, ob kalte oder warme Getränke bevorzugt werden – in der TCM hingegen schon!
- Der Blickwinkel: Nicht nur aktuelle Beschwerden interessieren, sondern auch mit den Symptomen nicht zusammenhängende Faktoren werden erfragt, wie zum Beispiel Schlaf, Verdauung, Ernährungsgewohnheiten und -vorlieben.
- Die Untersuchung: Zur Vervollständigung der Diagnosefindung werden die Zunge und der Puls untersucht. Charakteristika wie Stimme, Erscheinungsbild, Geruch und Haut des Patienten können ebenfalls mit einfließen.

Fallbeispiel

Frau K. stellt sich erstmalig bei einem TCM-Arzt vor, den ihr eine Arbeitskollegin empfohlen hat. Sie beklagt seit einigen Monaten Müdigkeit und ein Schweregefühl. Manchmal fühle sie sich „wie vom LKW überfahren". Eine körperliche Untersuchung inklusive Blutabnahme hat keine Auffälligkeiten gezeigt. Ihre Blutwerte seien alle vorbildlich und sie müsse wahrscheinlich einfach mehr Pausen im Alltag einlegen, so der Hausarzt. Verärgert über diese Einschätzung, setzt sie nun ihre Hoffnung auf den TCM-Arzt, da er laut ihrer Arbeitskollegin mehr Zusammenhänge sehe als ein „normaler" Arzt.

Nachdem Frau K. dem TCM-Arzt ihre Problematik kurz geschildet hat, fragt er nach bisherigen Erkrankungen und Operationen, was Frau K. alles verneint. Sie sei stets gesund gewesen, ernähre sich bewusst und treibe Sport. Dennoch stellt der Arzt weitere Fragen zu unterschiedlichen Organsystemen und Körperfunktionen und findet so heraus, dass Frau K. immer wieder unter Nasennebenhöhlenentzündungen leidet und gelegentlich Kopfschmerzen hat. Außerdem möchte er mehr über ihre Verdauung wissen und Frau K. berichtet, dass sie gelegentlich mehrmals am Tag weichen Stuhlgang habe und ab und zu Bauchschmerzen. Die Frage, ob sich diese bessern würden, wenn sie auf den Bauch drückt oder etwas drauflegt oder ob jeglicher Druck unangenehm ist, wundert sie ein wenig. Bei Druck, zum Beispiel durch eine schwere Wärmflasche, würden sich die Bauchschmerzen bessern. Ihre Ernährungsgewohnheiten mit viel frischem Salat, Obst und Gemüse findet der Arzt seltsamerweise gar nicht so gut. Des Weiteren bringt der Arzt in Erfahrung, dass der Zyklus bei Frau K. verlängert und ihre Blutung schwach und rosafarben ist. Zusätzlich möchte er wissen, ob Frau K. eher friert oder schwitzt. Sie gibt an, mindestens eine Schicht mehr tragen zu müssen als ihre Mitmenschen, da ihr immer so kalt sei.

Der Arzt befragt die Patientin noch zu ihrer seelischen Gesundheit und dem Schlaf.

Zum Abschluss tastet der Arzt an den Handgelenken beider Arme die Pulse, indem er mit konzentrierter Miene seine Zeige-, Mittel- und Ringfinger auf die Handgelenke legt und immer wieder unterschiedlich fest drückt. Danach soll sie noch ihre Zunge herausstrecken. Es ist ihr etwas peinlich, als der Arzt von einem Zungenbelag spricht.

Er diagnostiziert bei Frau K. eine Mittenschwäche, die sie durch eine längerfristige Einnahme von Kräutern behandeln soll. Zudem trage sie zu viel Feuchtigkeit in sich, was die wiederholten Infekte, ihr Schweregefühl und den Zungenbelag erkläre. Er rät ihr deswegen, auf Rohkost zu verzichten und ihre Speisen warm zuzubereiten. Im Verlauf sollten sich so zusätzlich ihre Bauchschmerzen und sogar die verschleimten Nasennebenhöhlen bessern.

Die TCM-Anamnese will ein möglichst umfassendes Bild von Körper und Psyche liefern. Aktuelle Beschwerden, Vorerkrankungen, Medikamenteneinnahme, situationsabhängige Verbesserung und Verschlechterung der Beschwerden, Temperaturempfinden, Allergien, Sinnesorgane, Fragen rund um Zyklus und Schwangerschaft, innere Organe, Ernährungsgewohnheiten und Gelüste auf bestimmte Geschmäcker (zum Beispiel süß, salzig, sauer), Verdauung, Vorliebe bei Getränken (viel Durst/wenig Durst, kalte/warme Getränke bevorzugt), Schlaf, Sozialanamnese (Beruf, Familie) und psychische Situation werden in der Anamnese erfragt. Dabei ist es freigestellt, wie ausführlich die Anamnese ist und welche Aspekte der Behandelnde überhaupt einbezieht. Teile der Befragung können – ebenso wie in der Medizin – entweder aus Zeitgründen oder persönlichen Vorlieben weggelassen werden. Das erhöht das Risiko für subjektives Vorgehen und damit für nicht einheitliche Diagnosen durch verschiedene TCM-Praktiker:innen. Es wird jedoch betont, dass die korrekte Diagnose in der TCM essenziell für die anschließende Behandlung ist. Hintergrund hierfür ist die individuell zusammengestellte Therapie entsprechend den TCM-Mustern. Bei zwei Personen mit identischen Beschwerden, aber diversen Mustern, soll schließlich eine völlig unterschiedliche Therapie initiiert werden.

Aus diesem Grund stellt sich die Frage nach der Reliabilität, das heißt, wie zuverlässig und einheitlich die Diagnosen sind. Dies wurde mehrfach untersucht. Um ein diagnostisches Verfahren nach seiner Zuverlässigkeit zu bewerten, sind sowohl die Interrater- als auch die Intrarater-Reliabilität von Interesse. Dabei bestimmt die Interrater-Reliabilität die Übereinstimmung zwischen mindestens zwei Beurteiler:innen (Rater) und bezieht sich auf die Objektivität. Hier geht es um die Frage: Kommt eine andere Person zu demselben Ergebnis? Die Intrarater-Reliabilität hingegen gibt an, ob eine Person das übereinstimmende Ergebnis zu einem anderen Zeitpunkt auch gehabt hätte, was sich auf die Reproduzierbarkeit bezieht.

In einer Studie sollten 30 unfruchtbare und 24 zuvor schwangere Frauen in Norwegen von zwei unterschiedlichen Akupunkteuren mit mehreren Jahren Berufserfahrung und einem Bachelor in TCM, den sie an derselben Schule erlangt hatten, befragt. Ein strukturierter Befragungsbogen sollte dafür sorgen, dass allen Teilnehmerinnen dieselben Fragen gestellt wurden. Zusätzliche Informationen wurden anhand der individuellen Symptome gesammelt. Die beiden Akupunkteure stellten eine Diagnose auf und schlugen passende Akupunkturpunkte vor. Bei deren Wahl wurde anschließend eine geringe bis keine Übereinstimmung festgestellt. Auch die erfassten Diagnosen gingen teilweise weit auseinander (Birkeflet et al. 2011). Wenn verschiedene Diagnosen das Ergebnis sind, ist es naheliegend, dass sich auch die ausgewählten Akupunkturpunkte unterscheiden.

Eine weitere Studie untersuchte bei 38 verschiedenen Akupunkteur:innen die Übereinstimmung der Diagnosen bei zehn Frauen mit Regelschmerzen. Dazu bekamen sie ein Anamnesevideo, ein Bild der Zunge und eine Beschreibung des Pulses vorgelegt. Die Akupunkteurinnen und Akupunkteure wurden zufallsmäßig in vier Gruppen eingeteilt, die die Diagnose entweder anhand eines standardisierten Fragebogens, der für Forschungszwecke entwickelt worden war, oder anhand eines Standardanamnesebogens aus der täglichen Praxis erheben sollten. Beide Gruppen wurden noch einmal aufgeteilt und erhielten jeweils entweder einen Kurs zum Umgang mit dem Anamnesebogen oder nicht. Also ergaben sich die vier Gruppen: standardisierter Fragebogen mit und ohne Kurs sowie üblicher klinischer Fragebogen mit und ohne Kurs. Interessanterweise zeigte die Analyse eine geringe Übereinstimmung bei den TCM-Praktiker:innen und zwar unabhängig davon, welchen Fragebogen sie verwendeten oder ob sie zuvor das Training erhalten hatten (Schnyer et al. 2019).

Auch ein systematischer Review, der mehrere Studien einschloss, ging der Frage nach, wie verlässlich verschiedene TCM-Diagnoseinstrumente sind, wie beispielsweise Fragebögen zum Ausfüllen für Patient:innen oder standardisierte Fragen im Gespräch. Die Untersuchung ergab, dass keines der Diagnoseinstrumente zuverlässig war und alle Mängel in Bezug auf ihre Relevanz, Verständlichkeit und Vollständigkeit zeigten (Ho et al. 2021).

Selbst wenn die meisten Studien zur Zuverlässigkeit der TCM-Diagnose kleine Teilnehmer:innenzahlen beinhalten und die Forschung hierzu noch nicht ausgereift ist, zeigt sich doch relativ deutlich die Problematik, die mit der Diagnostik in der TCM einhergeht.

Die Tatsache, dass die Ausführung einer TCM-Praxis in Deutschland keiner geregelten und einheitlichen Ausbildung weder im Hinblick auf Lehrdauer noch auf Lehrinhalte unterworfen ist, dürfte das Problem der variablen Diagnosen zusätzlich verstärken. Auch dass es unterschiedliche Schulen mit verschiedenen Lehrmeinungen gibt, verschärft die Ungenauigkeit in der Zusammenstellung eines Syndroms nach der TCM.

Eine Möglichkeit, um die Zuverlässigkeit von Diagnosen zu erhöhen, könnte durch Schulungen geschehen (Mist et al. 2009). Dabei bleibt jedoch die Herausforderung der uneinheitlichen Ausbildungen bestehen: Es erscheint unrealistisch, identische Schulungen an Universitäten, Heilpraktiker:innenschulen oder in Wochenendkursen zu implementieren.

Eine weitere Option stellt die flächendeckende Einführung von standardisierten Fragebögen zur Erhebung einer Diagnose dar. Solche Fragebögen kommen beispielsweise in der Psychologie häufig zum Einsatz, um bestimmte Erkrankungen wie Depressionen oder Persönlichkeitsstörungen objektiv zu diagnostizieren. Diese bestehen überwiegend aus geschlossenen Fragen mit Antwortvorgaben, aus denen die Patient:innen die zutreffendste Antwort auswählen können. Wie realistisch der Einsatz von solchen Fragebögen für die TCM ist, scheint allerdings fraglich, zumal das individuelle Vorgehen einer der Faktoren ist, mit denen die TCM zum einen wirbt, und der zum anderen von den Patient:innen dankend angenommen wird. Schließlich besteht die Gefahr, dass persönliche Eigenheiten und sehr individuelle Empfindungen, für die in der Praxis wenig Raum ist, nicht mehr wahrgenommen werden. Hier liegt nämlich eine Stärke der TCM: Sie bietet Platz für Schilderungen, die Patient:innen im regulären klinischen Alltag entweder unangenehm und peinlich sein könnten oder auf die nicht eingegangen wird. So sind Aussagen wie „das Gefühl von einem steckengebliebenen Stück Fleisch im Hals" oder „Heißhunger auf Süßigkeiten" keine Seltenheit und haben zudem diagnostische Relevanz.

Schließlich muss diskutiert werden, inwiefern eine lange Anamnese sinnvoll ist. Natürlich können auf der einen Seite dadurch weitere Beschwerden, die mitunter mit dem Hauptsymptom zusammenhängen, aufgeklärt werden und psychische Belastungen Beachtung finden. Auf der anderen Seite besteht die Gefahr einer Überbehandlung. Ganz nach dem Motto „wer suchet, der findet", können bei den meisten Menschen über die aktuellen Beschwerden (und den Grund für den Termin) hinausgehende Probleme detektiert werden. Es gibt keine Diagnose- und Behandlungsleitlinien für die TCM. Aus diesem Grund steht es jedem TCM-Behandelnden offen, welchen Umfang der Therapie sie bzw. er entsprechend den Symptomen der oder dem Erkrankten empfiehlt. Meiner Erfahrung nach wollen Patient:innen oft, nachdem ihre ursächlichen Beschwerden gelindert wurden, das nächste Problem angehen. Hier liegt es an der Seriosität und Selbsteinschätzung des Behandelnden, ab welchem Punkt man Patient:innen dann doch eher den Gang zu Fachärztinnen und -ärzten rät.

3.4.2 Was passiert bei der Pulsdiagnose?

Neben dem Gespräch, der Inspektion der Patientin bzw. des Patienten und dem Blick auf die Zunge ist die Pulsdiagnose Bestandteil zur Findung einer Diagnose in der TCM. Dabei spiegeln die Pulse am Unterarm die energetische Situation des Menschen wider (Hempen 2014; Abb. 3.4).

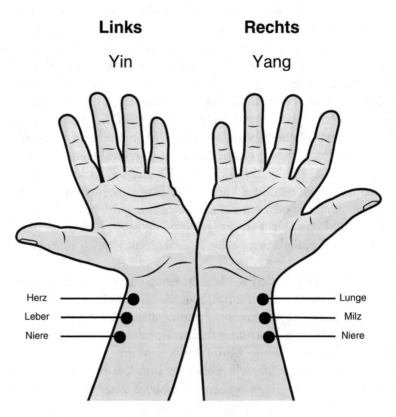

Abb. 3.4 Pulsdiagnose: Die Funktionskreise und ihre entsprechenden Pulstaststellen

Dazu werden die Patient:innenhände mit den Handflächen nach oben auf eine Unterlage gelegt und die/der Untersuchende tastet beidseits mit Zeige-, Mittel- und Ringfinger an drei Pulstaststellen der Radialarterie. Hier werden folgende Positionen unterschieden:

- **Cun:** Dies ist die Stelle, die dem Handgelenk am nächsten ist und die energetische Situation oberhalb des Zwerchfells wiedergibt. Auf der linken Seite bezieht sich der Puls auf den Funktionskreis Herz. Auf der rechten Seite entspricht er dem Funktionskreis Lunge.
- **Guan:** Dies ist der mittlere Teil des Pulses, der die Situation zwischen Zwerchfell und Nabel widerspiegelt. Demnach bezieht er sich auf der linken Seite auf die Funktionskreise Leber und Gallenblase. Auf der rechten Seite entspricht er der Mitte, also den Funktionskreisen Milz und Magen.
- **Chi:** Der dem Rumpf am nächsten gelegene Teil der Pulstaststelle gibt die Situation unterhalb des Nabels wieder. Am linken Arm zeigt er das Nieren-Yin und die Blase. Auf der rechten Seite entspricht er dem Nieren-Yang und der Blase.

An diesen drei Positionen werden jeweils drei Ebenen getastet: eine oberflächliche, mittlere und tiefe Ebene. Es werden insgesamt – je nach Textstelle – um die 30 verschiedene Pulsqualitäten beschrieben. Während beispielsweise der tiefe oder oberflächliche Puls sowie der langsame oder schnelle Puls noch einfach zu erkennen sind, benötigt man beim Ertasten von schlüpfrigem, rauem, gespanntem, behäbigem oder saitenförmigem Puls mehr Übung und Fingerspitzengefühl.

Auch in der modernen Medizin ist die Pulsmessung zur Beurteilung von Frequenz, Rhythmus und Pulsqualität Teil der Untersuchung. Hier lassen sich insbesondere Rückschlüsse auf die Kreislaufsituation ziehen. Geübtere Ärztinnen und Ärzte können neben den Eigenschaften schwach, kräftig, langsam und schnell etwaige Besonderheiten wie einen Wasserhammerpuls erspüren – das ist ein schneller und hoher Puls, der typischerweise bei einer Aortenklappeninsuffizienz vorkommt (eine Unfähigkeit der Aortenklappe des Herzens, richtig zu schließen).

Mit der chinesischen Pulsdiagnose hat der Pulsstatus in der modernen Medizin insofern einige Gemeinsamkeiten, als dass völlig physiologische Eigenschaften in die Untersuchung einbezogen werden: Ist der Puls vorhanden? Wie deutlich ist er spürbar? Wie ist die Frequenz? Unterschiede beziehen sich jedoch auf die Interpretation dieser Eigenschaften. Die Rückschlüsse, die TCM-Behandelnde aus der Pulsdiagnose gewinnen, werden in Verbindung gebracht mit energetischen Zuständen, wie beispielsweise einem Mangel, einer Fülle, dem Vorliegen von Feuchtigkeit oder Wind in Bezug auf die Funktionskreise.

Fälschlicherweise behaupten einige TCM-Therapeut:innen an manchen Stellen, dass die chinesische Pulsdiagnose Aussagen über die inneren Organe zulässt. Dies ist weder aus Sicht der TCM noch irgendwelcher logischen Überlegungen der Fall. Bei derartigen Behauptungen findet eine Verwechslung der Organfunktionskreise mit den anatomischen Organen statt, die jedoch nicht mit ihnen übereinstimmen. Selbst wenn anhand des Pulses Erkenntnisse über die inneren Organe getroffen werden könnten, stellt sich die Frage, warum dann die Pulsdiagnose nicht flächendeckend eingesetzt wird. Sie würde nämlich sowohl in Akutsituationen eine Bildgebung unnötig machen und könnte orientierend als kurzer Check-up eingesetzt werden, wie es um Herz, Lunge, Magen und Co. steht, als auch in weiten Teilen der Erde, in denen keine ausreichend medizinische Versorgung zur Verfügung steht, eine günstige und einfache Alternative zu oft unerschwinglichen Ultraschall- oder Röntgengeräten darstellen. **Es ist also Misstrauen geboten, wenn jemand angibt, die Gesundheit der inneren Organe am Puls ablesen zu können!**

Die TCM spricht von energetischen Zuständen des Körpers, die durch die Pulsdiagnose zu erkennen sind. Hier sollte man sich vor Augen halten, dass die Pulsdiagnose aus einer Zeit stammt, in der es keine modernen diagnostischen Geräte gab, die in den Menschen hineinschauen konnten, wie beispielsweise Ultraschall und Magnetresonanztomografie. Auch war es nicht möglich, Aktivitäten innerer Organe von außen aufzuzeichnen, wie es etwa heute ein Elektrokardiogramm des Herzens oder ein Elektroenzephalogramm des Gehirns können. Aus diesem Grund wurde die Pulsdiagnose als wichtiges prognostisches Hilfsmittel von vielen alten Kulturen angewandt. So soll die älteste Textstelle aus der Zeit von circa 2600 Jahren v. u. Z. stammen, als Gilgamesh, der Heldenkönig im mesopotamischen Gilgamesch-Epos, über den Tod eines Freundes klagte, dessen Herzschlag er nicht mehr spüren konnte. Selbst die Ärzte des alten Ägyptens hatten erkannt, dass der Puls mit der Herzfunktion zusammenhing und außergewöhnlichen Veränderungen unterlag, zum Beispiel bei Ohnmacht. Wenn auch große Teile dieser Medizin magische Teile beinhalteten, so beschrieben sie bereits unterschiedliche Qualitäten des Pulses (Hajar 2018).

In der chinesischen Medizin ist die Pulsdiagnose in dem Grundlagenwerk „Huangdi Neijing" sehr differenziert dargestellt. So wird ausgeführt, dass beim gesunden Menschen je zwei Pulsschläge auf das Einatmen und das Ausatmen fallen und somit vier bis fünf Schläge pro Atemzug als normal gelten. Die Basis eines gesunden Pulses sei der Magen. Könne man den Puls gut tasten, das Magen-Qi jedoch nicht, würde es schlecht um den Menschen stehen. Es werden unterschiedliche, teilweise sehr schwierig nachzuvollziehende Pulsveränderungen während der Jahreszeiten in diesem Werk aufgelistet. So sei im Frühling ein drahtiger Puls durchaus normal. Existiere das Magen-Qi im Puls bei einer oberflächlichen, leichten Qualität, so werde der Patient bis zum Herbst erkranken (Der Gelbe Kaiser 2011a, b). Eine Erkrankung zwischen Frühling und Herbst zu erleiden, ist anhand der Wahrscheinlichkeit kein außergewöhnliches Ereignis. Im Sommer hingegen solle der Puls flutähnlich sein, der, ohne das Ertasten des weichen Magen-Qi, angeblich den Tod vorhersage. Wann der Tod eintritt, wird nicht erwähnt. Es folgen weitere Ausführungen über verschiedene Pulskombinationen, die entweder eine Krankheit anzeigen oder das Lebensende voraussagen. Je nach Präzision der Krankheit sind sowohl Tod als auch Erkrankungen ziemlich sicher eintretende Ereignisse. Sogar eine Schwangerschaft ließe sich anhand des Pulses erkennen, und zwar wenn der Herzpuls auffallend sei (Der Gelbe Kaiser 2011a, b). Diese Beschreibungen haben lediglich historischen Wert und finden in dieser Strenge keine Anwendung mehr.

Die Pulsdiagnose wird ebenso in der Traditionellen Indischen Medizin, dem Ayurveda, angewendet, wo sie gleichermaßen ein fester Bestandteil der Befunderhebung mit ähnlichem Ablauf ist, wenn auch weniger detailliert (Hajar 2018).

Der Puls ist kein statischer Parameter. Er kann sich je nach Füllungszustand der Gefäße, je nachdem wie viel wir getrunken haben, je nach Tageszeit oder psychischer Verfassung verändern. Selbst wenn heutzutage die Pulsdiagnose in der TCM nicht mehr eingesetzt wird, um über drohende Krankheiten im Herbst zu informieren, so ist sie dennoch ein fester Bestandteil in der Praxis und wird auch in vielen mehr oder weniger aufwendigen Kursangeboten gelehrt. Hier schwanken die Grundausbildung des Anbieters sowie die Weiterbildungsqualifikationen sehr.

Natürlich interessiert, ob die Pulsbefunde zuverlässig sind. Gibt es eine Konsistenz zwischen mehreren Beurteiler:innen (Interrater-Reliabilität) und innerhalb eines Beobachtenden (Intrarater-Reliabilität)? Mit anderen Worten: Wenn mehrere Prüfer:innen den Puls derselben Patient:innen untersuchen, stimmen ihre Befunde überein? Und: Erhält ein:e Untersucher:in bei der Wiederholung der Untersuchung derselben Patient:innen die gleichen Befunde? Besitzt die Pulsdiagnose, die aus einer Zeit ohne viele diagnostische Möglichkeiten stammt, überhaupt noch Gültigkeit bei der Fülle an modernen objektivierbaren Technologien? Und lässt sich die Pulsdiagnose vielleicht sogar objektivieren?

Die chinesische Pulsdiagnose ist kein allzu großes Forschungsfeld und weitreichend angelegte Studien fehlen hierzu. Ein Review untersuchte mehrere Studien, die die Zuverlässigkeit der chinesischen Pulsdiagnose bewerteten. Hier zeigten sich äußerst variable Ergebnisse, die teilweise von einer sehr geringen Übereinstimmung ausgingen oder mehr Übereinstimmungen bei der Intra- und Interrater-Reliabilität bei fest definierten Methoden lieferten. Insgesamt waren die Studien nur klein und die Möglichkeit bestand, dass einige Behandelnde die Pulse bereits kannten und somit die Daten verfälscht waren (Bilton und Zaslawski 2016).

Versuche, die Pulsdiagnose zu objektivieren, gab es bereits mehrere. Hierzu wurden diverse Sensoren entwickelt, die unter anderem in sehr aufwendigem Aufbau den Fingern des Untersuchenden nachempfunden wurden (Matos et al. 2021). Die Forschung steckt allerdings weitgehend in den Kinderschuhen, sodass keines dieser Geräte eine flächendeckende Anwendung findet.

Für problematisch halte ich es, wenn die Pulsdiagnose als ein geeignetes Mittel zur Prävention verkauft wird, um Krankheiten, die sich noch nicht klinisch manifestiert haben, bereits zu erkennen (Dragon Rises College o. J.). Den Begriff der Prävention für Werbezwecke zu missbrauchen, ist ein typisches Merkmal verschiedener unseriöser CAM-Anbieter. Dabei können mit dem falsch verwendeten Begriff der Prävention unseriöse Behandler:innen nur gewinnen: Kommt es nämlich nicht zu der nur vage definierten Erkrankung und wäre diese ohnehin nie ausgebrochen, wird der Erfolg der präventiven Maßnahme, welcher Art auch immer sie sein mag, zugeschrieben. Bricht sie doch aus, wurde sie auf magische Weise bereits am Puls erkannt. Dieses einem Taschenspielertrick ähnelnde Verfahren wird umso beeindruckender, je mehr Wahrscheinlichkeiten von Krankheiten mit einbezogen werden.

Fallbeispiel

Paul, der keine nennenswerten Erkrankungen hat, sucht einen Heiler auf, der von sich behauptet, anhand des Pulses schon frühzeitig Krankheiten erkennen zu können. Dieser diagnostiziert bei Paul eine Besonderheit im Puls an der Pulstaststelle der Lunge. Er warnt ihn, dass ein Infekt im Anmarsch sei und Paul besser jetzt schon etwas für sein Immunsystem tun solle, damit der Infekt ihn nicht so heftig erwische. Paul, der sich keine Krankheit in der Arbeit erlauben darf, da eine wichtige Präsentation in London bevorsteht, nimmt besorgt, wenn auch etwas misstrauisch, ein paar selbstgepresste Kräutertabletten des Heilers mit nach Hause, die er dreimal täglich einnimmt.

Was sind mögliche Ausgänge dieses Fallbeispiels?

a. Paul bekommt keinen Infekt und denkt, dass der Heiler den Infekt frühzeitig erkannt hat und die Kräutertabletten ihn vor einem Ausbruch bewahrt haben. Er ist zufrieden und schreibt ihm große Fähigkeiten zu. Dass Paul aber gar nicht krank geworden wäre, ist relativ wahrscheinlich.
b. Paul bekommt einen Infekt und ist überrascht, dass der Heiler diesen bereits anhand seines Pulses voraussagen konnte. Er ist zufrieden und schreibt ihm ebenfalls große Fähigkeiten zu. Dass Paul sich irgendwo einen Wald-und-Wiesen-Keim eingefangen hat, ist ebenfalls relativ wahrscheinlich.

Hier gibt es wiederum zwei Möglichkeiten:

c. Paul bekommt einen Infekt, der rasch vorübergeht und mit dem er trotzdem zu seiner Präsentation fliegen kann. Er ist zufrieden und schreibt dem Heiler hellseherische Fähigkeiten und den Tabletten eine effektive Reduktion schwerwiegender Symptome zu. Auch hier ist es sehr wahrscheinlich, dass ein junger und gesunder Mann von einem Infekt nicht übermäßig in Mitleidenschaft gezogen wird.
d. Paul bekommt einen Infekt, der ihn völlig niederstreckt, sodass er seine Präsentation nicht halten kann. Er ist unzufrieden über die Wirkung der Tabletten, aber erstaunt, dass der Heiler bereits den Infekt hat kommen sehen. Selbst in diesem Fall mit ungünstigstem Verlauf besteht die Wahrscheinlichkeit, dass Paul mit den Leistungen des Heilers zufrieden ist, wenn auch nicht vollumfänglich.

Sie sehen, worauf ich hinausmöchte: Ein relativ wahrscheinliches und ungefährliches Krankheitsgeschehen zu prognostizieren, hat weniger mit Fähigkeiten als vielmehr mit gekonnter Inszenierung zu tun. Aus diesem Grund sollten Sie genau überlegen, wie viel Wert Sie auf Aussagen über zukünftige Erkrankungen legen, die im Rahmen der Prävention anhand des Pulses erkannt sein wollen.

Die Pulsmessung ist seit Jahrtausenden ein fester Bestandteil in verschiedenen Medizinsystemen und wird heute, wenn auch mit anderer Aussagekraft, nach wie vor in der westlichen Medizin angewendet. Die Sinnhaftigkeit der Pulsdiagnose steht und fällt mit der Information, die Behandelnde daraus ziehen. Passt der Befund zu ihren sonstigen Beobachtungen? Dann ergibt sich ein kongruentes Bild und eine Therapie wird eingeleitet. Handelt es sich bei der untersuchenden Person um eine Ärztin oder einen Arzt und sie oder er misst aufgrund des Pulsbefundes vielleicht noch den Blutdruck und erkennt so mitunter ein bisher unbekanntes internistisches Problem? Wunderbar! Oder widerspricht der Pulsbefund den bisherigen Beobachtungen? Wie viel Wert misst sie oder er diesem Pulsbefund bei? In diesem Fall könnte es sein, dass bei Patient:innen eine zusätzliche Störung diagnostiziert wird, die überhaupt nicht vorliegt. Hier handelt es sich um ein falsch-positives Ergebnis, das zu unnötigen Therapien, finanziellen Verlusten und Ängsten über den eigenen Gesundheitszustand führen kann.

Der Interpretationsrahmen der Pulsdiagnose hängt stark von der fachlichen Kompetenz und der Seriosität der TCM-Therapeut:innen ab.

3.4.3 Was passiert bei der Zungendiagnose?

Neben der Puls- ist die Zungendiagnose das wichtigste Diagnoseverfahren in der TCM. Ähnlich wie bei der Pulsdiagnose soll der Blick auf die Zunge den energetischen Zustand des Körpers widerspiegeln (Abb. 3.5).

Auch in der modernen Medizin wird die Zunge betrachtet, allerdings nicht, um energetische Zustände abzulesen. So kann gerade in der Kinderheilkunde die Zunge wichtige Aufschlüsse über bestimmte Krankheiten geben: eine Himbeerzunge mit kleinen Pünktchen, die an das Aussehen einer Himbeere (oder Erdbeere) erinnert, kommt beispielsweise bei Scharlach vor. Eine weißlich belegte Zunge kann bei Infektionen der oberen Atemwege vorliegen. Meist sind Zungenveränderungen jedoch harmlos und nicht einer bestimmten Erkrankung zuzuordnen.

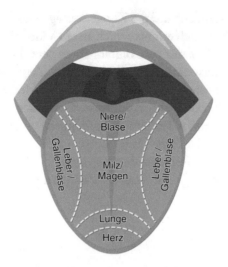

Abb. 3.5 Zungendiagnose in der Traditionellen Chinesischen Medizin

Bei der Inspektion der Zunge in der TCM-Untersuchung interessiert die Behandelnden:

- Farbe der Zunge: von sehr hellrosa bis dunkelrot. Eine blasse Zunge zeigt eher eine Schwäche oder Kälte an, wohingegen mit zunehmender Röte eine stärkere Hitzesymptomatik einhergeht. Bei bläulich-lividen Zungen wird von einer Stauung im Körper ausgegangen.
- Aussehen: Ein geschwollener Zungenkörper bis hin zu seitlichen Zahneindrücken soll einen Hinweis auf Feuchtigkeit liefern, während eine furchige, rissige Zunge auf einen Verlust des Yin hindeutet.
- Zungenbelag: Ein weißer Belag zeugt von Feuchtigkeit und Kälte. Die Feuchtigkeit ist ein Zeichen dafür, dass die Mitte (Funktionskreise Milz und Magen) nicht richtig arbeiten und sich so die Feuchtigkeit ansammeln kann. Je gelblicher dieser Belag wird, desto mehr Hitze ist im Spiel.
- Zungenvenen: Auch die Venen an der Unterseite der Zunge werden inspiziert. Sind sie stark hervorgetreten und blau, deutet dies auf eine Stauung hin.

Nach der Vorstellung der TCM spiegeln sich die Funktionskreise auf der Zunge wider (Somatotopie). Aus moderner Sicht hat dies nichts mit der Anatomie zu tun, weshalb entsprechend zur Pulsdiagnose Misstrauen geboten ist, wenn damit geworben wird, anhand der Zunge die Organe ablesen zu können. Diese Vorstellung klingt zwar verlockend, würde aber sofort in der gesamten Medizin eingesetzt werden, wenn anhand der Zunge Aussagen über einzelne Organe getroffen werden könnten. Ich erinnere mich an ein Video einer TCM-Ärztin, die auf Social Media erklärte, auf eine Blutabnahme verzichten zu können, da sie das Bild der Zunge verwende. Auch Sprüche wie „Zeig mir deine Zunge und ich sage dir, wie es dir geht", sind mehr Marketing als Medizin. Die Zunge kann sich in Abhängigkeit von Nahrungsmitteln, Getränken oder Medikamenten färben und somit verändern. Außerdem beeinflussen unterschiedliche Lichtverhältnisse das Ergebnis deutlich. Daher müssen zum einen Aussagen über das Aussehen der Zunge im Rahmen dieser Zusammenhänge betrachtet werden, zum anderen ist die Aussagekraft über die Zunge zu relativieren.

Über die Zuverlässigkeit der Zungendiagnose gibt es ähnlich wie bei der Pulsdiagnose keine groß angelegten Studien. So wurden 30 verschiedenen TCM-Praktiker:innen Bilder von zehn Zungen vorgelegt und sowohl die Intrarater- als auch die Interrater-Reliabilität bewertet. Die Bilder der Zungen wurden von den einzelnen Begutachtenden zum Großteil nicht übereinstimmend bewertet (Interrater-Reliabilität). Auch dieselbe beobachtende Person versah zu einem späteren Zeitpunkt das gleichbleibende Zungenbild mit einer anderen Diagnose (Intrarater-Reliabilität). Die Ergebnisse zeigen in dieser Studie, dass die TCM-Zungeninspektion auf bestimmte untersuchte Merkmale keine zuverlässige Diagnosemethode ist, was an unzureichenden Definitionen sowohl der untersuchten Zungenmerkmale als auch der Untersuchungsregionen der Zunge liegen könnte (Kim et al. 2008). Eine bessere Übereinstimmung scheint ein automatisiertes Zungendiagnosesystem zu liefern, das für Studienzwecke entwickelt wurde und objektivere Ergebnisse zu Farbe, Form und Belag als Unterstützung für die Behandelnden liefern soll. Dennoch sind ebenso diese Ergebnisse stark abhängig von der Art, wie die Zunge herausgestreckt wird (Lo et al. 2012). Nach wie vor gibt es keinen Goldstandard in der Beurteilung der Zunge, der in der täglichen TCM-Praxis zum Einsatz kommt.

Interessant ist jedoch, ob es wirklich Hinweise auf mögliche pathologische Veränderungen an der Zunge bei einer bestimmten Fragestellung gibt, die sich mit objektiven Methoden messen lassen. Hier geht es weniger um energetische Zustände der Zunge im Sinn der TCM, als vielmehr um prognostische Marker, die frühzeitig bei bestimmten Erkrankungen auftauchen. Es wurden einige Studien durchgeführt, die Zusammenhänge von Zunge und Erkrankungen beobachteten. So soll bei Patient:innen mit Magenkrebs sowohl das Aussehen der Zunge als auch das Mikrobiom der Zunge bereits zu Beginn der Erkrankung verändert sein und so einen möglichen Ansatz zur Früherkennung liefern (Yuan et al. 2023). Zudem kamen in einer Gruppe von Patientinnen bestimmte Zungenmerkmale bei Brustkrebs häufiger vor als bei Patientinnen ohne Brustkrebs (Hsu et al. 2021). Diese Studien weisen jedoch methodische Mängel auf und die Forschung hierzu liefert lediglich Hinweise für weitere Forschungsfragen. Bislang gibt es kein zuverlässiges und wissenschaftlich anerkanntes Früherkennungsprogramm, das sich an der Zunge orientiert.

Analog zur Pulsdiagnose gilt: Auch bei der Zungendiagnose sollten Therapeut:innen die Grenzen dieses Verfahrens kennen und diese nicht als allumfassende Möglichkeit zur Einschätzung der Gesundheit ansehen.

3.4.4 Weitere Diagnoseverfahren, die gelegentlich der Traditionellen Chinesischen Medizin zugeschrieben werden

Es stehen weitere diagnostische Verfahren zur Verfügung, die auf einschlägigen Internetportalen oder auf Social Media gemeinsam mit Puls- und Zungendiagnose aufgezählt werden und daher eine klare Abgrenzung zur TCM oft schwierig machen. Hierunter fallen die Iris- und die Antlitzdiagnose.

Irisdiagnostik

Dieses Verfahren hat nichts mit der TCM zu tun. Erkrankungen, die sich mit oder ohne technische Hilfsmittel an den Augen erkennen lassen, sind einige: etwa eine Bindehautentzündung oder Kupferablagerungen auf der Kornea (Hornhaut), die Kayser-Fleischer-Kornealringe, die bei Morbus Wilson, einer Stoffwechselstörung mit verminderter Ausscheidung von Kupfer, vorkommen. Allerdings gibt es Praktiker:innen, die anhand der Augen die Gesundheit des gesamten Körpers inklusive aller Organe beurteilen wollen. Die Irisdiagnostik oder Iridologie wird meist von Heilpraktiker:innen angewendet. Die Versprechungen sind dabei vollmundig und verlockend. Anhand von Veränderungen wie braunen Flecken (Pigmentierungen) an der Iris sollen Rückschlüsse auf die

Gesundheit gezogen werden. Der Blick in die Augen will die Konstitution sowie die Schwachstellen und damit die Anfälligkeit für bestimmte Erkrankungen offenbaren (Tschech o. J.). Der oder die geübte Irisdiagnostiker:in soll so bereits im Vorfeld Erkrankungen finden und danach therapieren können, wo klinische Untersuchungen und Befunde noch negativ sind (Fachverband Deutscher Heilpraktiker o. J.). Dabei stehe – so die Annahme – die Iris „als Spiegel des Körpers" mit den Körperorganen in Verbindung. Gern wird mit Begriffen wie Naturheilkunde, Prävention oder ganzheitliche Gesundheit geworben.

Die Iris wird bei dieser Theorie ähnlich einer Uhr in Segmente unterteilt, wobei jedem Segment ein Organ oder eine Körperfunktion zugeordnet ist. So sollen sich beispielsweise Herzerkrankungen auf der linken Iris zwischen 2 und 3 Uhr ablesen lassen. Diese Ansicht hat nichts mit der Anatomie oder Physiologie des Menschen zu tun. Aus wissenschaftlicher Sicht bietet die Iridologie keinen Mehrwert als diagnostisches Mittel und kann weder Patient:innen noch Therapeut:innen empfohlen werden (Ernst 1999). Auch wenn die Irisdiagnostik bei einigen Praktizierenden zum Einsatz kommt, die gleichzeitig TCM anbieten, sollte dieses obsolete Verfahren nicht mit TCM verwechselt werden. Die Landkarten der Iris, wie sie heute Anwendung finden, wurden vom ungarischen Arzt Ignaz von Peczely im 19. Jahrhundert angefertigt. Dieser will als Kind bei einer Eule nach einem Beinbruch Irisveränderungen beobachtet und daraufhin dieses Feld genauer erforscht haben. Nicht nur entbehrt die Irisdiagnostik jeglicher Sinnhaftigkeit und Plausibilität, sie ist zudem kein harmloses Verfahren, das aus reiner Neugier einfach ausprobiert werden sollte: Sie kann falsch-positive Befunde erzeugen, also Krankheiten diagnostizieren, die gar nicht vorliegen. Unter Umständen resultieren hieraus fragwürdige und kostspielige Therapien sowie unbegründete Ängste um den eigenen Gesundheitszustand. Auch falsch-negative Befunde sind möglich, bei denen der oder die Irisdiagnostiker:in eine Entwarnung gibt und eine tatsächlich bestehende Erkrankung nicht erkennt. Selbst wenn Disclaimer bei den entsprechenden Therapeut:innen meist darauf hinweisen, dass die Irisdiagnostik weder einen Arztbesuch ersetzt noch im Einklang mit der wissenschaftlichen Medizin steht, stellt sich die Frage nach ihrer Daseinsberechtigung.

Antlitzdiagnostik

Ebenso wird die Antlitzdiagnostik gelegentlich der TCM zugeschrieben. Hier sollen anhand von bestimmten Merkmalen im Gesicht wie Falten, Hauteigenschaften oder Gesichtsfarbe in bestimmten Regionen Rückschlüsse auf allerhand körperliche und psychische Erkrankungen gewonnen werden.

In der TCM gibt es tatsächlich Merkmale, die sich bestimmten Typen oder Störungen zuordnen lassen. So soll ein roter Kopf ein Zeichen für zu viel Hitze sein, ausgeprägte Blässe eher auf ein Mangelsyndrom hindeuten oder livide (blau-violette) Verfärbungen Stagnationen anzeigen. Im *Gelben Kaiser* wird erläutert, dass die Organsysteme mit verschiedenen Regionen im Gesicht korrespondieren. Ist ein Teil des Gesichts von einer Verfärbung betroffen, könne man auf das betroffene Organ rückschließen. So deute eine Gelbfärbung der Lederhaut (Sklera) des Auges sowie rote Flecken auf der Stirn auf Hitze in Leber und Gallenblase hin (Der Gelbe Kaiser 2011a, b). Dass bestimmte Merkmale des Gesichts auf pathologische Veränderungen im Inneren des Körpers hinweisen und folglich eine Verdachtsdiagnose nahelegen, ist korrekt und wird auch in der modernen Medizin gesehen. Es ist richtig, dass eine Gelbfärbung der Skleren möglicherweise auf eine Leberfunktionsstörung oder stark hervortretende Augäpfel auf eine Erkrankung der Schilddrüse hinweisen. Dass aber allgemein einzelne Teile des Gesichts Organe repräsentieren, steht im Widerspruch zur modernen Medizin und sollte von dieser klar abgegrenzt werden.

In der Alternativmedizin finden sich zahlreiche Ansätze, die mit dem Lesen des Gesichts Informationen über die Gesundheit erhalten wollen. Sie gehen davon aus, dass im Gesicht Mängel oder Krankheiten geschrieben stehen, noch bevor sie sich klinisch zeigen. Beispielsweise sollen bestimmte Nährstoffmängel im Gesicht erkannt und mit Schüßler-Salzen ausgeglichen werden können. Da jedoch Schüßler-Salze Mineralstoffe nur in homöopathischer Dosierung enthalten und keine Belege zur Wirksamkeit vorliegen, eignen sie sich nicht für einen Ausgleich von Mangelzuständen. Nicht zu vergessen ist, dass bestimmte pseudowissenschaftliche Theorien über Gesichtsmerkmale als Rechtfertigung der Rassenlehre im Dritten Reich dienten. Auch wenn die heutige Anwendung des Gesichtslesens keine rassistischen Motive verfolgt, ist dieses Verfahren ähnlich wie die Irisdiagnostik aufgrund der fehlenden Belege nicht aussagekräftig.

3.5 Einbindung der Traditionellen Chinesischen Medizin in unser Gesundheitssystem

Ähnlich wie bei den meisten komplementären Therapien gibt es in der TCM deutschlandweit keine klaren Rahmenbedingungen. TCM ist kein geschützter Begriff und darf von verschiedenen Berufsgruppen ausgeübt werden. Hierunter fallen:

- Ärztinnen und Ärzte: Im medizinischen Bereich ist die Zusatzbezeichnung Akupunktur, die nur ein Teilgebiet der TCM darstellt, am weitesten verbreitet. Viele Mediziner:innen der Allgemeinmedizin, Orthopädie oder Gynäkologie bieten Akupunktur als Zusatzleistung an. Hier gibt es unterschiedliche Qualifikationsstufen:

Das A-Diplom stellt die Grundqualifikation dar und umfasst 140 Unterrichtseinheiten in eineinhalb Jahren. Die offizielle Zusatzbezeichnung Akupunktur erhält man nach Abschluss des erweiterten A-Diploms von den jeweiligen Landesärztekammern, was zwei bis drei Jahre in Anspruch nimmt und 200–300 Unterrichtseinheiten vorsieht. Eine Prüfung bei der zuständigen Ärztekammer schließt sich an. Nur diese Zusatzbezeichnung berechtigt zur Abrechnung der Akupunktur mit den gesetzlichen Krankenkassen, die die Akupunktur bei Kniegelenksschmerzen und chronischen Schmerzen der Lendenwirbelsäule übernehmen. Nach Abschluss der Prüfung können Ärztinnen und Ärzte, die sich noch weiter fortbilden möchten, das B-Diplom erwerben (Deutsche Akademie für Akupunkur 2022). Zusätzliche Fortbildungen zur gesamten TCM oder zu einzelnen Bereichen wie der Phytotherapie, Qigong oder Diätetik sind von den einzelnen Gesellschaften nicht einheitlich geregelt, aber möglich.

So bietet zum Beispiel die Societas Medicinae Sinensis (SMS), die Internationale Gesellschaft für Chinesische Medizin, das Zertifikat CPC (Certified Physician of Chinese Medicine) an, eine sehr umfangreiche Ausbildung in allen Bereichen der TCM, die über 1000 Unterrichtseinheiten umfasst. Diese Qualifikation soll eine standardisierte ärztliche Ausbildung in Chinesischer Medizin liefern (Societas Medicinae Sinensis 2022). Auf dem Ärzteverzeichnis der Homepage der SMS ist einsehbar, welche Ärztinnen und Ärzte die Qualifikation CPC besitzen oder Fortbildungen in Akupunktur und Phytotherapie besucht haben. Die Suche funktioniert mit lokalem Suchradius, beinhaltet allerdings nur diejenigen Behandelnden, die sich bei der SMS fortgebildet haben.

Schließlich bietet sich in Deutschland noch die Möglichkeit von Masterstudiengängen für TCM an, wie zum Beispiel in München und Hamburg.

Es gibt also mehrere Optionen für ärztliche Weiterbildungen. In jedem Fall liegen ein sechsjähriges Medizinstudium und mehrere Jahre klinische Erfahrungen zugrunde.

- Kliniken: Seit einigen Jahren ist die TCM in Deutschland an verschiedenen Unikliniken angekommen. So existieren verschiedene Ambulanzen, die im Rahmen einer weiterführenden Behandlung Akupunktur und andere Richtungen aus der Chinesischen Medizin anbieten. Hierzu zählen beispielsweise die Ambulanz für Akupunktur und Chinesische Medizin am Universitätsklinikum Tübingen, eine Ambulanz für Traditionelle Chinesische Medizin am St. Elisabeth-Krankenhaus in Leipzig, das HanseMerkur Zentrum für TCM am Universitätsklinikum Hamburg-Eppendorf, eine Abteilung für TCM und Naturheilkunde an der Uniklinik Köln, das Institut für Naturheilkunde, Traditionelle Chinesische (TCM) und Indische Medizin (TIM) an der Klinik für Naturheilkunde & Integrative Medizin am Akademischen Lehrkrankenhaus der Universität Duisburg-Essen, die Hochschulambulanz für Naturheilkunde der Charité in Berlin, die ebenfalls Teile aus der TCM anbietet oder auch die komplementärmedizinische Sprechstunde in der Klinik für Radioonkologie und Strahlentherapie des Klinikums rechts der Isar der TU München.

Des Weiteren findet man einige TCM-Kliniken in Deutschland. Die älteste unter ihnen ist die TCM-Klinik Bad Kötzting, die ein multimodales Therapiekonzept aus TCM, Lebensstiltraining, psychosomatischer Medizin sowie gängiger westlicher Medizin anbietet (TCM-Klinik Bad Kötzting o. J.). Die Klinik am Steigerwald verbindet Chinesische Medizin und biologische Heilverfahren mit Tiefenpsychologie. Zusätzlich finden sich weitere Kliniken für Naturheilkunde, die ebenfalls Bestandteile der TCM in ihren Behandlungsalltag integrieren.

- Heilpraktiker:innen: Akupunktur und andere Bestandteile der TCM werden auch von ihnen angeboten. Leider ist in Deutschland die Ausbildung für Heilpraktiker:innen nicht einheitlich geregelt. So ist es möglich, dass eine mehrjährige Ausbildung absolviert oder eine Weiterbildung von wenigen Stunden besucht wurde. Für eine Erlaubnis, als Heilpraktiker:in zu arbeiten, gelten lediglich folgende Voraussetzungen: Die Anwärter:innen müssen mindestens 25 Jahre alt sein, einen Hauptschulabschluss vorweisen, keine schweren strafrechtlichen oder sittlichen Verfehlungen begangen und an einer Prüfung teilgenommen haben. **Eine Ausbildung ist folglich nicht Voraussetzung** (Landeshauptstadt München o. J.). Ob die Akupunktur bereits in der nicht obligatorischen Ausbildung gelehrt oder nach der Zulassung erlernt wurde, ist ebenfalls nicht geregelt. Umfassende Weiterbildungen im gesamten Bereich der TCM sind über diverse Institute möglich.

- Hebammen: Viele Hebammen haben Akupunktur in ihrem Repertoire, die sie bei Schwangeren zur Geburtsvorbereitung anwenden. Auch in einigen Kreißsälen in Deutschland wird die Akupunktur mittlerweile eingesetzt, um Ängste und Schmerzen unter der Geburt zu reduzieren.

- Weitere Anbieter:innen: Es gibt Berufsbilder aus dem Bereich der TCM außerhalb der Medizin und der Heilpraktiker:innenszene. Hierzu gehören

Qigong- oder Taiji-Lehrer:innen ebenso wie TCM-Ernährungsberater:innen. Die Berufsbezeichnung Ernährungsberater:in ist allerdings hierzulande ebenfalls nichts geschützt (Bundeszentrum für Ernährung o. J.). Auch die Berufe Ernährungscoach, Ernährungstherapeut:in oder Gesundheitsberater:in sind keine geschützten Berufsbegriffe und dürfen somit von jedem verwendet und verliehen werden. So lassen sich manche Ernährungsberaterzertifikate bereits nach einem Tag erwerben, während die staatlich anerkannte Ausbildung zu Diätassistent:innen drei Jahre dauert (Bundeszentrum für Ernährung 2018).

Zusammenfassend ist das Feld der TCM in Deutschland sehr unübersichtlich und unterliegt kaum Regulierungen. **Wer sich einer TCM-Behandlung unterziehen möchte, sollte sich also bei potenziellen Behandler:innen über Ausbildungen und Abschlüsse informieren.** Ferner ist es ratsam, vorab mit der Krankenkasse über die Erstattung einer geplanten TCM-Maßnahme zu sprechen. Private Krankenkassen übernehmen in der Regel die ärztlichen Kosten von Akupunktur und häufig auch Phytotherapie, also die Behandlung mit Kräutern. Eine Zusatzbezeichnung Akupunktur ist in diesem Fall nicht notwendig. Für gesetzliche Krankenkassen hingegen ist diese Zusatzbezeichnung Voraussetzung für die Erstattung der Akupunkturkosten. Phytotherapie wird von gesetzlichen Krankenkassen in der Regel nicht bezahlt. Aus diesem Grund schließen viele Patient:innen eine Zusatzversicherung ab. Hier ist darauf zu achten, ob diese für ärztliche Behandlungen oder für Heilpraktiker:innen gilt. Liegt weder eine private Versicherung noch eine Zusatzversicherung vor, wird die TCM meist auf Selbstzahlerbasis gezahlt. Einige Krankenkassen übernehmen oder bezuschussen Qigong- und Taijikurse.

Literatur

Bilton K, Zaslawski C (2016) Reliability of manual pulse diagnosis methods in traditional East Asian medicine: a systematic narrative literature review. J Altern Complement Med 22(8):599–609

Birkeflet O, Laake P, Vøllestad N (2011) Low inter-rater reliability in traditional Chinese medicine for female infertility. Acupunct Med 29(1):51–57

Bundeszentrum für Ernährung (2018) Traumberuf Ernährungsberater. Ernährung im Fokus 03–04

Bundeszentrum für Ernährung (o.J.) „Die nötige Qualifikation eines Ernährungsberaters". https://www.bzfe.de/die-noetige-qualifikation-eines-ernaehrungsberaters/. Zugegriffen am 2022

Der Gelbe Kaiser (2011a) Die Unterscheidung von Schmerzen. Der Gelbe Kaiser. München, Knaur, S 204

Der Gelbe Kaiser (2011b) Pulsanalyse. Der Gelbe Kaiser. München, Knaur, S 104–110

Deutsche Akademie für Akupunktur (2022) „Ausbildungsleitfäden". https://www.akupunktur.de/aerzte/ausbildunghumanmedizin/ausbildungsleitfaden.html. Zugegriffen am 19.03.2023

Dragon Rises College (o.J.) „Programs – methods – contemporary Chinese pulse diagnosis". https://dragonrises.edu/programs/methods/. Zugegriffen am 19.03.2023

Ernst E (1999) Iridology: a systematic review. Forsch Komplementarmed 6(1):7–9

Ernst E (2019) Heilung oder Humbug? 150 alternativmedizinische Verfahren von Akupunktur bis Yoga. Springer, Berlin, S 233 f

Fachverband Deutscher Heilpraktiker (o.J.) „Irisdiagnose". https://www.heilpraktiker.org/irisdiagnose. Zugegriffen am 20.03.2023

Franz W (1999) „Vitalismus – Mechanismus". https://www.spektrum.de/lexikon/biologie/vitalismus-mechanismus/69730. Zugegriffen am 13.11.2022

Hajar R (2018) The pulse in ancient medicine part 1. Heart Views 19(1):36–43

Hempen C-H (1991) Die Medizin der Chinesen. Goldmann, München, S 26–42

Hempen C-H (2014) dtv-Atlas Akupunktur. Deutscher Taschenbuch Verlag, München, S 11

Hempen C-H, Hummelsberger J (2020) Traditionelle Chinesische Medizin (TCM) – vom Mythos zur Evidenz. Bundesgesundheitsbl Gesundheitsforsch Gesundheitsschutz 63(5):570–576

Ho LTF, Chung VCH, Wong CHL, Wu IXY, Lan KC, Wu D, Yeung JWF, Zhang NL, Leung TH, Wu JCY (2021) Evaluating traditional Chinese medicine diagnostic instruments for functional dyspepsia: A systematic review on measurement properties. Integr Med Res 10(3):100713

Hon T-K (2019) „Chinese philosophy of change (Yijing)". https://plato.stanford.edu/archives/sum2019/entries/chinese-change/. Zugegriffen am 06.03.2023

Hsu PC, Wu HK, Chang HH, Chen JM, Chiang JY, Lo LC (2021) A perspective on tongue diagnosis in patients with breast cancer. Evid Based Complement Alternat Med 2021:4441192

Kim M, Cobbin D, Zaslawski C (2008) Traditional Chinese medicine tongue inspection: an examination of the inter- and intrapractitioner reliability for specific tongue characteristics. J Altern Complement Med 14(5):527–536

Lamberty P, Nocun K (2022) Gefährlicher Glaube – die radikale Gedankenwelt der Esoterik. Bastei Lübbe, Köln, S 20–28

Landeshauptstadt München (o.J.) „Allgemeine Heilpraktikererlaubnis". https://stadt.muenchen.de/service/info/gesundheitsschutz/1072000/. Zugegriffen am 20.03.2023

Lo LC, Chen YF, Chen WJ, Cheng TL, Chiang JY (2012) The study on the agreement between automatic tongue diagnosis system and traditional Chinese medicine practitioners. Evid Based Complement Alternat Med 2012:505063

Matos LC, Machado JP, Monteiro FJ, Greten HJ (2021) Can traditional Chinese medicine diagnosis be parameterized and standardized? A narrative review. Healthcare (Basel) 9(2):177

Metzler Lexikon Philosophie (o.J.) „Esoterisch/Exoterisch". https://www.spektrum. de/lexikon/philosophie/esoterisch-exoterisch/629. Zugegriffen am 04.03.2023

Mist S, Ritenbaugh C, Aickin M (2009) Effects of questionnaire-based diagnosis and training on inter-rater reliability among practitioners of traditional Chinese medicine. J Altern Complement Med 15(7):703–709

Psiram (o.J.) „Human design". https://www.psiram.com/de/index.php/Human_Design_System. Zugegriffen am 07.03.2023

Quin CE (1994) The soul and the pneuma in the function of the nervous system after Galen. J R Soc Med 87(7):393–395

Schnyer RN, McKnight P, Conboy LA, Jacobson E, Ledegza AT, Quilty MT, Davis RB, Wayne PM (2019) Can reliability of the Chinese medicine diagnostic process be improved? Results of a prospective randomized controlled trial. J Altern Complement Med 25(11):1103–1108

Societas Medicinae Sinensis (2022) „CPC – Die Komplettausbildung der Ärztlichen Schule". https://www.tcm.edu/aerztemedizinstudenten/cpc-ausbildung/. Zugegriffen am 20.03.2023

Spektrum – Lexikon der Psychologie (o.J.) „Esoterik". https://www.spektrum.de/lexikon/psychologie/esoterik/4438. Zugegriffen am 04.03.2023

Stangl W (o.J.) „Barnum-Effekt – Online Lexikon für Psychologie und Pädagogik." https://lexikon.stangl.eu/531/barnum-effekt. Zugegriffen am 17.11.2022

TCM-Klinik Bad Kötzting (o.J.) „Multimodales Therapiekonzept". https://tcm.info/tcm-klinik/therapieangebot/multimodales-therapiekonzept/. Zugegriffen am 10.11.2022

Tschech B (o.J.) „Irisdiagnostik". https://www.naturheilkunde.de/naturheilverfahren/irisdiagnostik.html. Zugegriffen am 20.03.2023

Unschuld P (2013) „Die erstaunliche Wiederkehr der Traditionellen Chinesischen Medizin". Spektrum Kompakt

Yuan L, Yang L, Zhang S, Xu Z, Qin J, Shi Y, Yu P, Wang Y, Bao Z, Xia Y, Sun J, He W, Chen T, Chen X, Hu C, Zhang Y, Dong C, Zhao P, Wang Y, Jiang N, Lv B, Xue Y, Jiao B, Gao H, Chai K, Li J, Wang H, Wang X, Guan X, Liu X, Zhao G, Zheng Z, Yan J, Yu H, Chen L, Ye Z, You H, Bao Y, Cheng X, Zhao P, Wang L, Zeng W, Tian Y, Chen M, You Y, Yuan G, Ruan H, Gao X, Xu J, Xu H, Du L, Zhang S, Fu H, Cheng X (2023) Development of a tongue image-based machine learning tool for the diagnosis of gastric cancer: a prospective multicentre clinical cohort study. EClinicalMedicine. 2023 Feb 6;57:101834.

Zhao C, Li GZ, Wang C, Niu J (2015) Advances in patient classification for traditional Chinese medicine: a machine learning perspective. Evid Based Complement Alternat Med 2015:376716

4

Gesundheit oder Geschäft: Kritische Trends alternativer Richtungen in der Gesundheitsbranche

4.1 Die kreative Entstehung neuer Berufsfelder

4.1.1 Das System „Coach"

Während nur Ärztinnen, Ärzte, Hebammen sowie Heilpraktiker:innen Akupunktur durchführen dürfen, ist die Ausstellung eines verschreibungspflichtigen Arzneimittels ausschließlich durch Mediziner:innen, aber nicht durch Heilpraktiker:innen gestattet. Unter die chinesischen Arzneimittel, die unbedingt aus der Apotheke bezogen werden sollten, fallen einige wenige, die rezeptpflichtig sind. Alle anderen dürfen auch von Heilpraktiker:innen verordnet werden, da sie frei verkäuflich sind.

Abseits von Akupunktur und Kräutern hat sich ein wachsender Markt entwickelt, der auf Gesundheitsförderung und -beratung abzielt und neben dem regulären Gesundheitssystem existiert: die Coaching-Szene. Während Coaching in der Businesswelt schon lange ein fester Bestandteil ist, um Führungskräfte und Personal zu bestimmten Aufgabenstellungen zu schulen und zu motivieren, gibt es mittlerweile Coaches für fast alle Bereiche. Darunter fallen seriöse und fachlich gut ausgebildete Berater:innen, die mit etablierten und transparenten Methoden arbeiten und so einen Mehrwert schaffen können. Leider haben sich aber in den Bereichen Persönlichkeitsentwicklung, Business und Gesundheit auch recht zweifelhafte Coaching-Programme entwickelt, die unter anderem auf Social Media auf Kund:innenfang gehen. Um Health Coach zu werden, bedarf es keiner Ausbildung, Qualifikation oder Prüfung. Jede:r kann Health Coach werden und andere Menschen im eigenen Interessensgebiet, das gern als „Herzensthema" betitelt wird, coachen. Diese Coaches suchen sich eine Nische, zu denen Ayurveda genauso gehört wie TCM.

Hierbei habe ich mehrfach folgende bedenkliche Beobachtungen gemacht:

In hochpreisigen Kursen verkaufen Business-Coaches Anleitungen, wie sich durch Coaching-Programme hohe Einnahmen erzielen lassen. Diese Berater:innen präsentieren sich oft mit großem Selbstbewusstsein, stellen ihren vermeintlichen Wohlstand in den Vordergrund und betonen ihr hohes Einkommen („fünfstellig im ersten Monat"). Das Auftreten ist weniger das Problem als vielmehr die Tatsache, dass sie offen propagieren: Der Bereich Gesundheit eignet sich prima zum Geldverdienen! Health Coach ist ein lukrativer Beruf! So motivieren sie Menschen ohne medizinischen Hintergrund, eigene Gesundheitsprogramme zu verkaufen. Meldet ein:e Teilnehmer:in des Kurses Zweifel an der eigenen Kompetenz oder Qualifikation an, wird ihr oder ihm beispielsweise das Impostor-Syndrom eingeredet. Dieses Syndrom ist keine medizinische Diagnose, sondern hat sich im populären Sprachgebrauch etabliert, um ein psychologisches Phänomen zu beschreiben, bei dem Betroffene (meist Frauen) von starken Selbstzweifeln gequält werden. Diese Selbstzweifel beziehen sich auf eigene akademische oder berufliche Leistungen und sind für Außenstehende häufig nicht nachzuvollziehen, da sie Erfolge sehen, die jedoch die betroffene Person nicht anerkennen kann. Bedenken bezüglich der eigenen Kompetenz als medizinischer Laie sind durchaus gerechtfertigt, wenn es darum geht, anderen Menschen Gesundheitsratschläge zu erteilen. In vielen dieser Businesskurse wird den Teilnehmenden jedoch bewusst dieses gesunde Bauchgefühl ausgeredet. Nach dem Motto „Du kannst alles schaffen, wenn du es nur willst" und „Wenn ich es geschafft habe, dann schaffst du es auch", wollen unseriöse Business-Coaches Menschen ohne adäquate medizinische Ausbildung neue Berufschancen eröffnen, zu denen unter anderem die Gesundheitsbranche zählt. So dringen sie in einen vulnerablen Bereich vor, der weitestgehend unkontrolliert ist. Ob TCM oder Ayurveda – die sozialen Medien suggerieren, dass sich jede:r ein neues berufliches Standbein schaffen kann, wenn er oder sie sich nur dazu berufen fühlt. So bietet beispielsweise die BaBlü-Akademie, ein Online-Schulungsunternehmen für „ganzheitliche Gesundheit", nach eigenen Angaben 150 verschiedene Kurse rund um das Thema komplementäre Methoden an. Während Energetik in einer Reihe mit Heilkräuterkunde aufgezählt wird, betont das Unternehmen auf fast allen Seiten, dass keine beruflichen Vorkenntnisse erforderlich sind und die Kurse sich an alle richten, die sich durch weiterführende Qualifikationen neue berufliche Chancen aufbauen oder sich komplett neu orientieren wollen. Dieses Vorgehen ist keine Seltenheit: Es existieren unzählige private Anbieter:innen, die Kurse zu alternativen Therapien, Ernährungsberatung oder anderen gesundheitsbezogenen Weiterbildungen an Laien verkaufen.

Gerade in der Coronapandemie ist das ortsunabhängige Arbeiten immer beliebter geworden. Die Vorstellung, auf der Terrasse einer Pool-Villa in Bali oder an einem angesagten Surfer-Spot auf Teneriffa bequem vom Laptop aus zu arbeiten und mit Coaching ausreichend Geld für einen flexiblen Lebensstil zu verdienen, erscheint äußerst verlockend. Daher wird mit diesem Bild allzu oft geworben. Schlagwörter wie Unabhängigkeit, Freiheit und Raus-aus-dem-Hamsterrad stellen mehr den Wunsch nach einer beruflichen Veränderung als vielmehr die Inhalte des Berufs in den Vordergrund. Es scheint keine Frage mehr zu sein, *was* man anbietet, sondern vielmehr *ob* man es nur will.

Da viele Menschen mit dem Gesundheitssystem unzufrieden sind, sich nicht wahrgenommen fühlen und lange Wartezeiten für fachärztliche Termine in Kauf nehmen müssen, bieten sich Angebote rund um das Thema Gesundheit an, um einen Gegenpol zu dieser Unzufriedenheit zu schaffen. Da sich die Schulmedizin nicht dazu eignet, Inhalte in Coachings wiederzugeben, greifen Health Coaches auf verschiedene CAM-Methoden zurück. Das hat für sie den Vorteil, dass den Inhalten durch mangelnde Regulierungen kaum Grenzen gesetzt sind. Aus diesem Grund treten gerade auf Social Media vermehrt Hormon-, Schilddrüsen-, Darmgesundheits-, Weiblichkeits-, Kinderwunsch- und eben auch TCM-Coaches auf, um ihre teils unwissenschaftlichen, unbelegten und mit der modernen Medizin in Widerspruch stehenden Methoden zu verbreiten. Im besten Fall kennen diese Coaches ihre Grenzen und fungieren als unterstützende Begleitung, indem sie ihre Klient:innen zu ausgewogener Ernährung, mehr Bewegung und Stressreduktion motivieren oder ihre Alltagsabläufe sinnvoll optimieren sowie Gestaltungsmöglichkeiten für Beruf oder Privatleben trotz Erkrankung aufzeigen. So können sie als mentale Hilfe und wertvolle Ressource für ihre Klient:innen dienen. Leider habe ich jedoch auch die Beobachtung gemacht, dass einige Coaches ihre Kompetenz klar überschreiten, indem sie von Medikamenten und moderner Medizin abraten und stattdessen auf unbelegte Ernährungsratschläge oder Nahrungsergänzungsmittel setzen.

Natürlich steht es letztendlich jedem Menschen frei, auch dieses Angebot anzunehmen. Durch Manipulation, aggressives Umwerben und gefälschte Bewertungen ist es mitunter gar nicht so leicht, sich dem Coach zu entziehen, ist der Kontakt erst einmal hergestellt. Gerade in Phasen psychischer Unsicherheit können auf diese Weise manipulative Health Coaches Menschen anziehen und zu Käufen überreden, die sie in stabileren Phasen womöglich nicht tätigen würden. Auf Social Media treiben einige dieser Coaches ihr Unwesen und schreiben gezielt Accounts an, die sich offen zu ihren körperlichen oder psychischen Erkrankungen bekennen. Hier treten sie dann ziemlich hartnäckig und offensiv auf, wie mir viele Betroffene berichtet haben. Dies reicht bis hin zu Beleidigungen, man wolle gar nicht gesund werden, wenn man das Coaching-Programm ablehnt. Sicherlich ist ein derartiges Vorgehen nicht die Regel, doch sind es schlussendlich diejenigen, die auffallen.

Durch diese Entwicklung bilden sich neue Berufsfelder, die sich je nach Marketing nicht so einfach von sachkundigen Behandelnden mit medizinischem Hintergrund abgrenzen lassen. Hier kommt es mitunter zu Pyramidenstrukturen, wenn die Kursteilnehmer:innen wiederum ihr Wissen weiterverkaufen, um ihre „Erfolgsstory" finanziell zu pushen (Abb. 4.1).

An der Spitze der Pyramide befinden sich hochkarätige oder zumindest hochpreisige Coaches, die nicht selten in diversen Medien einen gewissen Bekanntheitsgrad erlangt haben. Ihr Wissen ist nicht unbedingt auf Gesundheitsthemen spezialisiert. Vielmehr sind sie Meister in der Vermarktung ihrer eigenen Kurse und bestechen durch Charisma, Emotionalität und Überzeugungsgeschick. Sie üben unbestritten eine hohe Anziehungskraft aus und stellen ihren Lifestyle offen zur Schau, sodass ihre Kursteilnehmer:innen auch gern „ein Stück des Kuchens" abhaben wollen. Die Coaches suggerieren den Interessent:innen, dass sie nach Abschluss ihrer Kurse ihr Hobby zum Beruf

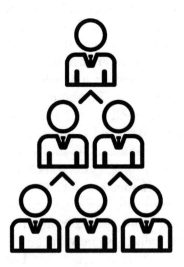

Abb. 4.1 Pyramidenstruktur im Coaching

machen und in ein profitables Online-Business verwandeln können. Dass nur ein geringer Prozentsatz der Kursabsolvent:innen später überhaupt an die Einnahmen von Ober-Coaches heranreicht, liegt auf der Hand. Hoffnung auf finanziellen Reichtum zu schüren, ist ein alter und bewährter Geschäftszweig. Doch nicht nur das Einkommen nimmt von oben nach unten in der Pyramide ab, auch die Qualität der Inhalte kann leiden. Denn wenn gerade im Gesundheitsbereich an der Spitze der Pyramide tatsächlich eine gut ausgebildete Person sitzt und ihr Wissen weitergibt, ist das für die nachfolgenden Ebenen nicht zwangsweise der Fall.

So geschieht es, dass Laien andere Laien unterrichten und diese wiederum Kurse an Laien weitergeben.

Am Ende dieses Pyramidensystems stehen jedoch diejenigen, die direkten Kontakt zu Kund:innen haben und ihr Wissen anwenden.

Im Coaching lassen sich Akupunktur und Chinesische Phytotherapie schlecht anwenden. Daher konzentrieren sich die meisten Coaches mit TCM-Hintergrund auf die Ernährungslehre nach TCM. Auch hier ist die Bandbreite sehr groß, wie weit das Angebot reicht: Während einige lediglich bei der TCM-Ernährung im Sinn einer Inspiration für abwechslungsreiche und ausgewogene Gerichte beraten, ziehen andere Verbindungen zu Erkrankungen, wo sie nicht angebracht sind. So geben sie Heilversprechen ab, die eigentlich verboten sind. Reglementierungen müssen sie nur selten fürchten, da es keine Kontrollmechanismen gibt.

Häufig weisen Gesundheits-Coaches gar keine fachliche Ausbildung auf, sondern ziehen ihr Wissen aus ihrer eigenen Erkrankung und womöglich der Genesung. Dass eine Krankheit vorübergeht, kann mehrere Gründe haben und muss nicht in einem kausalen Zusammenhang mit bestimmten Methoden der Ernährung, Meditation oder Substitution von Nahrungsergänzungsmitteln stehen. Menschen neigen jedoch dazu, Zusammenhänge zu suchen und zu finden. Hier können dann vorschnell Rückschlüsse gezogen werden wie: „Seit ich auf Gluten verzichte, ist meine Depression geheilt". Dass ein Verzicht auf Gluten von Ärztinnen und Ärzten lediglich bei Zöliakie empfohlen wird, taucht als bahnbrechende neue Erkenntnis auf, die gern mit anderen Betroffenen geteilt werden möchte. Während der Austausch von Erfahrungen bei Erkrankungen unglaublich wertvoll und unterstützend ist und deswegen vielen Erkrankten und deren Angehörigen zu einer Teilnahme an einer Selbsthilfegruppe geraten wird, ist es zweifelhaft, wenn diese Erfahrung im Sinn eines Coachings verkauft wird. Hierbei ist weniger der Wille, Geld zu verdienen das Problem (wir alle wollen und müssen Geld verdienen) als vielmehr die Gefahr, dass Betroffene so an unqualifizierte und falsche Informationen gelangen.

Die Grenze zur Esoterik ist bei diversen Health Coachings schwimmend. Der innovativ und seriös klingende Begriff Coach verleitet inzwischen einige Anbieter:innen esoterischer Kurse dazu, ihre Konzepte zu überarbeiten und sich mit modernerer Wortwahl zu schmücken. Aus Heiler wird Coach und Naturwissenschaften werden herangezogen, um den Theorien einen wissenschaftlichen Anstrich zu verleihen (Stamm 2022). So dienen komplizierte pseudowissenschaftliche Formulierungen aus Quantenphysik, Biologie oder Epigenetik als Nachweise, die zunächst sehr nachvollziehbar klingen, aber häufig jeder Sinnhaftigkeit entbehren.

Dabei sind Zertifikate leider kein Garant für Qualität, da Anbieter:innen ihre eigenen Zertifikate erstellen können. Auch ist es ein leichtes, Bewertungen („testimonials") zu fälschen. Hier sollte intensiv Zeit aufgewendet werden, um die Erfahrungen von Coaches zu prüfen.

4.1.2 Das Einmaleins der Coaching-Suche

Wer sich auf die Suche nach Gesundheits-Coaching machen möchte, sollte folgende *Red Flags* im Auge behalten, die auf unseriöse Health Coaches hinweisen können:

- Die/der Coach drängt zum Kauf eines Programms und übt Druck aus („Ab morgen kostet der Kurs 200 € mehr.").
- Ihre oder seine Expertise beruht auf Anekdoten und nicht auf fachlicher Qualifikation („Ich habe meine Krebserkrankung selbst durch Rohkost geheilt und träume jetzt davon, dieses Wissen an tausende Menschen weiterzugeben.").
- Die/der Coach zeigt wenig Transparenz bei ihrer/seiner fachlichen Expertise und Qualifikation („Ich habe die Schule des Lebens besucht.").
- Die/der Coach wertet Ärztinnen und Ärzte, Pharmaindustrie und wissenschaftliche Medizin ab („Die Ärzte und Pharma wollen gar nicht, dass du gesund wirst. Du sollst dein Leben lang Pillen schlucken.").
- Sie oder er gibt an, über besonderes und einzigartiges Wissen zu verfügen, das Mediziner:innen nicht haben („Ärzte kapieren es einfach nicht, aber dabei ist es so einfach. Ich zeige dir wie!").
- Sie oder er drängt zum Kauf von Nahrungsergänzungsmitteln und bewirbt sie mit Heilversprechen („Dieses Mittel hilft nachgewiesenermaßen gegen Rheuma, Depressionen und sogar Krebs.").
- Sie oder er gibt eine Mitschuld an der Erkrankung („Du entscheidest jeden Tag aufs Neue für deine Gesundheit.").

- Sie oder er überschätzt den Einfluss von einzelnen Lebensmitteln auf die Gesundheit („Selleriesaft jeden Morgen.").
- Sie oder er überschätzt den Einfluss von einzelnen Lebensmitteln auf Krankheiten („Zucker ist Gift") und zieht vereinfachte und falsche Rückschlüsse („Mit der richtigen Ernährung gelingt dir die Heilung, denn du bist, was du isst.").
- Mangelnde Transparenz über die Inhalte des Programms werden durch komplexe und unsinnige Sprache überdeckt („Dieses Programm basiert auf energetischen Ansätzen der Quantenmedizin und hilft dir, tiefgreifende Prozesse in deinem Körper neu zu programmieren.").
- Sie oder er benutzt Wissenschaft zu Werbezwecken, fokussiert sich jedoch auf Einzelstudien, anstatt den allgemeinen Konsens zu beachten („Kurkuma verringert nachgewiesenermaßen Entzündungen im Körper.").
- Sie oder er ist immun gegen Kritik und wird gereizt, wenn Bedenken geäußert werden („Mach dich nicht lächerlich!").

Seriöse Coaches warten bis sie kontaktiert werden und gehen nicht aggressiv und aufdringlich auf Kundenfang auf Social Media. Zudem lassen sie Bedenkzeit, sind offen und ehrlich bei Nachfragen, haben transparente Preise und zeigen Interesse an Erwartungen, Sorgen und Vorerkrankungen. Die/der Coach zeigt sich realistisch hinsichtlich gemeinsamer Ziele und wertet die Medizin weder ab noch will sie/er die Kund:innen dazu bewegen, Medikamente abzusetzen oder Therapien abzubrechen.

Es gibt seriöse und hilfreiche Coaches auch in der Gesundheitsbranche. Allerdings sollte beachtet werden, dass die Coaching-Industrie weitgehend keinen Regelungen unterliegt und es keine einheitlichen Zertifikate gibt. Health Coaching ist ein profitabler Markt, der verschiedene Formen der Alternativmedizin beinhaltet und dabei Menschen mit körperlichen und seelischen Beschwerden adressiert. Im Zusammenhang mit TCM wird Coaching häufig als Ernährungsberatung angeboten. Es lohnt sich, vor der Inanspruchnahme einer Dienstleistung sich intensiv über die Qualifikationen der Coaches zu informieren.

4.2 Mafiöse Vertriebsstrukturen der Nahrungsergänzungsmittelindustrie

Im Zusammenhang mit Coaching-Vertriebsstrukturen lohnt ein Blick auf die Industrie der Nahrungsergänzungsmittel (NEM), da diese einen lukrativen, milliardenschweren Geschäftszweig darstellen und ebenfalls von vielen Health Coaches, Influencer:innen oder Privatpersonen beworben und vertrieben werden. An dieser Stelle folgt ein allgemeiner Teil über NEM. Ein spezieller Teil in Bezug auf TCM ist im Kapitel über die Chinesischen Arzneimittel nachzulesen.

4.2.1 Rechtliche Hintergründe von Nahrungsergänzungsmitteln

Bei NEM handelt es sich aus rechtlicher Sicht um Lebensmittel, die, wie der Name sagt, die Nahrung ergänzen sollen, wenn eine ausreichende Zufuhr von bestimmten Nährstoffen nicht gewährleistet ist. Das kann zum Beispiel bei einer veganen Lebensweise Sinn machen. Hier sollte Vitamin B12 supplementiert werden, da es in tierischen Produkten enthalten ist und bei dieser Ernährungsweise nicht ausreichend dem menschlichen Körper zugeführt werden kann. NEM werden in verschiedenen Formen wie beispielsweise als Kapseln, Pulver, Tabletten, Pillen oder Flüssigkeiten angeboten. Bei NEM handelt es sich nicht um Arzneimittel, weshalb sie auch kein Zulassungsverfahren benötigen, um auf den Markt zu kommen. Es mag viele überraschen, dass sie ohne irgendeine Prüfung von Qualität, Wirksamkeit oder Sicherheit verkauft werden dürfen. Für diese Faktoren ist allein der Hersteller verantwortlich. Arzneimittel hingegen müssen ein Zulassungsverfahren mit mehreren Schritten durchlaufen und in klinischen Studien ihre Wirksamkeit und Sicherheit beweisen. Um ein NEM in den Verkehr zu bringen, reicht es, den Namen des Produkts sowie den Hersteller zu nennen und ein Muster des Etiketts vorzulegen (Klartext Nahrungsergänzung 2021).

NEM werden in Drogerien, Supermärkten, Apotheken und natürlich im Internet angeboten. Bekannt sind Vitamin-C-Brausetabletten, Magnesiumpräparate oder Multivitaminpillen. Daneben gibt es zahlreiche pflanzliche Mittel, die als NEM verkauft werden. Hier setzt das Marketing der „Natürlichkeit" an: Firmen suggerieren, dass „natürliche" Mittel harmloser, gesünder und sanfter seien als „chemische" Mittel, womit Medikamente der Pharmaindustrie gemeint sind, denen dadurch ein schlechtes Image verpasst wird.

Gleichzeitig dürfen jedoch NEM nicht mit krankheitsbezogenen Aussagen werben. Das bedeutet, dass es beispielsweise verboten ist, ein Cranberryextrakt damit zu bewerben, dass es gegen Blasenentzündungen hilft, selbst wenn in der breiten Bevölkerung ein Zusammenhang zwischen Cranberrys und Blasenentzündungen bekannt ist. Bei einigen Stoffen hingegen sind bestimmte Health Claims, also gesundheitsbezogene Aussagen, erlaubt. Das ist nur dann der Fall, wenn diese Aussagen als erwiesen gelten. Im Jahr 2006 hat die EU die Health-Claims-Verordnung erlassen, die die erlaubten Claims regelt. So ist bei Vitamin C der Zusatz „trägt zur normalen Funktion des Immunsystems bei" erlaubt. An diesen Wortlaut müssen sich die Firmen halten, sodass sie nicht einfach schreiben dürften „Vitamin C hilft gegen Erkältungen" – was ohnehin nicht korrekt ist. Allerdings bedienen sich die Hersteller eines Tricks: Ist für das gewünschte Produkt kein Health Claim zugelassen, mischen sie einfach einen Stoff unter, für den der Health Claim erlaubt ist (Klartext Nahrungsergänzung 2023).

Doch selbst wenn NEM nicht mit irgendwelchen Aussagen und Versprechen beliebig beworben werden dürfen, passiert dies dennoch regelmäßig. Gerade auf Social Media, ein Eldorado für Scharlatane, wird allzu gern dieses Verbot umgangen. Auch wenn es sich bei Sozialen Medien nicht um einen rechtsfreien Raum handelt, sind Kontrollen und Ahndungen eher rar. Das wissen natürlich auch Influencer:innen. Eine Stichprobe der Lebensmittelaufsicht in den Regierungsbezirken Stuttgart und Tübingen überprüfte im Jahr 2021 die Instagram-Auftritte von 38 Lebensmittelunternehmen und die Beiträge von 68 Influencer:innen auf die Wahrung der Verordnung für zugelassene Health Claims. Die Behörde fand heraus, dass sich von den circa 1000 Beiträgen der Unternehmen 40 % nicht an die Regelungen hielten. Bei Influencer:innen fand die Behörde 44 Health Claims, die sogar zu 90 % gegen die Verordnung verstießen. Dass Influencer:innen eine sehr große Reichweite haben, verschärft dieses Problem. Da die unerlaubten gesundheitsbezogenen Aussagen zu zwei Dritteln nur auf Instagram, aber nicht auf den Internetseiten und in den Online-Shops der Unternehmen gefunden wurden und dort auf ein Verbot der Bewerbung der Mittel sogar ausdrücklich hingewiesen wurde, geht die Behörde von Vorsatz aus und vermutet, dass die entsprechenden Firmen sehr wohl wissen, dass auf Social Media „mehr möglich" ist (Schätzle 2022).

4.2.2 Mit Nahrungsergänzungsmitteln reich werden

Häufig liegt dem Vertrieb von NEM ein Multi-Level-Marketing (Netzwerk-Marketing) zugrunde, bei dem selbstständige Vertriebspartner:innen sowohl mit dem Verkauf der NEM werben als auch andere Menschen als Verkäufer:innen gewinnen möchten, um so eine Provision zu erhalten. Je nachdem in welcher Ebene sich die Verkäufer:innen befinden, kann es sich um einen sehr rentablen Zusatzverdienst handeln. Ähnlich wie bei der vorausgegangen Beschreibung der Coaching-Szene werben die Verkäufer:innen aktiv mit finanzieller Freiheit, flexiblen Arbeitszeiten, passivem Einkommen und anderen Attributen, die zu dem Motto „Raus aus dem Hamsterrad" passen.

Hier entsteht der Eindruck, dass weniger die Vorzüge oder Inhalte der NEM als vielmehr die Möglichkeit des schnellen Geldes im Vordergrund stehen. Mir wurden in den letzten Jahren einige Videos geschickt, in denen Vertriebler:innen im Bereich NEM für die Vorzüge ihrer Firma werben. Fast immer ging es tatsächlich hierbei nur um die Versprechen, Geld zu machen. Was das Besondere an den Mitteln war, habe ich nicht erfahren. Ein Blick auf die Seite von PM-International, dem Mutterkonzern der NEM-Marke *Fitline*, bestätigt meine Erfahrung: Hier wird mit den Schlagwörtern Freiheit, Sicherheit und Unabhängigkeit geworben. Bilder von glücklichen Familien und erfolgreichen Geschäftsleuten unterstreichen den Eindruck einer heilen Welt. Fotos von Riesenevents für Vertriebspartner:innen und Erfahrungsberichte von Menschen, die dank der PM-Produkte ihren alten Job kündigen konnten, vervollständigen das Selbstverständnis des Konzerns. Und wieder werden frei wählbare Arbeitszeiten, Unabhängigkeit, Schulungen an Businessakademien und sogar die Möglichkeit auf ein Leasingfahrzeug in Aussicht gestellt. Optisch hervorgehoben findet sich ein Button „Partner werden". Hier kann ich mich gleich registrieren, eine betreuende Vertriebspartnerin oder ein -partner werden mir namentlich genannt und ich erhalte eine Auswahl von verschiedenen Mitteln im Abo, für die ich zwischen 80 und 450 € zahlen soll. Was ich da eigentlich kaufe und letztendlich zukünftig verkaufen soll, scheint zweitrangig. Bin ich erst einmal in Vorleistung getreten für diese Mittel, habe ich natürlich begründetes Interesse daran, diese auch wieder zu verkaufen und neue Vertriebspartner:innen zu finden, bei denen ich mitverdienen kann.

Wer ist die Zielgruppe?

NEM-Unternehmen setzen gezielt auf bestimmte Gruppen, die sie als potenzielle Vertriebspartner:innen identifizieren:

Häufig richtet sich die Akquise gezielt an alleinerziehende Mütter. Oftmals werden sie von Frauen angesprochen, die sich in ähnlichen Lebenssituationen befinden und von vergangenen Herausforderungen erzählen, wie finanziellen Engpässen und der schwierigen Balance zwischen Beruf und Familie. Diese Gemeinsamkeiten schaffen eine Verbindung und bauen Vertrauen auf. Anschließend berichten sie, wie sie den Pfad zur finanziellen Unabhängigkeit entdeckt haben und bieten an, die Lösung zu teilen. Das Bestreben, neben der regulären Arbeit zusätzliche Einkommensquellen zu erschließen, ist absolut verständlich und legitim. Vielleicht lässt sich durch den Verkauf von NEM, verbunden mit einem Zuverdienst, die Lebensqualität zumindest teilweise steigern. Kritik an dem Wunsch, mehr Geld zu verdienen, wäre in dieser Hinsicht unangebracht. Dennoch ist es essenziell zu betonen, dass die gezielte Ansprache dieser Zielgruppe eine bewusste Strategie der NEM-Unternehmen darstellt.

Wie oben schon erwähnt, sind Influencer:innen ebenfalls eine sehr dankbare Zielgruppe. Sie haben eine große Reichweite und eine gewisse Glaubwürdigkeit – dadurch, dass sie ihre Follower:innen mehrmals täglich durch ihren Alltag mitnehmen. Ihre Follower:innen haben das Gefühl, sie auf diese Art fast schon zu kennen. Durch diese Zielgruppe können NEM bei einer breiten Masse beworben werden. Rabattcodes zu geben, ist dabei üblich. Auch ist es möglich, die genannten verbotenen Health Claims zu umgehen, indem die Influencer:innen ihre Erfahrung bei bestimmten gesundheitlichen Fragestellungen teilen und berichten, welches Mittel dabei „geholfen" habe. In diesem Bereich werden NEM für die Schönheit ebenso propagiert wie für Kinder, die angeblich dringend notwendig seien, wenn das Kind kein Gemüse essen will.

Doch auch Mediziner:innen oder Heilpraktiker:innen sind für die Hersteller von NEM eine dankbare Zielgruppe, da sie besonderes Vertrauen genießen. Zwar ist es Ärztinnen und Ärzten nicht erlaubt, NEM zu verkaufen, doch können sie dieses Verbot leicht umgehen, indem sie ein separates Gewerbe für den Vertrieb von NEM auf dem Papier gründen und hierfür ein getrenntes Konto anlegen.

Wie wird verkauft?

Um NEM erfolgreich zu vertreiben, bedienen sich Firmen diverser Tricks:

1. **Schaffung eines Bedürfnisses**
   Ein zentrales Ziel ist es, bei potenziellen Kund:innen das Gefühl zu erzeugen, sie bräuchten unbedingt dieses spezielle Produkt. Während es durchaus Situationen gibt, in denen NEM sinnvoll sind, etwa bei einem

nachgewiesenen Nährstoffmangel, werden an dieser Stelle unbegründete Bedürfnisse geschaffen. Ein gängiges Argument: Unsere Lebensmittel seien aufgrund ausgelaugter Böden nährstoffarm, sodass wir ohne NEM nicht auskommen würden. Doch Studien zeigen, dass eine ausgewogene Ernährung durchaus den täglichen Bedarf decken kann (Marles 2017).

2. **Spiel mit der Angst**

Hier setzt eine andere Masche an, nämlich das Spiel mit der Angst. Die Angst, nicht ausreichend versorgt zu sein, krank zu werden, gepaart mit der Hoffnung, eine Erkrankung durch Einnahme eines Präparates zu verhindern – genau das sorgt für volle Kassen in der NEM-Industrie. Besonders perfide ist, wenn Eltern suggeriert wird, ihre Kinder seien unterversorgt. Die Werbung spielt hier auf vermehrte Infekte und die Gehirnentwicklung der Kleinen an. Die Lösung wird in Form von Gummibärchen oder anderen „kindgerechten" Produkten verkauft. Es kann durchaus sein, dass Kinder auch NEM benötigen. Dies sollte jedoch nur durch den behandelnden Kinderarzt veranlasst werden. Die Verbraucherzentrale fand heraus, dass 85 % der NEM für Kinder überdosiert waren und damit die empfohlene Tagesdosis überschritten (Verbraucherzentrale 2021). Dies kann die Gesundheit sogar negativ beeinflussen.

3. **Scheinbare wissenschaftliche Fundierung**

Ein weiterer Trick ist das Heranziehen von Studien. Die Verkäufer:innen sowie die Firmen wissen, dass sie sich einen seriösen Anstrich verleihen können, indem sie vorgeben, nach neuesten wissenschaftlichen Erkenntnissen zu arbeiten. Wie bereits erwähnt, findet sich zu fast jedem Thema eine Studie, die den gewünschten Standpunkt unterstreicht. So lassen sich leicht Studien heranziehen, die einen positiven Effekt eines x-beliebigen Mittels zeigen. Das Problem ist, dass diese Studien häufig im Reagenzglas bzw. an Zellkulturen (*in vitro*) oder in Tierversuchen durchgeführt wurden. Diese Ergebnisse sind jedoch nicht einfach auf den Menschen übertragbar, zumal häufig immense Dosierungen verwendet werden, die ein Mensch gar nicht zu sich nehmen kann. Groß angelegte randomisierte kontrollierte klinische Studien (wie in Kap. 2 beschrieben) gibt es zu den propagierten Wundermitteln oft nicht. Selbst wenn Studien als Quellen zitiert werden, um den Nutzen eines NEM zu beweisen, heißt das noch nicht allzu viel. Hätten mehrere Studien durchschlagende Ergebnisse des propagierten Mittels gezeigt, so wäre dieses Wissen mit Sicherheit auch in die Fachwelt vorgedrungen und nicht vereinzelten Influencer:innen oder Vertriebler:innen vorbehalten.

4. **Testimonials und Erfolgsgeschichten**

Viele Unternehmen setzen auf persönliche Erfahrungsberichte von scheinbar echten Menschen, die durch die Einnahme des Produkts erstaunliche

Ergebnisse erzielt haben. Diese Geschichten sind meist emotional aufgeladen und sollen potenzielle Kund:innen überzeugen, ähnliche Erfolge erreichen zu wollen. Dabei ersetzen derartige Bewertungen als Einzelfallschilderungen keine Studien, selbst wenn übereinstimmende Erfahrungsberichte vorliegen. Nicht zuletzt können diese einfach gefälscht sein!

4.2.3 Was beim Kauf von Nahrungsergänzungsmitteln zu beachten ist

NEM haben in der heutigen Zeit einen festen Platz in vielen Haushalten gefunden. Ein Drittel der Bevölkerung greift mindestens einmal pro Woche auf NEM zurück, jede sechste Person verwendet sie sogar täglich (Bundesinstitut für Risikobewertung 2021). Sie versprechen, unsere Gesundheit zu optimieren und Mängel auszugleichen. Doch gibt es beim Kauf eines Produkts einiges zu beachten:

- Während Medikamente strengen Kontrollen unterliegen, braucht es diese für NEM nicht. Das Resultat? Produkte können mitunter bedenkliche Inhaltsstoffe oder Verunreinigungen enthalten.
- Auch wenn das Produkt von einer berühmten Person beworben oder selbst verwendet wird, ist das kein Hinweis auf Qualität, Sicherheit oder Wirksamkeit.
- Behalten Sie im Hinterkopf, dass Produktbewertungen sehr einfach zu fälschen sind.
- Anstatt den Fokus auf eine ausgewogene Ernährung zu setzen, unterliegen Menschen leicht der Illusion, durch Produkte wie Pillen und Pulver einen ungesunden Lebensstil ausgleichen zu können.
- Teilen Sie Ihren Ärztinnen und Ärzten unbedingt mit, welche Präparate Sie einnehmen. Häufig neigen Patient:innen dazu, nur Medikamente aufzuzählen, NEM aber nicht. Dies ist jedoch wichtig, da mitunter auch NEM mit Medikamenten interagieren.
- NEM mit der Heilung von Krankheiten zu bewerben, ist nicht nur unzulässig, sondern falsch: NEM sind im Gegensatz zu Arzneimitteln nicht zur Linderung von Krankheiten gemacht.
- Überdosierungen mit gesundheitlichen Folgen sind möglich. Viele NEM beinhalten zu hohe Mengen eines bestimmten Stoffs. In einigen Fällen raten die Vertreiber:innen bewusst zu einer höheren Dosierung, zum Beispiel bei Vitamin D, als sie von Fachgesellschaften empfohlen werden und unterstellen diesen dann Ahnungslosigkeit.

- Misstrauen ist geboten, wenn das Präparat da helfen soll, wo die Schulmedizin nicht weiterkommt oder das Produkt eine Vielzahl von Beschwerden heilen oder lindern soll (Allheilmittel).
- Ein seriöses Produkt listet alle Inhaltsstoffe klar und verständlich auf. Wenn Sie nicht genau wissen, was in einem Produkt enthalten ist, sollten Sie vorsichtig sein.
- Viele dieser Produkte sind teuer, während die versprochenen Vorteile nur selten belegt sind.

> **Tipp**
>
> Wenn Sie sich genauer zu NEM, bestimmten Inhaltsstoffen und den Tricks der NEM-Hersteller informieren möchten, empfehle ich Ihnen die Seite „Klartext Nahrungsergänzung" (klartext-nahrungsergaenzung.de), ein Angebot der Verbraucherzentrale.

Literatur

Bundesinstitut für Risikobewertung (2021) BfR-Verbrauchermonitor 2021|Spezial Vitamine als Nahrungsergänzungsmittel. Berlin

Klartext Nahrungsergänzung (2021) „Allgemeine rechtliche Aspekte zu Nahrungsergänzungsmitteln". https://www.klartext-nahrungsergaenzung.de/wissen/projekt-klartext-nahrungsergaenzung/informationen/rechtliches/allgemeine-rechtliche-aspekte-zu-nahrungsergaenzungsmitteln-13248. Zugegriffen am 26.03.2023

Klartext Nahrungsergänzung (2023) „Werbung mit Gesundheit – meist zu viel versprochen". https://www.klartext-nahrungsergaenzung.de/wissen/projekt-klartext-nahrungsergaenzung/informationen/rechtliches/werbung-mit-gesundheit-meist-zu-viel-versprochen-13245. Zugegriffen am 26.03.2023

Marles RJ (2017) Mineral nutrient composition of vegetables, fruits and grains: the context of reports of apparent historical declines. Food Compost Anal 56:93–103

Schätzle M (2022) Gesundheitsversprechen für Nahrungsergänzungsmittel auf Instagram. Chemisches und Veterinäruntersuchungsamt Stuttgart. Gute Pillen – schlechte Pillen 6/22, S 15

Stamm H (2022) „Auch esoterische Heiler nennen sich nun Coaches". https://hpd.de/artikel/auch-esoterische-heiler-nennen-sich-nun-coaches-20268. Zugegriffen am 23.03.2023

Verbraucherzentrale (2021) „Nahrungsergänzungsmittel für Kinder sind meist zu hoch dosiert". https://www.verbraucherzentrale.de/aktuelle-meldungen/lebensmittel/nahrungsergaenzungsmittel-fuer-kinder-sind-meist-zu-hoch-dosiert-25949. Zugegriffen am 27.03.2023

5

Akupunktur: Zwischen Tradition und Moderne

5.1 Was ist überhaupt DIE Akupunktur?

Der mit Abstand bekannteste Bereich der TCM ist die Akupunktur. Ebenso ist sie das am besten untersuchte Feld der Chinesischen Medizin und fast schon ein fester Bestandteil in der Schmerzversorgung. Doch neben Schmerzen wird die Akupunktur auch angewendet, um Allergien vorzubeugen und zu therapieren, Schwangerschaften herbeizuführen, die Geburt zu erleichtern, Migräne vorzubeugen, den Schlaf zu verbessern oder Infekte zu bekämpfen. Bei der Akupunktur („acus" für Nadel, „punctura" für Stich) werden feine, sterile Nadeln je nach Körperbereich von unterschiedlicher Länge und Dicke eingesetzt und in die Haut eingestochen. Befindet sich an einer Körperstelle eine dicke Schicht Muskeln oder besitzt die Patientin oder der Patient eine dicke Fettschicht, werden längere Nadeln genommen. Bei wenig Weichteilgewebe oder wenn direkt unter der Haut innere Organe liegen, sollten dementsprechend kürzere Exemplare zum Einsatz kommen. Die Nadeln sind meist aus (Edel-)Stahl mit oder ohne Silikonbeschichtung. Bei silikonbeschichteten Nadeln soll die Prozedur schmerzärmer sein, da sie leichter in die Haut gleiten (Abb. 5.1).

Kurz und knapp: die Funktionsweise
Der Akupunktur liegt die Vorstellung zugrunde, dass im Körper ein Leitbahnsystem existiert, das Energie verteilt. Hier fließt die Lebensenergie Qi. Diese Leitbahnen, oder häufiger auch Meridiane genannt, gehen auf den chi-

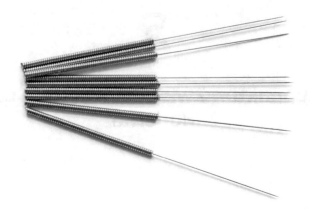

Abb. 5.1 Akupunkturnadeln mit Stahlwendelgriff

nesischen Begriff „jing mo" zurück, wobei „jing" so viel bedeutet wie leiten, transportieren und „mo" bedeutet pulsieren. Ein pulsierendes und leitendes System erinnert an unsere Arterien, weshalb Manfred Porkert für die Leitbahnen den Begriff „sin-arteriae" („sin" für chinesisch), also chinesische Arterien, einführte. Dieses Fließsystem, das als Energietransportsystem verstanden werden kann, soll nach Vorstellungen der Chinesischen Medizin durch die Akupunktur beeinflussbar sein. Hierfür gibt es über den gesamten Körper verteilt mehrere Orte, nämlich die Akupunkturpunkte (Hempen 2014), über die ein Einfluss auf das Qi möglich ist. Die Akupunkturpunkte befinden sich auf den Leitbahnen, die an anderen Stellen als Meridiane bezeichnet werden (Abb. 5.2).

Die Leitbahnen
Es gibt nach Aussage der Chinesischen Medizin zwölf Hauptleitbahnen, die symmetrisch zur Körpermittellinie verlaufen, sowie zwei Leitbahnen, die auf der Vorder- und Rückseite des Menschen auf der Körpermittellinie liegen. Auf diesen insgesamt vierzehn Bahnen befinden sich die klassischen Akupunkturpunkte. Die Bahnen, die vorn am Körper bzw. an den Armen und Beinen innen liegen, werden dem Yin, die Bahnen am Rücken und an der Außenseite der Arme und Beine, dem Yang zugeordnet. Daneben existieren einige andere Bahnen, wie die unpaarigen Leitbahnen, die Netz- oder Muskelleitbahnen, die alle miteinander in Verbindung stehen. Es herrscht eine sehr differenzierte und komplexe Lehre hinter diesen Leitbahnen. Sie umfasst Energiekreisläufe, Zusammenhänge zwischen verschiedenen Punkten, diverse Qualifikationen der einzelnen Punkte und Leitbahnen sowie deren Füllungs-

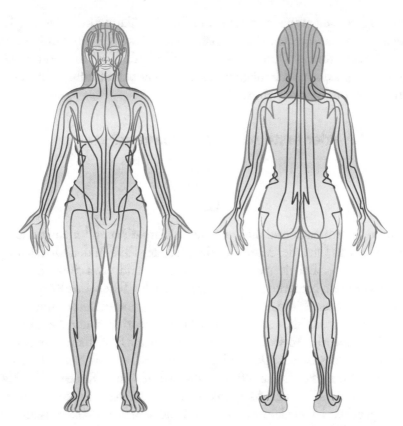

Abb. 5.2 Die Leitbahnen/Meridiane (©Adobe Stock – Meridians – meditating woman with main acupuncture meridians – front view, back view – Isolated vector illustration on white background. Peter Hermes Furian)

zustände. So sind Leitbahnen beschrieben, die gleich viel Qi wie Xue (Blut) führen, Leitbahnen, die mehr Qi als Xue beinhalten und andersherum. Die Einteilung nach energetischer Qualifikation ist für das heutige wissenschaftliche Verständnis nicht wirklich greifbar. In der TCM aber ist es von zentraler Bedeutung. So kann eine Leitbahn einen öffnenden, schließenden oder angelpunktartigen Charakter haben und je nachdem eine unterschiedliche energetische Komponente aufweisen.

Vereinfacht gesagt entstehen nach der Lehre der Chinesischen Medizin Krankheiten, wenn der ungestörte Qi-Fluss nicht mehr gewährleistet ist. Dies kann zum Beispiel aufgrund einer Blockade oder eines Mangels von Qi passieren. Durch eine genaue Kenntnis der Punktqualifikation und der Leitbahnenergetik soll unter anderem mithilfe der Akupunktur das Ungleichgewicht therapiert werden. Die Leitbahnen sind jeweils einem Funktionskreis (Organ) zugeordnet. Durch spezielle Verknüpfungen von Akupunkturpunkten ist es jedoch auch möglich, über eine Leitbahn Einfluss auf einen anderen Funktionskreis zu nehmen.

5.1.1 Ötzi – der erste Akupunkturpatient?

Der wohl bekannteste und älteste Akupunkturpatient soll niemand anderes gewesen sein als Ötzi, der Mann aus dem Eis, der 1991 in den Ötztaler Alpen gefunden wurde. Bei der recht gut erhaltenen und etwa 5000 Jahre alten Mumie wurde ein bemerkenswerter Fund gemacht: Teile seines Körpers waren von geometrischen Tätowierungen bedeckt. Während diese Zeichnungen zunächst Rätsel aufwarfen, war für einige Akupunkteurinnen und Akupunkteure die Sache eindeutig: So stellte ein paar Jahre später Prof. Bahr eine auffällige Nähe zu den klassischen Akupunkturpunkte fest, was in einem Bericht im *Lancet* Beachtung fand. Daraufhin stellte er mit seinen Kollegen die Hypothese auf, dass es ein der Akupunktur ähnliches medizinisches System in Europa gegeben haben könnte, das vor 5200 Jahren praktiziert wurde. Die dauerhaften Tätowierungen sollten entweder eine Form der Langzeitbehandlung für Arthrose und Unterleibserkrankungen darstellen oder zur Markierung für die Anwendung von Akupressur oder Akupunktur durch eine nicht ärztliche Person dienen. Die Lokalisationen der Tätowierungen ähnelten dabei den Punkten, die in der traditionellen chinesischen und modernen Akupunkturbehandlung für bestimmte Krankheitszustände von Bedeutung sind (Dorfer et al. 1999).

War die Akupunktur folglich älter und stammte gar nicht aus China? Kritiker hingegen argumentierten, dass die Übereinstimmung zwischen den Tätowierungen und den Akupunkturpunkten nichts weiter als ein bedeutungsloser Zufall sei (Singh und Ernst 2009). Doch selbst wenn Ötzi der erste bekannte Akupunkturpatient gewesen sein soll, wird die Akupunktur meist als eine Entdeckung aus China beschrieben.

Die erste schriftliche Erwähnung der Akupunktur stammt aus dem 2. Jahrhundert v. u. Z. Hier ist in den *Aufzeichnungen der Historiker* von Sima Qian erstmals von „Steinnadeln" die Rede. Mittlerweile geht man anhand von Grabfunden davon aus, dass derartige Instrumente aus Stein bereits vor 4000 bis 6000 Jahren angewendet wurden. Neben Steinnadeln sollen auch Nadeln aus Bambussplittern zum Einsatz gekommen sein.

Das Grundlagenwerk der Chinesischen Medizin, der *Innere Klassiker des Gelben Fürsten* (*Huangdi Neijing*) besteht aus zwei voneinander unabhängigen Werken, den *Grundlegenden Fragen* (*Suwen*) und dem *Angelpunkt der Struktivkraft* (*Lingshu*). Diese wurden zwischen dem 2. Jahrhundert vor und dem 2. Jahrhundert nach unserer Zeitrechnung von mehreren Autoren zusammengestellt. Der zweite Teil widmet sich erstmalig der Akupunktur und beschreibt Punkte, Leitbahnen, Stichtechniken und Indikationen für die Anwendung (Hempen 2014).

Auch wenn die Geschichte der Akupunktur lange zurückreicht, war sie nicht durchweg eine Erfolgsstory, nicht einmal in China. Im Jahr 1754 soll der bedeutende Arzt und Schriftsteller Xu Dachun den Niedergang der Akupunktur festgestellt haben (Unschuld 1999). Im Jahr 1822 schließlich soll der Kaiser Dao Guang ein kaiserliches Edikt erlassen haben, wonach Akupunktur und Moxibustion, eine Kombination aus Akupunktur und Wärmeanwendung durch das Verbrennen von Moxakraut, für immer aus der Kaiserlichen Medizinischen Akademie zu verbannen sei (Colquhoun und Novella 2013). In der Folgezeit geriet die Akupunktur in Vergessenheit, da die westliche Medizin in China eingeführt und eine Modernisierung des Landes inklusive Import westlicher Wissenschaften gefördert wurde. Erst im Rahmen der Kulturrevolution erfuhr die Chinesische Medizin mit der Akupunktur eine Art Wiederbelebung. In den 1970er-Jahren wuchs auf einmal das Interesse an diesem Verfahren im Westen, als James Reston, Redakteur der New York Times, einen Beitrag über seine Erfahrungen mit Akupunktur schrieb. Reston berichtete über den Chinabesuch von US-Präsident Richard Nixon, als er notfallmäßig am Blinddarm operiert werden musste und eine Akupunktur als Anästhetikum bei postoperativen Schmerzen erhielt (Atwood 2009). Fasziniert von dieser unbekannten Methode wurde das Interesse für Akupunktur auch im Westen geweckt. Während zunächst das Mythische und das Exotische im Vordergrund standen, nahm bald die wissenschaftliche Erforschung der Akupunktur an Hochschulen im Westen zu. Im Jahr 2003 wurde in Deutschland die ärztliche Weiterbildung und Zusatzbezeichnung für Akupunktur geregelt und im Jahr 2010 erhielt sie die Anerkennung als immaterielles Weltkulturerbe der UNESCO. Hierauf war die Resonanz bei den Akupunkteur:innen geteilt: Während die eine Seite sich über die Anerkennung freute, sah die andere Seite das Ziel, Akupunktur als Teil der wissenschaftlichen Medizin – und nicht als Kulturgut – zu begreifen, als verfehlt an.

5.1.2 Eine Akupunktur? Viele Akupunkturformen!

Wenn man von *der* Akupunktur spricht, ist aufgrund der Fülle an diversen Akupunkturrichtungen eigentlich gar nicht klar, welche gemeint ist. Die eine Akupunktur gibt es jedenfalls nicht. Aus diesem Grund folgt ein kurzer Abriss über die verschiedenen Akupunkturformen sowie über die damit in Verbindung gebrachten Methoden und neueren Entwicklungen.

Körperakupunktur

Die Körperakupunktur ist wohl die bekannteste Form und auch diejenige, die in den meisten Fällen gemeint ist, wenn von Akupunktur die Rede ist. Hier werden die Patient:innen meist im Liegen behandelt und die Nadeln in Akupunkturpunkte eingestochen. Dabei muss nicht zwangsweise der Akupunkturpunkt auf oder nahe bei dem Problem liegen. Bei Kopfschmerzen zum Beispiel können sich nach der Lehre der Akupunktur die zu behandelnden Stellen an den Extremitäten befinden. Gewöhnlich verbleiben die Nadeln etwa 20–30 min im Körper. Bei den meisten Studien, die zu Akupunktur gemacht werden, handelt es sich um diese Form.

Die Abb. 5.3 zeigt drei exemplarische Akupunkturpunkte. Die Lokalisation dieser muss nicht zwingend etwas mit dem Ort der Wirkung zu tun haben. So wird der Punkt Gallenblase 34 unter anderem für Muskelschmerzen oder Erkrankungen der Leber eingesetzt. Bei gynäkologischen Problemen findet der Punkt Milz 6 häufig Anwendung. Schließlich wird mit dem Stechen des Punkts Blase 67 versucht, den Fötus zu drehen, wenn er sich vor der Geburt noch nicht mit dem Kopf nach unten im Becken befindet.

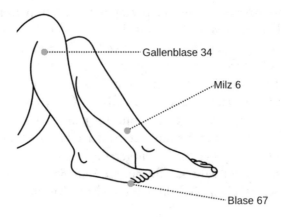

Abb. 5.3 Exemplarische Darstellung von drei Körperakupunkturpunkten

Ohrakupunktur

Die Ohrakupunktur soll Störungen und Krankheiten sowohl diagnostizieren als auch therapieren können und durch bestimmte Punkte am Ohr auf den gesamten Körper Einfluss nehmen. Dahinter steht die Idee, dass der komplette menschliche Organismus am Ohr repräsentiert ist. Die Behandlung erfolgt durch Akupunkturnadeln, die nach der Sitzung entfernt werden. Aber auch das Anbringen von sogenannten Dauernadeln oder das Aufkleben von Samen oder kleinen Kügelchen auf die entsprechenden Punkte haben sich etabliert.

Die Ohrakupunktur, wie sie heute angewendet wird, hat ihren Ursprung nicht in China. Seit jeher wurden dem Ohr Eigenschaften zugeschrieben, die verschiedene Körperfunktionen beeinflussen sollen. So haben Frauen im alten Ägypten zur Verhütung eine Nadel in die Ohrmuschel gesteckt oder eine Stelle am Ohr mit Hitze kauterisiert, das heißt mit Hitze behandelt und damit das Gewebe zerstört. Goldene Ohrringe, die von Seemännern im Mittelmeer getragen wurden, dienten nicht nur zur Zierde, sondern sollten auch die Sehkraft verbessern. Selbst Hippokrates hat angeblich berichtet, dass Ärzte kleine Öffnungen in den Venen hinter dem Ohr anbrachten, um die Ejakulation zu erleichtern und Impotenzprobleme zu verringern. Das Durchtrennen der Venen hinter dem Ohr soll überdies zur Linderung von Beinschmerzen eingesetzt worden sein. Aufzeichnungen aus dem alten Persien lieferten spezifische Hinweise auf medizinische Behandlungen von Ischiasschmerzen und sexuell bedingten Krankheiten, die mithilfe von Kauterisation der Ohrmuschel durchgeführt wurden. Der portugiesische Arzt Zacatus Lusitanus beschrieb im 17. Jahrhundert ebenfalls die Behandlung von Ischiasschmerzen durch Kauterisation der Ohrmuschel. Es folgte ein Bericht des italienischen Anatomen und Chirurgen Antonio Maria Valsalva (1666–1723), in dem er die Behandlung von Zahnschmerzen durch Anritzen des Antitragus des Ohrs beschreibt (Gori und Firenzuoli 2007).

Als *der* Begründer der Ohrakupunktur gilt jedoch der französische Arzt Paul Nogier, der in den 1950er-Jahren auffällige Narben durch gezielte Verbrennung am Ohr eines Patienten entdeckt hatte, was erfolgreich zur Linderung seiner Schmerzen führte. In der Annahme, eine neue Entdeckung gemacht zu haben, begann er mit seinen Forschungen und stellte fest, dass sich durch die Kauterisation am Ohr verschiedene Schmerzen reduzieren ließen. Hierauf ersetzte er die Kauterisationen durch Nadelungen am Ohr. Er vermutete, dass am Ohr Körperregionen und -funktionen abgebildet sein müssen (Somatotopie), und entdeckte schließlich, dass sich in die Ohrmuschel ein umgedrehter Fötus hineinprojizieren ließ (Round et al. 2013). Der Kopf

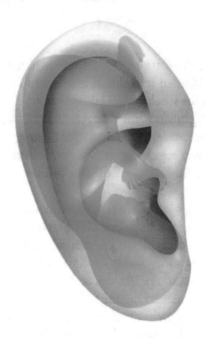

Abb. 5.4   Schematische Darstellung eines auf das äußere Ohr projizierten Fötus

des Fötus befindet sich dabei an der Stelle des Ohrläppchens, die Wirbelsäule verläuft entlang des äußeren Ohrs (Abb. 5.4). Diese Karte stellte er schließlich 1956 auf einem Kongress vor (Hou et al. 2015).

Demnach könne im Bereich des Ohrläppchens Einfluss auf Organe des Kopfs genommen werden. Die inneren Organe befänden sich in der Vertiefung der Ohrmuschel, die schließlich Richtung Gehörgang führt. Hände und Füße würden am oberen Teil des Ohrs lokalisiert sein, während die Wirbelsäule der Krümmung des äußeren Ohrs folgt.

Eine detailliertere „Landkarte" des Ohrs wurde von Paul Nogier, Frank Bahr und René Bourdiol erstellt und 1974 veröffentlicht (Wirz-Ridolfi 2020). Es wird kritisiert, dass diese Karten jedoch nicht dem Wissen über Anatomie und Physiologie entsprechen, weshalb es der Ohrakupunktur an Plausibilität fehle (Ernst 2019).

Diagnostik von Störungen

Nogier machte zusätzlich in den 1960er-Jahren die Entdeckung, dass Veränderungen des Pulses in der Radialarterie mit der Stimulation von bestimmten Punkten am Ohr zusammenhängen. Dieses Phänomen nannte er „Réflexe Auriculocardiaque" (RAC; Gori und Firenzuoli 2007). Mithilfe dieses veränderten Pulses soll es möglich sein, Störungen oder Ungleichgewichte zu detektieren. Hierfür wird systematisch das Ohr mit einem für dieses Verfahren eigens entwickelten Drei-Volt-Hämmerchen (wahlweise auch mit der Hinterseite einer Akupunkturnadel oder einer aufgebogenen Büroklammer) abgefahren und gleichzeitig der Puls an der Handbeuge des zu Behandelnden mit dem Daumen getastet (Litscher et al. 2018). Interessanterweise wird in der Medizin für gewöhnlich von der Pulstastung mit dem Daumen abgeraten, da er über einen relativ starken Eigenpuls verfügt und somit die Messergebnisse verfälschen könnte (Eckhardt und Hess 2020). Ergeben sich Schwankungen in der Pulsamplitude bei der RAC-Messung, gilt dies als Hinweis für die Entdeckung einer Störung. Nun wird eine Akupunkturnadel an die Stelle gesetzt, an der das Drei-Volt-Hämmerchen zuletzt war, als der Puls ein Zeichen gegeben hatte. Hier soll die Störung sitzen, die jetzt durch das Setzen einer Nadel therapiert wird. Besonders geübte Ohrakupunkteurinnen und -akupunkteure geben an, sogar an ihrem eigenen Puls fühlen zu können, ob bei ihrem Gegenüber ein behandlungsbedürftiger Punkt vorliegt.

Als Erklärungsmodell für den RAC wird angeführt, dass pathologische Akupunkturpunkte am Ohr einen veränderten elektrischen Hautwiderstand aufwiesen, der bei 90 % der Punkte vermindert und bei 10 % erhöht sei. Durch Kontakt mit einer elektrischen Spannung, wie sie von dem Drei-Volt-Hämmerchen, aber auch der Eigenspannung von Metall, ausgingen, würde ein Reiz des Sympathikus im Körper ausgelöst. Dadurch würden sich Verbindungen zwischen Arterien und Venen für kurze Zeit schließen und so zu einer vermehrten Blutfülle im arteriellen Gefäßsystem führen, wodurch der RAC sich bemerkbar mache (Angermaier 2018). Der RAC ist wissenschaftlich nicht anerkannt. Große Übersichtsarbeiten, die systematisch dieses Phänomen untersuchen, gibt es bislang nicht.

Zwar wird betont, dass nur Geübte in der Lage sind, mit dem RAC zu arbeiten, und dass Pulsveränderungen sowohl über einige Sekunden als auch replizierbar ausgelöst werden müssen (Angermaier 2018), dennoch ist der RAC kein valides Diagnosetool. Selbst wenn Behandelnde immer wieder über derselben Stelle am Ohr eine Pulsveränderung spüren und so eine Störung diagnostizieren, besteht das Risiko, dass diese Störung überhaupt nicht existiert hat. Sofern die Lokalisation und deren Bedeutung der Patientin oder dem Patienten mitgeteilt wird, könnte sie bzw. er sich grundlos Sorgen machen oder zumindest eine längere Zeit nachgrübeln. Darüber hinaus wird oft bei CAM-Diagnoseverfahren kritisiert, dass die Ergebnisse möglicherweise falsch-negativ sind, also dass eine tatsächliche Erkrankung vorliegt, aber nicht erkannt wird. Im Fall der Ohrakupunktur würde das bedeuten, dass anhand des Ohrs eine bestehende Erkrankung nicht gefunden wurde und die Patient:innen dann womöglich in dem Glauben, gesund zu sein, auf einen Arzt-oder Vorsorgetermin verzichten würden. Dieses Risiko schätze ich allerdings für äußerst gering ein. Wer würde seinen Gesundheitszustand allein am Ohr ablesen lassen? Welche Ohrakupunkteurinnen oder -akupunkteure würden außerdem den Patient:innen beste Gesamtgesundheit attestieren, nachdem das Ohr entsprechend des RAC genadelt war, ohne weitere Anwendungen oder Untersuchungen?

Auf jeden Fall sollten die gelegentlichen Versprechen, mithilfe der Ohrakupunktur ließen sich Krankheiten diagnostizieren und therapieren, mit Sinn und Verstand interpretiert werden. **Denn: Könnten anhand des Ohrs allein durch das Tasten des Pulses sämtliche innere Erkrankungen erfasst werden, würde dies dem Gesundheitssystem eine beträchtliche Summe an aufwendiger Diagnostik einsparen.**

Behandlung von Störungen

Neben diversen Schmerzzuständen findet die Ohrakupunktur auch Anwendung bei Abhängigkeitserkrankungen. Das relativ bekannte NADA-Protokoll, ein standardisiertes Verfahren der Ohrakupunktur, wird im Rahmen der Suchtbehandlung begleitend in mehreren psychiatrischen Kliniken hierzulande eingesetzt. Das Akronym NADA steht für National Acupuncture Detoxification Association, eine Vereinigung, die 1985 in den USA gegründet wurde, nachdem in den 1970er-Jahren diese Methode am Lincoln Hospital in der Bronx, New York, ergänzend zur Suchttherapie entwickelt worden war. Dort hatte man die Erfahrung gemacht, dass Erkrankte durch die Ohrakupunktur besser mit Entzugssymptomen zurechtkamen. Es werden standardmäßig immer die gleichen fünf Ohrpunkte verwendet. Inzwischen haben sich Anwendungsbereiche erweitert: Die NADA führt an, dass das Verfahren gemäß Protokoll neben der Behandlung von Abhängigkeitserkrankten auch Menschen unterstütze, die zum Beispiel unter Stress, Burn-out, Schlafstörungen, Unruhe, psychischen Erkrankungen und Essstörungen leiden (National Acupuncture Detoxification Association o. J.; Abb. 5.5). Während es bislang keine ausreichende Evidenz gibt, dass das NADA-Protokoll akutes Opiatverlangen reduziert, wird es als Zusatzbehandlung insbesondere deshalb eingesetzt, um die Motivation für eine längere Behandlung zu stärken, die Bindung an Behandelnde zu festigen und so die sehr anstrengende und mit einer hohen Abbruchquote vergesellschaftete Entzugsbehandlung zu erleichtern (Baker und Chang 2016).

Insgesamt kommen systematische Reviews über die Ohrakupunktur meist zu dem Schluss, dass die Evidenz zu schwach ist. Zwar gibt es vielsprechende Hinweise auf positive Effekte, so zum Beispiel bei postoperativen Schmerzen

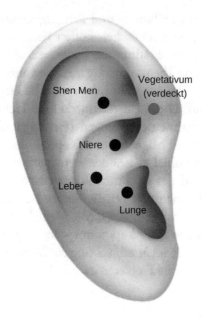

Abb. 5.5 Darstellung der verwendeten Punkte laut National Acupuncture Detoxification Association

und Schlafstörungen. Jedoch sind viele Studien von schlechter methodischer Qualität und gehen mit möglichen Verzerrungen einher (Gates et al. 2006; Lee et al. 2008; Usichenko et al. 2008; Lan et al. 2015; Kwon et al. 2018).

Neuere Entwicklungen
Mittlerweile gibt es eine regelrechte Inflation an Neubeschreibungen von interessanten Punkten am Ohr. Darunter finden sich zum Beispiel Bach-Blüten-Punkte in Anlehnung an die Bach-Blütentherapie von Edward Bach, die – inspiriert von der Homöopathie – in starker Verdünnung gegen unterschiedliche psychische Zustände helfen soll. Des Weiteren wurden Chakren-Punkte beschrieben: zum Beispiel Chakra Minus-2 mit Indikation Carcinom-Hinweispunkt, Chakra 11 bei Impfbelastung und zur Stärkung bei Pandemien, Chakra 9 bei Ungeduld oder Erreichen von transzendentalem Wissen. Außerdem lassen sich oder psychische Punkte benennen wie Mobbing und Gewalt, Depressionspunkt, problematische Elternbeziehung oder Neid (Angermaier 2012). Diese mitunter sehr fantasievollen Punkte zu überprüfen, ist nicht nur eine schier unmöglich erscheinende Herausforderung. Auch Skeptiker:innen der Akupunktur bzw. der Ohrakupunktur dürften bei diesen mitunter esoterisch anmutenden Punkten bestehende Vorbehalte bestätigt sehen.

Inzwischen bieten einige Tattoo- und Piercingstudios einen Trend an, der viele von Migräne geplagte Menschen hoffen lässt: Durch Anbringen eines Migränepiercings an einem bestimmten Punkt, das angeblich gegen Migräne wirkt, soll das unliebsame Thema der Vergangenheit angehören. Diverse andere Piercings gegen weitere Beschwerden haben manche Piercerinnen und Piercer ebenfalls im Programm. Dies stellt ein unerlaubtes Heilversprechen dar, weshalb durch kreative Wortneuschöpfungen (Piercingpunktur) eine Lücke gesucht wird. Die Deutsche Migräne- und Kopfschmerzgesellschaft warnt vor Piercings als Therapie, zumal es keine wissenschaftlichen Wirksamkeitsnachweise gibt und aufgrund des gut durchbluteten Knorpels ein nicht unerhebliches Risiko für Infektionen und Entzündungen besteht (Deutsche Migräne- und Kopfschmerzgesellschaft e.V. o. J.). Mit Medizin hat das Migränepiercing genauso wenig zu tun wie mit Akupunktur – im Gegenteil: Man geht davon aus, dass ein Piercing zu einer Unterbrechung der Meridiane/Leitbahnen führen und dadurch gesundheitliche Probleme nach sich ziehen kann.

Elektroakupunktur

Die Elektroakupunktur ist eine Abwandlung der Körperakupunktur. Hier sind an die Nadeln Stromkabel angebracht und leichter Strom wird hindurch geleitet. Diese Methode soll den Effekt der Akupunktur verstärken und ist häufig Gegenstand von Studien.

Achtung, Verwechslungsgefahr: Gelegentlich wird unter dem Begriff auch ein pseudomedizinisches Gerät vertrieben, das als Elektroakupunktur nach Voll (EAV; EAV o. J.) bekannt ist, was aber mit der eigentlichen Elektroakupunktur und der Akupunktur insgesamt wenig gemeinsam hat. Dieses Produkt, das je nach Ausführung mehr oder weniger komplex anmuten lässt, soll Akupunkturpunkte detektieren, Ungleichgewichte im Körper, wie zum Beispiel Allergien und Unverträglichkeiten, aufspüren und gleichzeitig passende Arzneien oder homöopathische Substanzen dazu finden können (Barrett 2018). Typisch für wenig vertrauenerweckende Verfahren ist dabei, dass sie erfolgreich bei einer Vielzahl von unterschiedlichen Beschwerden helfen sollen (EAV o. J.). Funktionsgleiche Methoden haben mehrere auf den ersten Blick wissenschaftlich klingende Namen, wie zum Beispiel funktionsanalytische Biometrie, elektrodermale Testung, elektronisches Organometriesystem, Regulationstherapie und Vega-Test. Im englischen Sprachgebrauch üblich sind „electrodermal assessment" (EDA), „electrodermal screening" (EDS) oder „electrodermal testing" (EDT). Auch das wissenschaftlich nicht belegte Bioresonanzverfahren ist artverwandt. Für die EAV gibt es keine Evidenz, weshalb eine Anwendung nicht empfohlen werden kann (Katelaris et al. 1991; Lewith et al. 2001). Die Krankenkassen übernehmen wegen der fehlenden Wirksamkeitsnachweise die Kosten für die EAV nicht.

Laserakupunktur

Diese Methode wird gern bei Kindern oder Menschen mit Nadelangst angewendet. Die einzelnen Akupunkturpunkte werden durch schmerzlosen Laser stimuliert. Die Geräte reichen von einfachen stiftähnlichen Produkten, die auch für den Hausgebrauch geeignet sind, bis hin zu aufwendigeren Praxisgeräten, bei den sich mehrere Akupunkturpunkte gleichzeitig mit dem Laser stimulieren lassen.

Moxibustion

Bei der Moxibustion wird Moxakraut, eine Beifußart, verbrannt und erwärmt auf diese Weise an verschiedene Körperstellen oder Akupunkturpunkte (Abb. 5.6). Sie soll so bei bestimmten Indikationen hilfreich sein, die eher im Zusammenhang mit Kälte als krankmachendem Faktor nach TCM stehen, wie etwa Periodenschmerzen. Die Moxibustion ist bereits sehr früh in alten Schriften erwähnt und lässt sich auf verschiedene Arten durchführen. Entsprechend der Körperakupunktur können auf eine Nadel kleine Moxa-Päckchen aufgesteckt und erhitzt werden. Alternativ wird bei Verzicht auf eine Nadel ein Moxakegel direkt auf die Haut mit oder ohne Unterlage gelegt und verbrannt. Bei der Unterlage kann es sich beispielsweise um eine Scheibe Knoblauch oder Ingwer handeln. Bei Moxazigarren wird ein Ende angezündet und dieses in kreisenden Bewegungen über dem zu behandelnden Areal be-

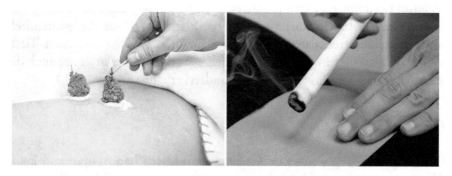

Abb. 5.6 Verschiedene Arten der Moxibustion: Moxakegel auf Salz (*links*) und Moxa-zigarre (*rechts*)

wegt, ohne die Haut zu berühren. Die Moxibustion ist eine gängige Praxis. Dabei besteht jedoch, je nach Anwendung, die Gefahr für Verbrennungen und demzufolge Narbenbildung. Aufgrund dessen und wegen des sehr eigentümlichen Geruchs, verzichten manche Praxen auf die Erwärmung durch Moxakraut und verwenden stattdessen elektrische Wärmelampen.

Akupunktur nach Boel

Diese Akupunkturform hat mit der klassischen Akupunktur nichts gemeinsam. Sie geht auf den dänischen Ingenieur John Boel zurück, der die moderne Akupunktur (MAB) begründete, wovon AcuNova die erste von 11 Methoden darstellt. Dazu zählt unter anderem die Augenakupunktur nach Boel, mit der eine Reihe Augenkrankheiten behandelt werden sollen. Boel erschien die chinesische Akupunktur zu kompliziert, weshalb er nach einfacheren Methoden suchte (Moderne Akupunktur o. J.). Boel bildet in seiner Akupunkturlehre aus und betreibt eine private Klinik in Aulum, Dänemark. Auf der Ausbildungsseite der modernen Akupunktur heißt es, dass die MAB einen anderen Ansatz als die traditionelle chinesische Akupunktur verfolge. Während die TCM über Meridiane wirke und seinen Ursprung im Taoismus habe, basiere die MAB auf moderner Forschung und gehe über das Nervensystem mit Signalen Richtung Gehirn. An mehreren Stellen sowohl der Ausbildungsseite als auch der Homepage der Boel Akupunkturklinik ist von Forschung und Wissenschaft die Rede. Jedoch sind nur sehr wenige kleine Studien in Akupunkturzeitschriften zu finden. Das Konzept wird durch anekdotische Evidenz mit Erfahrungsberichten gestützt. Boel entdeckte sensible Reflexpunkte rund um alle Gelenke am menschlichen Körper, die über das Nervensystem angeblich mit verschiedenen Teilen des Gehirns in Verbindung stehen. Ähnlich wie bei der Ohrakupunktur sollen von diesen Stellen bestimmte Körperregionen beeinflusst werden (Somatotopie). Von skeptischen Seiten wird kritisiert, dass Boel Medizinlaie sei und die Herkunft seines Professorentitels sowie der Fachbereich umstritten seien. So habe er Titel von einer Titelmühlen-Universität in Sri Lanka käuflich erworben und von dieser auch die Auszeichnung Akupunkteur des Jahrhunderts erhalten (Psiram o. J.).

Dry Needling

Beim Dry Needling werden im Gegensatz zur klassischen Akupunktur keine Akupunkturpunkte auf Leitbahnen/Meridianen energetisch beeinflusst, sondern sogenannte Triggerpunkte bei diversen Schmerzsyndromen genadelt.

Das Vorgehen ist sehr einfach: Dort, wo es schmerzt, wird die Nadel ein-gestochen. Diese Methode findet häufig Anwendung. Die Idee dahinter ist, dass Schmerzen oft von Triggerpunkten ausgehen, die sich als Knoten oder Verspannungen in den Muskelfasern tasten lassen. Durch das Einstechen in diese Punkte mit einer Nadel wird das Muskelgewebe stimuliert, was zu einer Muskelzuckung führen und schließlich eine Schmerzlinderung erzielen soll.

Schädelakupunktur

Der Schädelakupunktur liegt zwar die traditionelle Lehre zugrunde, jedoch basiert sie auf der Annahme, dass mithilfe der Akupunkturnadeln in der Kopfhaut die darunter liegenden Areale im Gehirn und somit bestimmte Körperfunktionen stimuliert werden können. Sie kommt beispielsweise bei der Regeneration nach einem Schlaganfall und anderen neurologischen Problemen zum Einsatz. Die Yamamoto Neue Schädelakupunktur (YNSA), die in den 1960er-Jahren von einem japanischen Arzt entwickelt wurde, geht wiederum ähnlich wie die Ohrakupunktur von einem Mikrosystem aus. Teile und Funktionen des gesamten Körpers sollen auf dem Schädel repräsentiert sein. Dabei will das Betasten von Bauch und Hals Hinweise auf zu behandelnde Areale liefern (YNSA.info. o. J.).

Implantatakupunktur

Bei der Implantatakupunktur verwenden die Behandelnden keine Nadeln, sondern kleine Titanstifte oder Implantate aus anderen Materialien, die direkt unter die Haut gebracht werden und dort verbleiben. Auch bioresorbierbare Modelle, die sich nach einiger Zeit von selbst auflösen, sind erhältlich. Insbesondere am Ohr sind kleine Implantate eine gern gewählte Methode. Die Idee hinter der Implantatakupunktur ist, dass sich durch das Einbringen eines Implantats in einen Akupunkturpunkt eine länger anhaltende Stimulation erreichen lässt und dadurch die therapeutische Wirkung fortdauert. Die Implantatakupunktur wird insbesondere bei Parkinson und Restless-Legs-Syndrom beworben.

Akupressur

Die Akupressur macht sich die Lokalisationen der klassischen Akupunktur-punkte zunutze: Anstelle von Nadeln werden die entsprechenden Punkte gedrückt oder massiert. Häufig wenden Patient:innen die Akupressur nach Anleitung durch die Behandelnden zu Hause als Selbsttherapie an. Einen gewissen Bekanntheitsgrad hat der Akupressurpunkt zwischen Daumen und Zeigefinger erlangt, der unter anderem Kopfschmerzen reduzieren soll.

Schröpfen

Schröpfen („cupping") ist keine Art der Akupunktur im eigentlichen Sinn, wird aber im Rahmen einer Akupunkturbehandlung gern damit kombiniert. Diese Methode fand in vielen älteren Kulturen Anwendung und erlebt durch die Medien gerade eine Renaissance. Beim Schröpfen werden Gläser mit Unterdruck auf die Haut, in der Regel am Rücken, gesetzt, was lokal – ähnlich einer Massage – für eine stärkere Durchblutung sorgt. Durch Verschieben der Gläser lassen sich entweder Muskelpartien bearbeiten oder das Glas wird für einige Minuten auf einer Stelle belassen. Dies sorgt nach der Behandlung für kreisförmige Blutergüsse in unterschiedlichem Umfang. Die angeregte Durchblutung erscheint plausibel, wenn es zumindest um eine kurzfristige Schmerzreduktion geht. Zudem kann eine Massage mit den Schröpfköpfen entlang der verspannten Muskulatur angenehm sein. Darüber hinaus soll ein entgiftender und ausleitender Effekt herbeigeführt werden, der aber auf keiner wissenschaftlichen Grundlage fußt. Zu dem gesamten Thema Entgiftung herrscht eine ungeheure Fülle an Falschinformationen. Nicht näher klassifizierte Schadstoffe oder Schlacken, deren Existenz genauso wenig wie die erfolgreiche Ausleitung bisher nachzuweisen sind, sollen durch den Unterdruck förmlich herausgesogen werden. Die Variante des blutigen Schröpfens sieht vor, vorab die Hautstelle mit einem scharfen Gegenstand einzuritzen, um so den Körper von einem Übermaß an pathogenen Faktoren zu befreien (vgl. Aderlass). Hier besteht eine erhöhte Infektionsgefahr durch das Anritzen der Haut. Beim klassischen Feuer-Schröpfen wird mit Feuer das Vakuum im Schröpfglas erzeugt, sodass zusätzlich lokale Wärme entsteht. Bei falscher Anwendung können jedoch ernsthafte Verbrennungen mit Blasenbildung entstehen.

Im Rahmen einer Schmerztherapie erscheint das Schröpfen als zusätzlicher Bestandteil gerechtfertigt, auch wenn sich bisher keine endgültigen Schlussfolgerungen hinsichtlich der Wirksamkeit und Sicherheit aufgrund der geringen bis mäßigen Qualität der Studien ziehen lassen (Kim et al. 2018; Cramer et al. 2020; Wood et al. 2020). Fragwürdige Ausleitungen von nicht näher bezeichneten Giftstoffen anzupreisen, ist jedoch nicht mehr zeitgemäß und sollte lediglich als historische Vorstellung Beachtung finden. Auch das derzeit in zahlreichen Videos propagierte *Facial Cupping*, das Alterungserscheinungen im Gesicht reduzieren will, kann (leider) keine Verjüngung herbeiführen.

Gua Sha

Ähnlich wie das Schröpfen erlebt Gua Sha in letzter Zeit einen Boom, den diese Technik vor allem den sozialen Medien und der Beautybranche zu verdanken hat. Seinen Ursprung hat Gua Sha in der asiatischen Volksheilkunde. Klassischerweise werden mithilfe eines abgeflachten Steins auf der eingeölten Haut in vorgeschriebenen Bahnen meist der Nackenbereich und der Rücken mehrfach hintereinander von oben nach unten mit leichtem Druck ausgestrichen. Wenn die abgefahrene Bahn errötet und es zu kleinen roten „Pünktchen", also petechialen (stecknadelkopfgroßen) Einblutungen, kommt, wird nach derselben Technik die benachbarte Bahn bearbeitet, bis sich ebenfalls dieses Muster zeigt. Die Prozedur ist nicht schmerzhaft. Auf diese Weise sollen nicht nur die Durchblutung gefördert sowie Verspannungen und Schmerzen gelindert, sondern auch Toxine aus dem Körper befreit werden. Gua Sha kommt als Hausmittel häufig als erste Maßnahme bei Infekten oder Fieber zum Einsatz, um die – so die Vorstellung – noch frisch eingedrungenen schädlichen Stoffe gleich wieder aus dem Körper heraus zu befördern. Dabei werden auch Kinder mit dieser Technik behandelt. Aufgrund der stark rot bis bläulich verfärbten Hautareale, die meist über einige Tage sichtbar sind, kann das Ergebnis von Gua Sha leicht mit einem Missbrauch verwechselt werden (New Zealand College of Chinese Medicin o. J., Hulewicz 1994; Aprile et al. 2015). Die Studienlage zu Gua Sha ist relativ dünn. Zusätzlich entspricht die Toxinausleitung ähnlich wie beim Schröpfen nicht modernen wissenschaftlichen Erkenntnissen, sondern historisch bedingten Vorstellungen (Abb. 5.7).

Eine Weiterentwicklung von Gua Sha erlangte vor allem durch Influencer:innen einen gewissen Bekanntheitsgrad: die Jade-Roller und Facial Gua Sha. In zahlreichen Videos erklären meist junge Frauen in den sozialen Medien, wie mithilfe der richtigen Streichtechnik im Gesicht Schwellungen verschwinden, der Lymphfluss angeregt wird, sich Kopfschmerzen lindern und Falten reduzieren lassen. Dabei umfasst das Angebot Steine und Roller in verschiedenen Farben, denen unterschiedliche Wirkungen nachgesagt werden. Mittlerweile gibt es die Rosenquarz-Roller in allen möglichen Variationen nicht nur online, sondern auch in der Drogerie zu kaufen. Selbst wenn die propagierten Wirkungen maximal einen kurzzeitigen subjektiven Effekt haben und dieses kleine Beauty-Ritual als harmlose persönliche Vorliebe und Life-

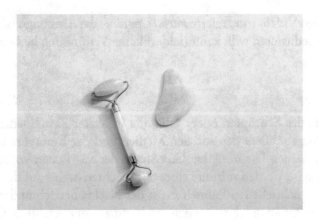

Abb. 5.7 Gua-Sha-Roller und -stein

style-Produkt anzusehen ist, sollte ein Blick auf die Leidtragenden dieses Trends geworfen werden: Menschen, darunter auch Kinder, die unter unwürdigen und gefährlichen Bedingungen den Rosenquarz in Steinminen, zum Beispiel in Madagaskar, abbauen und bei denen von den teils überteuerten Produkten finanziell kaum etwas ankommt. So wird teilweise ein Gua-Sha-Roller für 40 € verkauft, während Arbeiter:innen für ein Kilo Rosenquarz gerade einmal etwa 10 Cent erhalten (Stiftung Warentest 2022; ZDF 2022).

Störfelder

An dieser Stelle sei dieses Thema einmal kurz angerissen, da in unterschiedlichem, alternativmedizinischem Kontext auch außerhalb der TCM von Störfeldern, Störherden oder Narbenentstörung die Rede ist. Unter einem Störfeld kann alles Mögliche verstanden werden, was im Körper zu unspezifischen Beschwerden ohne erkennbare Ursache führt. Bei einem solchen Störfeld mag es sich zum Beispiel um die Tonsillen (Mandeln), Zähne, Narben oder Nebenhöhlen handeln. Die Störfelder selbst sind meist unauffällig und nicht schmerzhaft. Vielmehr sollen es unterschwellige Prozesse im Körper sein, die schwächen oder möglicherweise krank machen (Deutsche Akademie für Akupunktur o. J.). Eine solche Annahme wird von der wissenschaftlichen Medizin nicht unterstützt.

Das Konzept der Störfelder kommt besonders bei Patient:innen mit Therapieversagen zum Einsatz. Es existieren unzählige unwissenschaftliche Verfahren zur Detektion eines solchen Herdes, wie beispielsweise Bioresonanz, kinesiologische Testungen oder Elektroakupunktur nach Voll. Bei der Narbenentstörung geht man davon aus, dass die Narbe die Leitbahnverläufe und damit den Qi-Fluss unterbricht. Aufwendige Zahnsanierungen im Rahmen der „biologischen Zahnmedizin", bei der Zusammenhänge der einzelnen Zähne zu Organen bzw. Leitbahnen gezogen werden, sind ebenfalls wissenschaftlich nicht anerkannt (Wolf 2019).

Biopunktur

Bei der Biopunktur werden verschiedene biologische Stoffe in bestimmte Punkte unter die Haut injiziert. Darunter fallen pflanzliche Mittel, Homöopathika, Vitamine, Nahrungsergänzungsmittel oder Bienengift (Ernst 2019). Das Verfahren geht auf den belgischen Arzt Jan Kersschot zurück und wird von Befürwortern dieser Therapie insbesondere bei Schmerzzuständen empfohlen. Wirksamkeitsnachweise fehlen weitestgehend.

Wie die Auflistung zeigt, existieren mannigfaltige Arten von Akupunktur bzw. Weiterentwicklungen. Die Liste ist keineswegs vollständig, aber allen Punkten ist gemeinsam, dass meistens die Körperakupunktur gemeint ist, wenn von Akupunktur die Rede ist. Über die Abwandlungen der Akupunktur lassen sich aufgrund der geringen Anzahl von Studien oder ihrer schlechten methodischen Qualität nur selten oder keine Aussagen über deren Wirksamkeit machen. Am häufigsten wird bislang zur Körper- und Elektroakupunktur geforscht.

5.2 Wofür wird Akupunktur eingesetzt?

Bei zahlreichen Akupunkturpraxen ist auf der Homepage eine ellenlange Liste an Indikationen für die Akupunktur zu finden, die von der WHO anerkannt ist und empfohlen wird. Leider wurden hier wieder einmal werbewirksam Tatsachen verdreht: Auf der Seite der WHO lässt sich an keiner Stelle eine Liste entdecken, die verschiedene Einsätze von Akupunktur empfiehlt. Fakt ist, dass eine solche Liste in der Vergangenheit existiert hat (WHO 2003). Diese wurde 2003 von der WHO veröffentlicht, im Jahr 2014 aber von der eigenen Seite gelöscht. Diese Tatsache lässt sich nur noch rekonstruieren über die Wayback Machine, eine Art digitales Archiv, das archivierte und gelöschte Seiten mit Datum speichert und anzeigt (Wayback Machine o. J.). Demnach beinhaltete die Liste der WHO, die sich „Review and Analysis of Reports on Controlled Clinical Trials" nannte, 28 Krankheiten, Symptome oder Zustände, bei denen sich die Akupunktur in kontrollierten Studien als wirksame Behandlung erwiesen hat. Hierunter fielen beispielsweise verschiedene

Schmerzsyndrome, Periodenschmerzen, Nierenkoliken, Geburtseinleitung oder Morgenübelkeit in der Schwangerschaft. Zudem gab sie 63 Indikationen an, für die die therapeutische Wirkung der Akupunktur nachgewiesen wurde, jedoch weitere Nachweise erforderlich seien, wie zum Beispiel bei Akne, Asthma, Übergewicht, Drogenabhängigkeit, Schizophrenie oder polyzystisches Ovar-Syndrom. Des Weiteren nannte die WHO neun Indikationen, für die es einzelne kontrollierte Studien mit Berichten über einige therapeutische Wirkungen gab, bei denen es sich aber lohnen würde, die Akupunktur auszuprobieren, weil die Behandlung mit herkömmlichen und anderen Therapien schwierig sei. Beispiele hierfür waren Farbenblindheit, Schwerhörigkeit, Reizdarmsyndrom oder Obstruktion der kleinen Atemwege. Zuletzt nannte sie sieben Zustände, bei denen sich Akupunktur anwenden ließe, sofern die Behandelnden über modernes medizinisches Fachwissen und geeignete Überwachungsgeräte verfügen, wie etwa bei Koma, Krampfanfällen bei Kleinkindern, Angina pectoris oder Hirnhautentzündung im Spätstadium.

An dieser Stelle wird schnell klar, dass eine solche Liste weder zeitgemäß ist noch jemals war. Sie öffnet der Scharlatanerie Tür und Tor, um eine Legitimierung der Akupunktur für zweifelhafte Indikationen zu finden – und das von höchster Instanz, nämlich der WHO. Es wurde kritisiert, dass dieser Review der WHO vollständig das Peer-Review-Verfahren umging, ein sehr gängiges Verfahren zur Überprüfung von Veröffentlichungen durch unabhängige Gutachter:innen desselben Fachgebiets („peers"). Schließlich erweckt das Etikett „von der WHO anerkannt" Vertrauen, wo es nicht angebracht ist (Renckens und Betz 2005). Die Evidenz stützt außerdem nicht die zahlreichen genannten Einsatzgebiete für die Akupunktur (McCarthy 2005).

Auch wenn diese Liste zurückgezogen wurde, sind die Konsequenzen für Patient:innen folgenschwer. Gibt man bei Google „WHO Akupunktur Indikationen" ein, so trifft man zahlreiche Akupunkturpraxen, die die oben genannten Indikationen scheinbar nach Gutdünken neu zusammenwürfeln oder um ihre persönlichen Lieblingsindikationen ergänzen und unter dem Label „von der WHO anerkannt" verkaufen. Das ist aus mehreren Gründen problematisch:

1. Wirksamkeit unabhängig von der Indikation: Zunächst erscheint es so, dass die Wirksamkeit der Akupunktur für alle Indikationen gleichwertig sei. Diese Aufführung erweckt den Eindruck, dass sich mithilfe der Akupunktur Rückenschmerzen ebenso gut therapieren lassen wie Kurzsichtigkeit oder Unfruchtbarkeit. Das ist aber mitnichten der Fall, wie weiter unten noch erläutert wird. Hier liegt eine Irreführung vor, die im Zweifelsfall gefährlich werden kann, wenn auf wirksame, etablierte Medizin

zugunsten der Akupunktur verzichtet oder abgewartet wird, weil man zunächst die „sanfte" Akupunktur ausprobieren möchte.

2. Alleinige Therapie oder Puzzleteil im Therapiekonzept? Zudem geht aus einer solchen frei zusammengewürfelten Indikationsliste nicht hervor, ob die Akupunktur hier als einzige Methode oder als Ergänzung zu etablierten medizinischen Verfahren hilfreich sein soll. Patient:innen sind also an dieser Stelle stark auf die Seriosität und das medizinische Wissen der Behandelnden angewiesen.

3. Vertrauen statt Misstrauen: Zuletzt ist das Problem zu nennen, dass Erkrankte einer scheinbaren Empfehlung von einer glaubwürdigen Organisation vertrauen, die aber im Internet nicht mehr nachzuprüfen ist.

Man könnte argumentieren, dass es menschlich und ein normaler Vorgang in der Wissenschaft sei, Entscheidungen und Aussagen – obgleich durch die WHO mit mehr Gewichtung versehen – zu revidieren und zurückzunehmen. Nicht in Ordnung ist jedoch, sich auf zurückgezogene und nicht mehr nachvollziehbare Statements zu berufen, um Patient:innen für die eigene Praxis zu gewinnen.

5.3 Was passiert bei einer Akupunkturbehandlung?

Das Setting, in dem die Akupunktur durchgeführt wird, unterscheidet sich maßgeblich von einer ärztlichen Behandlung in einer Kassenarztpraxis, wo meist nur wenige Minuten für Gespräch inklusive Behandlung veranschlagt sind. Diese Rahmenbedingungen verdienen neben den reinen physiologischen Effekten der Akupunktur ebenfalls Beachtung, um den Wirkmechanismus der Akupunktur ganzheitlich zu betrachten.

Fallbeispiel

Frau M. kommt das erste Mal zu einer TCM-Ärztin, die in China studiert hat, in Deutschland aber aufgrund von Problemen mit der Anerkennung als Heilpraktikerin arbeitet. Sie klagt über Myome in der Gebärmutter, die ab und an Bauchschmerzen verursachen. Eine Operation, zu der ihr die Gynäkologin bei weiterer Größenzunahme geraten hat, will Frau M. aber auf jeden Fall vermeiden. Aktuelle Blutuntersuchungen sowie einen Arztbrief von der Gynäkologin bringt Frau M. mit, woran die Ärztin allerdings nicht interessiert ist, da die TCM, so erklärt sie, anders arbeite als die Schulmedizin. Sie untersucht bei Frau M. die Zunge und den Puls und diagnostiziert ihr eine Stagnation von Qi und Blut. Frau M. ist sehr überrascht, als sie gefragt wird, ob die Myome nach einer emotional besonders stressigen Phase in ihrem Leben gekommen seien, und bejaht dies. Die Ärztin bettet Frau M. in Rückenlage auf eine bequeme Liege und schaltet eine Wärmelampe ein. Sie setzt Akupunkturnadeln an den Füßen und am Unterschenkel, über dem Knie und am Unterbauch. Beim Einstechen dreht die Ärztin zwischen den Fingern die Nadeln hin und her und Frau M. spürt ein unangenehmes kribbelndes Gefühl, was sich anfühlt wie ein kleiner Elektroschlag. Die Ärztin erklärt ihr, dass genau dann die Nadeln richtig sitzen und es sich um das De-Qi-Gefühl handle, das für eine erfolgreiche Therapie sehr wichtig sei. Kurze Zeit später merkt Frau M. aber gar nichts mehr von den Nadeln und wird in dem ruhigen und warmen Raum eine halbe Stunde liegen gelassen, wo sie selig vor sich hindöst.

Nach der halben Stunde entfernt die TCM-Ärztin die Nadeln, gibt ihrer Patientin ein paar Kräuter mit nach Hause, die sie als Tee zubereiten soll, und empfiehlt ihr, wöchentlich über mindestens zehn Wochen lang zur Therapie zu ihr zu kommen.

Nach drei Monaten sucht Frau M. ihre Gynäkologin erneut auf und freut sich, dass im Ultraschall die Myome nicht gewachsen sind.

Hier wird ein typisches Szenario einer Akupunktursitzung geschildert. Aus meiner eigenen Erfahrung habe ich immer wieder gemerkt, dass zumindest für die kurzfristige Patient:innenzufriedenheit weniger die Akupunkturnadeln oder sorgfältig ausgewählte Einstichorte entscheidend sind als vielmehr begleitende, für den Therapieerfolg aber potenziell wichtige Umstände, wie folgende Auflistung zeigt:

- Das Gefühl von Exklusivität: Da es sich bei den meisten Akupunkturpraxen um reine Privatpraxen handelt, die nicht selten an einer repräsentativen Adresse lokalisiert und optisch sehr ansprechend eingerichtet sind, hinterlässt der Besuch bei den Patient:innen ein Gefühl von Besonderheit.
- Das Gefühl von Individualität: Aus der Fülle der ganzen Akupunkturpunkte und eventuell begleitender Kräuter wird anhand der chinesischen Diagnose eine eigens konzipierte Therapie geschaffen. Häufig wird kommuniziert, dass zwei Patient:innen mit denselben Beschwerden eine ganz unterschiedliche Behandlung erhalten. Dies führt zu dem Bewusstsein, dass im Gegensatz zur herkömmlichen Medizin, „wo man einfach mit einem Rezept in der Hand wieder herausgeht", das Individuum wirklich in seiner Einzigartigkeit wahrgenommen und eine Therapie eigens für die Patientin oder den Patienten zusammengestellt wird.

- Das Gefühl von Exotik: Auch wenn Patient:innen sich schon jahrelang mit der TCM behandeln lassen, wissen sie meist nicht, welche Grundlagen genau dahinterstehen. Die Ärztinnen und Ärzte oder Heilpraktiker:innen erklären die Vorgänge in einer Sprache, die weder der Medizin noch der Biologie oder Physiologie zugeordnet ist. Begriffe wie Yin, Yang, Qi sowie das Erreichen von Organen über die Akupunkturpunkte haben etwas Mythisches an sich und schaffen so das Gefühl von einem höheren Wissen, das über die herkömmliche Medizin hinausgeht.

- Das Gefühl von Ganzheitlichkeit: Indem bei der vorausgehenden Anamnese auch über die aktuellen Beschwerden hinausreichende Gesundheitsfragen gestellt werden, die den gesamten Körper und die Psyche betreffen, wird der Eindruck erweckt, hier würde genauer hingeschaut und der Mensch in seiner Ganzheit erfasst. Während Orthopäd:innen bei Knieschmerzen „nur" den Bewegungsapparat untersuchen, möchten TCM-Praktiker:innen vielleicht noch etwas über die Verdauung, Menstruation und den Schlaf wissen. Ganzheitlichkeit ist ein, wenn nicht sogar *das* typische Argument vieler alternativmedizinischer Richtungen. Dabei darf nicht vergessen werden, dass Ganzheitlichkeit kein Alleinstellungsmerkmal der Alternativmedizin ist. Auch die evidenzbasierte Medizin (EbM) arbeitet ganzheitlich, wenn sie Blutbilder analysiert (die bekanntermaßen den ganzen Körper betreffen), andere Fachärztinnen und -ärzte zu bestimmten Fragestellungen konsultiert, Physiotherapie verschreibt, Psychotherapie empfiehlt, über Ernährungsumstellungen berät, den Sozialdienst im Krankenhaus hinzuzieht, sich einsetzt, dass medizinische Hilfsmittel erstattet oder Angehörige geschult und beraten werden. Der einzige Unterschied ist, dass hierfür mehrere, jeweils auf das Gebiet geschulte Instanzen nötig sind und nicht alles „aus einer Hand" kommt. Das ist zwar mit mehr Aufwand verbunden und bietet so auch mehr Anfälligkeit für bürokratische Hürden, garantiert aber, dass nur Spezialist:innen ihre Expertise in das entsprechende Gebiet einbringen.

- Die Zeit und die Auszeit: Je nach Aufwand verbringt die Patientin oder der Patient mindestens eine halbe Stunde in der Akupunkturpraxis. Wenn ein Erstgespräch oder zusätzliche Behandlungen, wie etwa manuelle Therapien, hinzukommen, kann die Dauer des Aufenthalts auch deutlich über einer Stunde liegen. Nicht zu missachten ist, dass ein Großteil dieser Zeit im Liegen oder im ruhigen Sitzen verbracht wird. Wer hat im Alltag schon Zeit, sich einfach hinzulegen, während man (gezwungenermaßen) von äußerlichen Reizen komplett abgeschirmt ist? Wenn die Behandlung überdies regelmäßig stattfindet, entsteht gewissermaßen ein Selbstfürsorgeritual, das zu einem wichtigen Anker werden kann. Ich erinnere mich an einen

Vater von drei kleinen Kindern, der bei mir in Akupunkturbehandlung war und mich eines Tages fragte, ob wir nicht den Teil mit den Nadeln weglassen könnten und er einfach so zum Schlafen vorbeikommen dürfe.

- Die Kosten: Wer nicht privat versichert ist, muss für die Behandlung selbst zahlen, da viele Akupunkturpraxen keine Kassenzulassung haben. Die entstehenden Kosten können dabei schnell im Bereich von einigen hundert Euro liegen. Hier mag unter Umständen das Gefühl aufkommen, dass etwas Teures auch wirken muss.

- Die Schmerzen: Die Akupunktur selbst ist sicherlich nicht angenehm. Gerade dort, wo die Haut dünn ist, kann die Prozedur schmerzhaft sein und die Schmerzen bleiben in einigen Fällen sogar nach der Akupunktur eine Zeitlang spürbar. Das besondere bei der Akupunktur ist, dass es sich bei diesem Schmerzreiz nicht um einen Pieks wie etwa bei der Blutabnahme oder Impfung handelt, sondern es zu Sensationen/Sinneswahrnehmungen kommt, die meist vorher noch nie verspürt wurden, ein neuartiges Gefühl also. Dieses kann sich äußern in einem Kribbeln, Ausstrahlen, Wärmeempfinden oder Druckgefühl. Die Akupunktur stellt einen invasiven Eingriff dar. Das oben geschilderte De-Qi-Gefühl suggeriert: Wenn es weh tut, muss es auch wirken. Ich habe mehrmals die Erfahrung gemacht, dass Patient:innen eine besonders schmerzhafte Nadel mit „die war gut" kommentierten, weil sie das Gefühl hatten, der Übeltäter für ihre Beschwerden sei erwischt worden. Der eigentliche Grund dafür ist jedoch, dass nicht selten die Akupunkturnadel anhand vorausgehender Drucktastung genau an der Stelle der höchsten Schmerzempfindlichkeit platziert wird.

- Die Berührung: Sie ist eine wichtige und unterschätzte Komponente bei der Akupunkturbehandlung. Diese zwischenmenschliche Beziehung, in die sich die Patientin oder der Patient freiwillig begibt und die aufgrund der Invasivität des Verfahrens von großem Vertrauen zur behandelnden Person geprägt ist, bedeutet mehr Zuwendung als in einem kurzen Gespräch.

- Die Dauer: Dadurch, dass Akupunkturbehandlungen möglicherweise über die Dauer von einigen Wochen bis Monaten gehen, kommen weitere Faktoren zum Tragen, die zu einer Besserung der Symptome führen: Erhalten Patient:innen weitere Therapien, zum Beispiel in Form von Medikamenten oder anderen Therapieangeboten? War der natürliche Verlauf der Erkrankung dafür verantwortlich, dass die Symptome abgeklungen sind? Häufig suchen wir erst dann einen Arzt auf, wenn die Erkrankung den Gipfel erreicht hat und die Beschwerden am Maximum sind, um anschließend langsam abzuklingen.

Als Fazit lässt sich sagen, dass es also auch mehrere unspezifische Faktoren gibt, die bei der Akupunkturbehandlung eine Rolle spielen und zum Behandlungserfolg beitragen können. Dies gilt übrigens für jede Behandlung unabhängig davon, ob es sich um TCM handelt oder nicht. Ein gutes Ärztin- bzw. Arzt-Patient:innen-Verhältnis, eine Wohlfühlatmosphäre, der Eindruck, sich richtig gut aufgehoben zu fühlen, eine individuelle Therapie mit ausführlichem Gespräch, was auch über die Symptome hinausreicht und die Lebensumstände umfasst – all das würde sich wohl jeder wünschen, der eine ärztliche Praxis betritt.

In der Realität stehen einer Ärztin bzw. einem Arzt acht Minuten pro Patient:in zur Verfügung – eine traurige Gewissheit, die sich nicht nur Patient:innen, sondern auch Ärztinnen und Ärzte anders erträumen würden. Dieser Fakt ist ein Pluspunkt für jede CAM-Behandlung. Natürlich sucht ein:e Patient:in aber nicht nur aufgrund der angenehmen Atmosphäre eine Akupunkturpraxis auf. Vielmehr interessiert sie oder ihn die tatsächliche Wirkung der Akupunktur. Aus diesem Grund ist es so wichtig, Studien durchzuführen, um objektivere Ergebnisse zu erlangen, die den schönen Buddha in der Ecke der Praxis inklusive Tee im Wartebereich außer Acht lassen. Hier ist der Goldstandard die oben bereits erwähnte RCT. Viele Anwender:innen von Akupunktur beobachten positive Effekte und sehen dies als Bestätigung für die Wirksamkeit der Akupunktur. Um aber unterscheiden zu können, dass die Akupunktur wirklich eine spezifische Wirkung hat und nicht auf die oben beschriebenen unspezifischen Effekte zurückzuführen ist, muss sich die Akupunktur einer Prüfung unterziehen und mit einer Standard- oder einer Placebotherapie verglichen werden. Glücklicherweise wurde dies mehrfach gemacht.

5.4   Wirkung: Wie wirkt Akupunktur?

Wenn nach einer Akupunkturbehandlung endlich die quälende Migräne in ihrer Anfallshäufigkeit abgenommen hat oder nach jahrelangem Kinderwunsch schließlich doch der zweite Streifen auf dem Schwangerschaftstest aufleuchtet, wird die Ursache für die Freude auf die erfolgreiche Akupunktur zurückgeführt und man fragt sich: Wie hat sie das gemacht? Die genaue Antwort wissen Patient:innen meist nicht und vermuten stattdessen, dass irgendein bestehendes Ungleichgewicht ausgeglichen und diverse Körperfunktionen wieder ins Gleichgewicht gebracht wurden. Ich muss gestehen, dass mir vor der Frage nach der Wirkungsweise immer graute. Eine einfache Antwort gibt es nämlich nicht. Wollte ein:e Patient:in mehr über das Wirkprinzip der Akupunktur wissen, so spulte ich meist eine Erklärung ab, die zunächst die traditionell chinesische Sichtweise bot und schließlich mehrere moderne Erklärungsmodelle lieferte. Hinterher hatte sich die Person vermutlich gewünscht, gar nicht erst gefragt zu haben. Auch ich war jedes Mal unzufrieden, da ich weder eine laienhafte medizinische Erklärung bieten noch ein wissenschaftlich anerkanntes plausibles Konstrukt für mein Handeln vorweisen konnte. Dass die Wirkung „noch nicht endgültig erforscht" ist, schien ein gangbarer Mittelweg, denn schließlich ist vieles in der Medizin bis heute nicht abschließend geklärt.

5.4.1 Existieren Leitbahnen und Akupunkturpunkte?

Laut den Vorstellungen der Chinesischen Medizin wirkt die Akupunktur, indem sie auf das Energiesystem in den Leitbahnen an bestimmten Punkten Einfluss nimmt. Durch den Ausgleich von Disharmonien ließen sich so Ungleichgewichte und damit Krankheiten therapieren. Es gab mehrere Versuche, sowohl die Leitbahnen als auch die Akupunkturpunkte nachzuvollziehen, die von der Fachwelt mal mehr, mal weniger Beachtung fanden.

So beschrieb in den 1960er-Jahren der koreanische Arzt Bong Han Kim ein neuartiges Gefäßsystem, das identisch mit dem Verlauf von Leitbahnen sei. Laut Kim existiere bei Tieren und Menschen ein umfangreiches System an Gefäßen, das später als primovaskuläres System (PVS) bezeichnet wurde, sich aus Gefäßen und Knoten zusammensetze und mit Haut, Organen und Nervensystem in Verbindung stehe (Vodyanoy et al. 2015). Dieses Gefäßsystem sollte der Beweis für die Leitbahnen im Körper sein. Seine Funde konnten allerdings durch andere Wissenschaftler nicht reproduziert werden, da er keine genauen Methoden für seine Entdeckung beschrieb und aus unbekannten Gründen selbst von der öffentlichen Bildfläche verschwand. In den frühen 2000er-Jahren setzte sich ein Team rund um den südkoreanischen Physiker Soh an die Erkundung dieses mysteriösen Systems. Mit einer speziellen Färbetechnik sollen die Wissenschaftler die beschriebenen mikroskopisch kleinen Gefäße auf diversen Organen von Tieren identifizieren können und sogar einzigartige Eigenschaften des PVS auf Krebszellen entdeckt haben, was sie selbst als eine der wohl wichtigsten Entdeckungen der Medizin bezeichneten (Soh et al. 2013). Auch wenn weitere Veröffentlichungen zu diesem Thema existieren und die Forschenden sehr selbstbewusst einen Beweis für die Existenz von Leitbahnen propagieren, ist das PVS wissenschaftlich nicht anerkannt und als Beleg für das Leitbahnsystem nicht gerechtfertigt.

Bedenklich ist Annahme, die Beschaffenheit von Akupunkturpunkten sei mikroskopisch klein, was der anatomischen und histologischen Analyse sämtlicher Wissenschaftler bisher entgangen war. Denn das würde eine derart genaue Punktlokalisation durch das Setzen der Nadeln bedingen und gleichzeitig ein Auffinden der Akupunkturpunkte mit den Augen und Fingern nahezu unmöglich machen. Dies wiederum widerspräche der Lehre der Akupunkturpunkte, denn um einen Punkt aufzufinden, haben die chinesischen Akupunkteure das Proportionalmaß („cun") eingeführt: Akupunkturpunkte lassen sich anhand von anatomischen Landmarken wie tastbaren Knochenvorsprüngen, anhand von Proportionen der Knochenlänge (zum Beispiel Hälfte des Abstands zwischen Sprung- und Kniegelenk) oder anhand der Fingerbreite lokalisieren, um individuelle Größen- und Proportionsunterschiede bei Patient:innen zu relativieren. Die genaueste Methode stellt hierbei die Orientierung an anatomischen Landmarken dar, was aber bei der Mehrheit der Punkte nicht möglich ist. Um beispielsweise den Punkt Milz 6, der in der Gynäkologie eine wichtige Rolle spielt, an der Innenseite des Unterschenkels ausfindig zu machen, muss man wissen, dass sich dieser 3 cun oberhalb des höchsten Punkts des Malleolus medialis, des Innenknöchels, befindet. Die Maßeinheit 3 cun entspricht vier Fingern nebeneinander. Da aber sowohl Fingerbreite als auch Länge des Unterschenkels sehr variabel sind, muss diese sehr subjektive Maßeinheit die unterschiedliche Körpergröße sowohl der Behandelnden als auch der Patient:innen mitberücksichtigen.

Aus diesem Grund ist eine absolut punktgenaue Lokalisation ebenso wenig möglich wie das Arbeiten mit Akupunkturpunkten, die sich angeblich im Bereich von wenigen Mikro- bis Millimetern bewegen. In einem systematischen Review untersuchten Akupunkturkundige selbst die Genauigkeit und Präzision bei der Punktlokalisation. Sie kamen zu dem Ergebnis, dass eine sehr große Variabilität im Auffinden der Punkte herrscht. Dabei machte es keinen Unterschied, ob Akupunkteurinnen und Akupunkteure mit sehr viel oder weniger Erfahrung die Akupunkturpunkte ausfindig machen sollten. Die beobachteten Ungenauigkeiten schienen groß genug, um klinische und wissenschaftliche Ergebnisse beeinflussen zu können (Godson und Wardle 2019).

Die Evidenz dafür, dass Akupunkturpunkte winzig klein sind, scheint also sehr gering. Zudem spricht die Tatsache, dass selbst Akupunkturexpert:innen nicht an denselben Stellen die Punkte verorten, ohne offensichtlich starke Unterschiede in der Wirkung zu erzielen, dafür, dass das Konzept von Akupunkturpunkten nicht eindeutig ist. Aus diesem Grund gehen andere davon aus, dass es sich weniger um Punkte als vielmehr um Areale oder Zonen im Zentimeterbereich handelt. Betrachtet man alte Darstellungen von Leitbahnen und Akupunkturpunkten, fällt es noch schwerer, den genauen Verlauf nachzuvollziehen, da keine anatomisch korrekten Bilder angefertigt wurden. Berücksichtigt man zudem die unterschiedlichen Ausprägungen von anatomischen Strukturen wie beispielsweise Gefäßverläufe sowohl im Seitenunterschied bei jeder Person selbst (man betrachte den Venenverlauf am Handrücken) als auch zwischen zwei Personen, so erscheint es unwahrscheinlich, dass Akupunkturpunkte nicht variabel sind.

Einen Beweis für das anatomische Vorliegen von Akupunkturpunkten wollte auch der deutsche Anatom Hartmut Heine erbringen. Er entdeckte, dass übereinstimmend mit den Punkten ein morphologisches Korrelat existiere. So stellte er fest, dass an den Akupunkturpunkten Gefäß-Nerven-Bündel aus der Körperfaszie heraustreten, sodass die eigentlichen Punkte eher Löchern bzw. Perforationen glichen. Ein Einstich mit der Akupunkturnadel würde so das mechanische und elektrische Gleichgewicht verändern (Heine 2016). Heine gab an, dass hiermit das Rätsel um die Punkte gelöst sei. Darüber hinaus würde das chinesische Wort für Punkt „Xue" ohnehin eher mit Loch übersetzt werden müssen. Allerdings räumte er ein, dass es weitaus mehr Gefäß-Nerven-Bündel als Akupunkturpunkte gäbe (Heine 1993). Andere Untersuchungen stellten fest, dass nur wenige Akupunkturpunkte entsprechende Gefäß-Nerven-Bündel aufwiesen und diese Bündel genauso an anderen Stellen auftraten, an denen kein Akupunkturpunkt beschrieben wurde (Maurer et al. 2019).

Um einen Nachweis für Leitbahnen und Akupunkturpunkte zu liefern, wurden viele weitere Versuche unternommen. Diese umfassten spezielle Bildgebungsverfahren oder Messungen des Hautwiderstands entlang der Leitbahnen zur Detektion von Akupunkturpunkten – jeweils ohne sicheres Resultat. Aus diesem Grund ist das Anwenden von Punktsuchgeräten, die je nach Hautwiderstand den geeigneten Akupunkturpunkt finden wollen, recht sinnlos. Auch subjektive Empfindungen, die Patient:innen beim Einstechen einer Nadel beschrieben, sollen sich mit dem Verlauf von Leitbahnen gedeckt haben, sind aber kein objektiv verwertbares Kriterium.

Bisher gibt es keinen wissenschaftlich anerkannten Nachweis über die Existenz von Leitbahnen, Akupunkturpunkten und Qi.

Eine genaue anatomische Kenntnis sowie das präzise Wissen um die Wirkung der einzelnen Akupunkturpunkte sind nach den Lehren der TCM unerlässlich, um Akupunktur erfolgreich auszuführen. Dass anatomische Lokalisationen durch Akupunkteurinnen und Akupunkteure sowie die Evidenz für das Vorliegen von Leitbahnen und Akupunkturpunkten ungenügend sind, erscheint dabei zunächst als Widerspruch. Doch obwohl es bisher nicht gelungen ist, einen wissenschaftlichen Konsens für das Vorliegen beider zu erreichen, ist es interessant, die Beschreibung der Wirkung von Akupunkturpunkten aus TCM-Sicht einmal genauer anzusehen. Im Gegensatz zu den bisherigen Forschungsergebnissen sind diese nämlich sehr detailliert und differenziert beschrieben.

Beispiele für häufige Akupunkturpunkte mit Namen und ihre beschriebenen Wirkungen:

- Milz 4 (Großvater und Enkel): kräftigt den Funktionskreis Milz, reguliert die „breite Trossstraße" (Leitbahn mit unter anderem gynäkologischer Bedeutung), beseitigt Schmerz (zum Beispiel Bauchschmerzen, Perioden- und Prämenstruelles-Syndrom-Schmerzen), wandelt Feuchtigkeit um, harmonisiert und stützt die Mitte, reguliert die Menstruation
- Dickdarm 4 (Vereinte Täler): leitet „Wind" aus (zum Beispiel Kopfschmerzen, Erkältungen, Husten, Juckreiz), löst die Oberfläche (zum Beispiel verstopfte Nase, Erkältung, Schweiß), kühlt „Hitze" (zum Beispiel Fieber, gerötete Augen, Zahnschmerzen), macht die Leitbahnen durchgängig (zum Beispiel Kopfschmerzen, Schwerhörigkeit, Tinnitus, Fazialisparese, Trigeminusneuralgie), beseitigt Schmerz, leitet „Wind-Hitze" aus, bewegt und reguliert das Qi
- Magen 36 (Dritter Weiler am Fuß): reguliert die Mitte (zum Beispiel bei Übelkeit, Erbrechen, Bauchschmerzen, Völlegefühl, Pankreatitis, Gastritis), reguliert das Qi (zum Beispiel Schwangerschaftserbrechen, Ödeme, Völlegefühl, Lähmungen), stützt das Qi (zum Beispiel Durchfall, Schwäche, Kurzatmigkeit, Benommenheit, wenig Appetit), dynamisiert das „Blut"
- Perikard 6 (Inneres Passtor): beruhigt den Funktionskreis Herz (zum Beispiel Nervosität, Schlafstörungen, Herzrasen), besänftigt und gleicht aus, beseitigt Schmerz, bewegt das Qi (zum Beispiel Übelkeit [auch in der Schwangerschaft], Erbrechen, Entschlusslosigkeit), bewegt das „Blut" (zum Beispiel Angina pectoris, Herzbeschwerden, verminderter Milchfluss)
- Leber 3 (Die mächtige große Straße): harmonisiert den Funktionskreis Leber (zum Beispiel Benommenheit, Nervosität, Schlafstörungen, Bluthochdruck, gynäkologische Erkrankungen), besänftigt „inneren Wind" (zum Beispiel Kopfschmerzen, Fazialisparese, Krämpfe, Spasmen,

Schizophrenie), beseitigt Einstauungen des Qi (zum Beispiel Kopfschmerzen, Ziehen in der Leiste, Hodenschmerzen), senkt das Yang ab (zum Beispiel Migräne, Bluthochdruck, Epilepsie, Schwindel)
- Niere 7 (Der wiederkehrende Strom): stützt den Funktionskreis Niere (zum Beispiel Tinnitus, Schwerhörigkeit, Vergesslichkeit, Schmerzen im unteren Rücken, Ödeme), stützt das Yin (zum Beispiel Nachtschweiß, diabetische Stoffwechsellage, Schlafstörungen), leitet „Feuchtigkeit-Hitze" aus (zum Beispiel Blut im Stuhl, Eiter im Stuhl, blutende Hämorrhoiden, Harnwegsinfektionen)

Die auf den ersten Blick sehr starke Variabilität innerhalb der Wirkungen bei einem einzigen Punkt sowie die große Vielfalt an milden und schweren Symptomen sind für die TCM nicht ungewöhnlich. Schließlich begründet die TCM dies damit, dass unterschiedliche Symptome auf ein und dieselbe Ursache zurückgehen können, wie beispielsweise „Feuchtigkeit", „Hitze" oder „innerer Wind". So ist möglicherweise bei Verstopfung und Akne jeweils ein Übermaß an „Hitze" die Ursache. Natürlich sollte aufgrund dessen nicht davon ausgegangen werden, am Punkt Leber 3 Kopfschmerzen ebenso gut therapieren zu können wie Schizophrenie. Erfahrungsgemäß geschieht dies aber auch nicht.

Die Vielfalt an Wirkungen der Akupunkturpunkte anhand von modernen neurophysiologischen Ansätzen zu erklären, scheint schier unmöglich. Hierin liegt ein großes Problem, mit dem die Wissenschaft bei der Akupunktur zu kämpfen hat: Sowohl Wirkprinzip als auch Wirkung lassen sich bei der Fülle an Informationen, die traditionell überliefert und im Lauf der Zeit durch unterschiedliche Schulen und Lehrmeinungen ergänzt worden sind, gar nicht alle überprüfen.

Doch wie sehen die modernen wissenschaftlichen Erklärungen aus, wenn man das Konzept der Akupunkturpunkte und Leitbahnen vernachlässigt?

5.4.2 Neuere Erklärungsmodelle zum Wirkmechanismus der Akupunktur

Die Akupunktur gibt eine riesige Vielfalt an optionalen Wirkungen an. Aus diesem Grund ist es nahezu unmöglich, all diese nach dem möglichen Wirkprinzip, das sich hinter einer Indikation verbirgt, zu untersuchen. Um bei dem obigen Beispiel der Schizophrenie zu bleiben, interessiert zunächst mehr, ob der Einsatz von Akupunktur am Punkt Leber 3 überhaupt positive Effekte bei einer Schizophrenie hat, als zu ergründen, welche neurophysiologischen Prozesse im Körper beim Stechen dieses Punkts ablaufen. Da Schmerzen die in westlichen Ländern am meisten untersuchte Indikation für Akupunktur darstellen, werden die Wirkmechanismen überwiegend bei Schmerzen untersucht.

Die zahlreichen unspezifischen Effekte der Akupunktur, wie etwa das besondere Setting, die positive Erwartung, die guten Erfahrungen in der Vergangenheit erschweren das Herausfinden der spezifischen Effekte. Einige Autor:innen behaupten, dass nur unspezifische Effekte, wie der Placeboeffekt, die Wirkung der Akupunktur ausmache.

Um einen einfacheren Überblick zu verschaffen, lohnt es sich, die Erklärungsmodelle nach dem Ort des Geschehens im Körper zu gliedern (Irnich 2020). Im Folgenden möchte ich nur auf die häufigsten Erklärungsmodelle eingehen.

Während die traditionelle Erklärung das Qi beinhaltet, lassen moderne Ansätze diese Lebenskraft außen vor, zumal sie nicht nachweisbar ist. Wenn wir uns mit einem spitzen Gegenstand stechen, können wir eine Rötung der Haut erkennen. Dass im Körper irgendetwas abläuft, wenn eine spitze Nadel in die Haut gestochen wird, ist ebenso naheliegend. Neben psychologischen und sozialen Effekten wie die ärztliche Zuwendung wurden einige Vorgänge im Körper beschrieben. Die unterschiedlichen Wirkungen laufen an unterschiedlichen Orten im Körper ab:

- Ort des Einstichs: Haut, Muskeln, Faszien
- Ort der Signalweiterleitung: Rückenmark
- Ort der Signalantwort: Gehirn

Was passiert an der Einstichstelle?

Die spitze Nadel verursacht eine lokale Verletzung und Entzündung im Gewebe, woraufhin es zur Ausschüttung von diversen Substanzen aus den Zellen kommt. Hier werden unterschiedliche Stoffe beschrieben, wie ATP, Prostaglandin oder Serotonin, die die Schmerzempfindung im Gehirn modulieren sollen. Außerdem wurde zusätzlich die Ausschüttung des Entzündungsmediators Histamin aus Mastzellen beobachtet (Huang et al. 2018). Es kommt zu einer Aktivierung von Sensoren, die Schmerz wahrnehmen (Nozizeptoren). Der Schmerz wird dann über bestimmte Nervenfasern ans Rückenmark weitergeleitet.

Was passiert im Rückenmark?

Eine beliebte Theorie, die zur Erklärung der Akupunktur häufiger angeführt wird, ist die Gate-Control-Theorie. Im Jahr 1965, noch bevor der Wirkmechanismus von Akupunktur im Westen überhaupt von Interesse war, veröffentlichten Ronald Melzack und Patrick Wall im angesehenen *Science Journal* einen neuen Ansatz im Verständnis von Schmerz und Schmerzhemmung (Melzack und Wall 1965). Die beiden gingen davon aus, dass der Körper über ein körpereigenes Schmerzhemmsystem verfügt, das individuell und situationsabhängig mehr oder weniger aktiv ist. Nach dieser Theorie gibt es im Rückenmark ein Tor, das die Weiterleitung von Schmerzsignalen an das Gehirn reguliert. Dieses Tor lässt sich von bestimmten Nervenfasern beeinflussen und schließen. Ist das Tor geschlossen, werden weniger Schmerzsignale zum Gehirn geleitet. Dies erklärt, warum beispielsweise das Reiben oder Kühlen von schmerzhaften Körperstellen Linderung bringt. Wenn das Tor im Rückenmark geöffnet ist, werden mehr Schmerzsignale an das Gehirn weitergeleitet, was schließlich zu einer verstärkten Schmerzwahrnehmung führt. Auch bei der Akupunktur spielen schmerzhemmende Mechanismen auf Rückenmarksebene eine Rolle.

Was passiert im Gehirn?

Im Gehirn sind verschiedene Strukturen bei der Schmerzhemmung beteiligt. So wurde gezeigt, dass die Akupunktur Schmerzen unterdrücken kann, indem absteigende schmerzhemmende Bahnen aktiviert werden. Hierbei sind verschiedene Strukturen im Gehirn beteiligt, die über Bahnen bis hin zum Rückenmark führen. Sowohl bei diesen Strukturen als auch im Rückenmark werden unterschiedliche Neurotransmitter wie Dynorphin, Enkephaline oder Serotonin ausgeschüttet (Lv et al. 2019). Auch die Ausschüttung von körpereigenen Opioiden, die ebenfalls eine wichtige Rolle in der Schmerzhemmung spielen, wurde mehrfach beschrieben. Die in diesem Zusammenhang bedeutendsten Opioide sind Endorphine, die in vielen Situationen ausgeschüttet werden, so zum Beispiel in Extremsituationen, in denen es hilfreich ist, keine Schmerzen zu empfinden, oder auch bei Euphorie. Diverse Studien mit unterschiedlichen bildgebenden Verfahren kamen zum Einsatz, um Effekte im Gehirn durch die Akupunktur nachzuweisen. So zeigte eine Studie mittels Positronenemissionstomografie (PET), dass die Akupunktur bei bestimmten Regionen im Gehirn, die unter anderem für die Schmerzverarbeitung zuständig sind, mit einer Aktivierung von bestimmten körpereigenen Opioidrezeptoren und somit zu einer Hemmung der Schmerzwahrnehmung assoziiert war. Bei der Sham-Akupunktur, also der Placeboakupunktur, wurde dieser Effekt nicht beobachtet (Harris et al. 2009). Verschiedene Studien mit einer funktionellen Magnetresonanztomografie (fMRT) zeigten ebenfalls, dass bei der Akupunktur unterschiedliche Regionen im Gehirn aktiviert wurden. Bei der fMRT handelt es sich um ein bildgebendes Verfahren, das darstellt, welche Teile des Gehirns bei einer bestimmten Tätigkeit oder bei Sinneseindrücken gerade aktiv sind. Diese Bereiche haben einen erhöhten Sauerstoffverbrauch und leuchten dann im Bild auf. Die Studienergebnisse waren jedoch zum Teil sehr heterogen (Huang et al. 2012). Während die Autor:innen dies offen kommunizieren und methodische Schwächen der fMRT-Studien bei Akupunktur benennen (Beissner und Henke 2011), ziehen andere falsche Rückschlüsse aus diesen Studien, um die Wirkung der Akupunktur auf das Gehirn zu beweisen. Dass sich Gehirnaktivitäten sichtbar machen lassen und Areale bunt erscheinen, mag zunächst ziemlich beeindruckend sein. Jedoch ist das Gehirn nie völlig inaktiv und seine Aktivität tritt bei allen möglichen Reizen auf. Das bedeutet, dass Aktivitäten zufällig und nicht auf die Akupunktur zurückzuführen sein könnten. Vor diesem Hintergrund ist es wichtig, die Ergebnisse zwar als potenzielle weiterführende Erkenntnisse anzuerkennen, die Aussagekraft dieser Studien jedoch nicht zu überinterpretieren – insbesondere dann nicht, wenn von einem „endgültigen Beweis" die Rede ist.

Schließlich wurden Effekte auf das Stresserleben und eine damit verbundene Aktivierung des Parasympathikus beschrieben (Hamvas et al. 2023). Der Parasympathikus gehört neben dem Sympathikus zum vegetativen Nervensystem. Er bewirkt Effekte im Körper bei Ruhe, beispielsweise eine Abnahme der Herz- und Atemfrequenz (Abb. 5.8).

Wie die Akupunktur wirkt, wurde mehrfach untersucht. Die gezeigten Wirkprinzipien können die Akupunktur jedoch nur teilweise erklären und sind somit als Puzzleteile zu verstehen.

Sowohl die beschriebenen neurophysiologischen Veränderungen im Körper als auch unspezifische Effekte tragen zur Wirkung der Akupunktur bei. Im Gegensatz zu vielen anderen CAM-Verfahren wurde die Wirkweise der Akupunktur sehr genau unter die Lupe genommen. Dies gestaltete sich einfacher als bei einer Vielzahl von anderen Verfahren, deren Wirkprinzip wissenschaftlich nicht ansatzweise nachvollziehbar war, da sich die postulierten Mechanismen nur schwer mit den Naturgesetzen in Einklang bringen lassen. So wird beispielsweise der Homöopathie vorgeworfen, pseudowissenschaftlich zu sein. Die propagierte Wirkweise geht nämlich davon aus, dass extrem stark verdünnte Stoffe bis hin zu Hochpotenzen, bei denen überhaupt kein

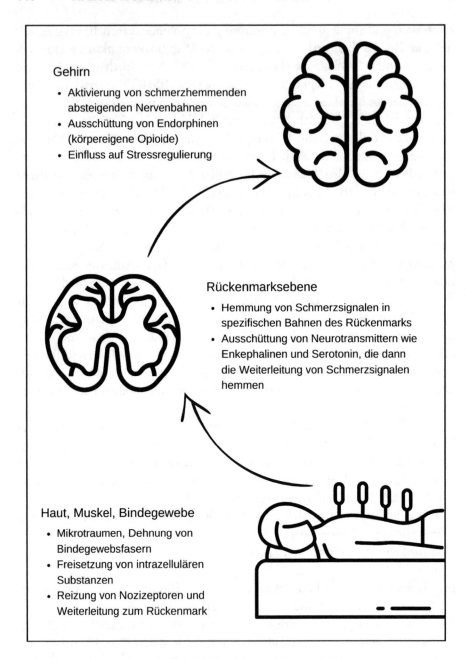

Gehirn

- Aktivierung von schmerzhemmenden absteigenden Nervenbahnen
- Ausschüttung von Endorphinen (körpereigene Opioide)
- Einfluss auf Stressregulierung

Rückenmarksebene

- Hemmung von Schmerzsignalen in spezifischen Bahnen des Rückenmarks
- Ausschüttung von Neurotransmittern wie Enkephalinen und Serotonin, die dann die Weiterleitung von Schmerzsignalen hemmen

Haut, Muskel, Bindegewebe

- Mikrotraumen, Dehnung von Bindegewebsfasern
- Freisetzung von intrazellulären Substanzen
- Reizung von Nozizeptoren und Weiterleitung zum Rückenmark

Abb. 5.8 Erklärungsmodelle für das Wirkprinzip der Akupunktur

Molekül mehr nachweisbar ist, besonders stark wirken. Als Gründe werden das nicht existierende Wassergedächtnis, geistartige Kräfte und Schwingungen angeführt oder unklare Bezüge zur Quantenphysik hergestellt. Dies veranlasst Befürworter solcher Methoden häufig zu der Aussage: „Die Wissenschaft kann halt auch nicht alles wissen" oder „Die Wissenschaft kann es einfach noch nicht erklären". Dass „die Wissenschaft" nicht alles wissen kann, ist absolut korrekt. Das behaupten in der Wissenschaft tätige Menschen auch nicht. Glücklicherweise interessiert aber gar nicht so sehr, *wie* eine Methode wirkt, sondern vielmehr, *ob* sie überhaupt wirkt. Im Fall der Homöopathie müssten sich also nicht mehrere Forschungsteams dabei abarbeiten, geistartige Kräfte nachzuweisen, wenn von einer Wirkung überhaupt nicht auszugehen ist.

Ein Nachweis, dass ein Verfahren bei bestimmten Beschwerden den Menschen hilft, ist also das, wovon Patient:innen in erster Linie profitieren. Ist dieser nicht erbracht bzw. stellt sich heraus, dass die Behandlung nicht besser wirkt als ein Placebo, müsste keine Akribie in die Erforschung des zugrunde liegenden Mechanismus gesteckt werden.

Aus diesem Grund fragen wir im nächsten Abschnitt nach der Wirksamkeit der Akupunktur.

5.5 Wirksamkeit: Wirkt Akupunktur?

An dieser Stelle kann nicht der neueste Forschungsstand wiedergegeben werden, da er nach Erscheinen dieses Buchs zumindest in einigen Teilen möglicherweise anders aussieht. Vielmehr sollen nachfolgend Diskrepanzen und Widersprüchlichkeiten dargestellt werden, die bei der Bewertung des Nutzens von Akupunktur in der Regel auftreten. Akupunktur ist nämlich ein heiß diskutiertes Streitthema nicht nur im Bekanntenkreis, sondern auch in der Fachwelt. Während die eine Seite davon ausgeht, dass die Wirksamkeit der Akupunktur mittlerweile sehr gut belegt ist, vergleicht die andere Seite die Akupunktur mit der Homöopathie und geht davon aus, dass hier viel heiße Luft um nichts gemacht wird. Die Argumente beider Seiten möchte ich aufzeigen, damit Sie diese Kontroverse besser einordnen können.

Zur Akupunktur wurde und wird viel publiziert und geforscht. Bei einer solchen Masse an Forschung müsste doch eigentlich das Ergebnis ziemlich klar sein, könnte man meinen. Leider ist das Gegenteil der Fall. Ein Großteil der Studien stammt aus China, wo ein unüblich hoher Anteil von positiven Ergebnissen präsentiert wird. Das gibt Kritiker:innen Grund zu der Annahme, dass viele Studien in China zum einen eine große Anfälligkeit für Verzerrungen bieten, zum anderen die Ergebnisse bewusst gefälscht sind. Diese Tatsache wurde schon vor einiger Zeit erkannt (Vickers et al. 1998; Tang et al. 1999) und stellt ein zentrales Problem der Akupunkturforschung dar. Es gibt jedoch auch gegenteilige Stimmen, die die Forschungsergebnisse aus China relativieren. So führen sie an, dass Verzerrungen bei den Ergebnissen ein geläufiges Phänomen weltweit darstellen (McGauran et al. 2010). Außerdem soll laut einer Untersuchung die methodische Qualität von systematischen Übersichtsarbeiten aus China ähnlich wie aus den USA sein, wobei die Qualität in beiden Ländern noch verbessert werden könnte (Tian et al. 2017). Allerdings ging es hierbei nicht explizit um Studien zur Akupunktur, bei der durch ihre Bedeutung als wertvoller sozioökonomischer und kultureller Bestandteil Chinas eine gezielt positive Darstellung durchaus denkbar wäre. Aus diesem Grund wird weiterhin die Qualität insbesondere von chinesischen Studien bemängelt (Wang et al. 2023).

In den letzten Jahrzehnten gab es einen exponentiellen Anstieg von Veröffentlichungen zur Akupunktur. Die Anzahl an RCT hat sich von 7,4 % im Jahr 1995 auf 20,3 % im Jahr 2014 erhöht, was höher ist als der Anstieg von RCT in der Biomedizin. Der Fokus der Akupunkturforschung lag hauptsächlich auf Schmerzen, gefolgt von Arthritis, Krebs, Schwangerschaft, Stimmungsstörungen und Schlaganfall. Die Qualität der veröffentlichten Forschung hat sich etwas verbessert, jedoch erschienen die meisten Beiträge lediglich in Fachzeitschriften für alternative Medizin (Ma et al. 2016). Insgesamt ist die Qualität der Studien über die gesamte TCM noch schlecht. Ein Review aus dem Jahr 2011 zeigte, dass lediglich 3 % von über 3000 untersuchten RCTs qualitativ angemessen waren (He et al. 2011).

5.5.1 Lassen sich über Akupunktur aussagefähige Studien durchführen?

Um die Wirksamkeit der Akupunktur zu belegen, reichen selbstverständlich keine Anekdoten. Vielleicht kennen Sie Menschen, die von der Akupunktur profitiert haben oder Sie verfügen möglicherweise selbst über positive Erfahrungen? Auch wenn vertrauenswürdige Ärztinnen und Ärzte glaubhaft den Erfolg schildern, den sie täglich mit eigenen Augen in der Praxis sehen, ist die einzige Möglichkeit für eine objektive Bewertung, die Akupunktur einer Prüfung zu unterziehen. Die zuverlässigste Methode, um dies zu tun, ist die Durchführung einer RCT.

In solchen Studien werden die Teilnehmer:innen zufällig in verschiedene Gruppen eingeteilt. Eine Gruppe unterzieht sich der Akupunktur (die Versuchsgruppe), während die Kontrollgruppe entweder eine andere etablierte Therapie erhält, keine Behandlung bekommt oder an einer Placebobehandlung teilnimmt. Dies führt uns zu zwei zentralen Fragen, die wir zu beantworten suchen.

1. **Ist Akupunktur besser als keine Akupunktur?**
   Diese Frage zielt darauf ab, ob Akupunktur als Behandlungsmethode einen signifikanten Unterschied im Vergleich zu keiner Behandlung oder einer anderen Therapie macht. Während die eine Gruppe sich einer Akupunkturbehandlung unterzieht (die Versuchsgruppe), erhält die Nichtakupunkturgruppe meist eine bereits etablierte Therapie (Kontrollgruppe) oder wartet auf die Akupunkturbehandlung und erhält diese später. In diesen Fällen wissen die Studienteilnehmer:innen natürlich, in welcher der Gruppen sie sich befinden. Ob Akupunktur einer Standardtherapie überlegen ist, wäre zum Beispiel von großer Bedeutung bei einer Therapie, die mit vielen Nebenwirkungen einhergeht. Gleichzeitig sind aus ethischen Gründen Studien, in denen Akupunktur allein mit einer bereits etablierten Standardtherapie verglichen wird, bei bestimmten Indikationen nicht angebracht. So kann bei einer gefährlichen voranschreitenden Erkrankung nicht eine Gruppe ein bereits erfolgreich eingesetztes Medikament erhalten, während bei der anderen Gruppe geschaut wird, ob Akupunktur ebenso hilft.
2. **Ist die Akupunktur besser als ein Placebo?**
   Diese Frage stellt die Wirksamkeit der Akupunktur gegenüber einer Scheinbehandlung (Placebo) auf die Probe. Wie aber sieht eine Placeboakupunktur, auch Sham-Akupunktur genannt, aus? Hierfür wurden nachfolgende diverse Möglichkeiten gefunden, um diesem Problem zu begegnen.

Oberflächliche Nadelung Eine Sham-Akupunktur könnte beispielsweise eine oberflächliche anstelle einer tiefen Nadelung sein. Für die echte Akupunktur ist das Erreichen des De-Qi-Gefühls von Bedeutung, eine Art Kribbeln, das erst durch eine tiefe Nadelung entsteht. Patient:innen, die bereits Akupunkturerfahrung hatten und das Gefühl kennen, könnten so unterscheiden, ob es sich um die echte, tiefe oder die oberflächliche Placeboakupunktur handelt.

Teleskopnadeln Des Weiteren existieren Nadeln, die sich wie ein Teleskop ineinanderschieben, sodass keine Penetration der Haut stattfindet, die Proband:innen aber identisch wie bei der richtigen Akupunktur sehen, dass die Nadeln kleiner werden (Park et al. 2002).

Nicht beschriebene Akupunkturpunkte Ein anderer Versuch der Placebo-akupunktur stellt die Nadelung an Punkten dar, die nicht als Akupunktur-punkte beschrieben sind und so als Fantasiepunkte gelten. Bei den tatsächlich erfassten Akupunkturpunkten ist nach der TCM von einer Wirkung auszu-gehen, während die Fantasiepunkte keinen gesundheitlichen Vorteil bringen sollen. Da Patient:innen in der Regel die genaue Punktlokalisation nicht ken-nen, können sie nicht unterscheiden, ob sie in der Verum- oder in der Sham-Gruppe sind. Jedoch wird hier der Einwand erhoben, dass bei den nicht be-schriebenen Punkten de facto eine Wirkung möglich ist, da die Haut an jeder Stelle des Körpers auf eine Nadelung reagieren würde.

Elektroakupunktur ohne Strom Schließlich ist es möglich, bei der Elektro-akupunktur sowohl in der Versuchsgruppe (Akupunktur) als auch in der Kontrollgruppe (Sham) korrekte Nadeln an beschriebenen Punkten zu ver-wenden und in beiden Gruppen die Akupunkturnadeln an Kabel anzu-schließen, aber nur bei der Versuchsgruppe Strom hindurchzuleiten.

Während für den klinischen Alltag der Vergleich zwischen Akupunktur und Nichtakupunkturkontrollen vielleicht relevanter ist, könnte dieser Ver-gleich Placebo- und andere unspezifische Effekte einschließen, die sich nur als Akupunktureffekte tarnen. Dies sei ein beliebter Trick in der Alternativ-medizin, mit dem man ebenso zeigen könne, dass sogar Zuckerpillen wirksam seien (Ernst 2012).

Einige Akupunkteurinnen und Akupunkteure argumentieren, dass mo-derne Studiendesigns nicht für die Untersuchung der Akupunktur geeignet sind, da es sich wie bei anderen CAM-Behandlungen um eine stark indivi-dualisierte Therapie handelt. So erhielten Patient:innen, obgleich sie an den-selben Symptomen litten, unterschiedliche Akupunkturbehandlungen. Dies stünde im Widerspruch zu rigiden Studiendesigns, die oftmals für den Alltag nicht repräsentativ seien. Wirft man jedoch einen Blick in Akupunkturlehr-bücher, so erweist sich diese Befürchtung als nicht gerechtfertigt. Es gibt für die einzelnen Syndrommuster sehr wohl definierte Behandlungsprotokolle. Selbst wenn bei gleicher Symptomatik eine unterschiedliche TCM-Ursache vorliegt, überschneiden sich die Akupunkturpunkte in vielen Fällen trotzdem und weichen nicht vollständig voneinander ab. Schlussendlich sollte die Ran-domisierung, also die zufällige Zuweisung der Patient:innen zu den Gruppen, dazu führen, dass die Gruppen selbst bei identischen modernen Diagnosen trotz unterschiedlicher TCM-Ursachen insgesamt vergleichbar sind.

Selbst wenn es bei Akupunkturstudien viele Dinge zu beachten gilt, ist es dennoch möglich, über die Akupunktur nach modernen wissenschaftlichen

Maßstäben Studien durchzuführen. Mittlerweile existieren hierzu genaue An-
weisungen für die optimale Durchführung, um vor dem Hintergrund der
großen Anzahl an Akupunkturstudien mit unbefriedigender Qualität den kritisierten „Forschungsmüll" zu vermeiden (Zhang et al. 2022).

5.5.2 „Es ist völlig egal, wohin man sticht"

Das am heißesten diskutierte Thema in der kritischen Kommunikation über
Akupunktur ist die Aussage „Akupunktur wirkt – aber es ist völlig egal, wohin
man sticht". Sehen wir uns einmal an, woher diese Aussage überhaupt stammt
und ob wir uns nun für den Heimgebrauch Nadeln zulegen sollten, mit denen
wir nach Belieben unser Umfeld als Laien „therapieren" können.

Der Einsatz der Akupunktur bei Schmerzen ist die am weitesten verbreitete
Indikation. Eine in der Öffentlichkeit viel zitierte Studie ist die GERAC-
Studie. Da diese gleichermaßen sowohl von Kritiker:innen als auch von Be-
fürworter:innen gern angeführt wird und gerade bei der Kritik zentraler
Gegenstand der Akupunkturdiskussionen ist, darf sie hier nicht fehlen.

Was ist GERAC?
Die German Acupuncture (GERAC) Trials waren die weltweit größten randomisierten Studien zur Wirksamkeit der Akupunktur. Sie fanden im Zeitraum von 2002 bis 2007 an mehreren Zentren in Zusammenarbeit mit den
Krankenkassen statt. Ziel war es, die Wirksamkeit von Akupunktur bei chronischen Kopf- und Rückenschmerzen sowie dauerhaften Gelenkschmerzen
im Knie durch Gelenkverschleiß (Gonarthrose) im Vergleich zu herkömmlichen Therapiekonzepten wie Schmerzmittel, Physiotherapie und Bewegung
zu überprüfen. So sollte getestet werden, bei welchen Indikationen die Akupunktur positive Effekte haben könnte und ob die Kosten durch die gesetzlichen Krankenkassen hierfür erstattet werden sollten. Untersucht wurde, ob
Akupunktur besser wirkt als die westliche (schulmedizinische) Standardtherapie und ob sie bessere Ergebnisse zeigt als Placeboakupunktur.

Was wurde gemacht?
Die Studien bestanden aus drei Armen: In der Verum-Akupunkturgruppe er-
hielten die Patient:innen Akupunktur nach den Vorgaben der Chinesischen
Medizin. In der Sham-Gruppe wurden die Studienteilnehmenden zwar mit

Akupunktur behandelt, jedoch oberflächlich und an Punkten, die nicht der TCM entsprachen. Der dritte Arm erhielt die konventionelle Behandlung. Eingeschlossen wurden über 3000 Patient:innen mit chronischen Rücken- oder Knieschmerzen, mit Spannungskopfschmerz oder Migräne. Bei der Studie mit Spannungskopfschmerz musste die konventionelle Therapie abgebrochen werden, da sich nicht genug Teilnehmende für diese Therapieoption gefunden hatten.

Was kam heraus?

Schmerzen im unteren Rückenbereich verbesserten sich nach einer Akupunkturbehandlung für mindestens sechs Monate. Die Wirksamkeit der Akupunktur, egal ob Verum- oder Scheinbehandlung, war fast doppelt so hoch wie die der konventionellen Therapie (Haake et al. 2007). Auch bei der Kniearthrose waren Verum- und Sham-Akupunktur der Standardtherapie überlegen (Scharf et al. 2006). Bei Patient:innen mit Spannungskopfschmerzen erreichte sowohl die Verum- als auch die Scheinakupunktur eine Verbesserung der Symptomatik. Ein Vergleich mit der Gruppe der konventionellen Therapie war aber aufgrund der hohen Abbruchrate nicht möglich (Endres et al. 2007). Die Behandlungsergebnisse bei Migräne unterschieden sich jedoch nicht, das heißt, es gab keinen signifikanten Unterschied, ob Patient:innen mit Sham-, Verum-Akupunktur bzw. Standardtherapie behandelt wurden (Diener et al. 2006).

Was folgte daraus?

Indem Akupunktur bei chronischen Knie- und unteren Rückenschmerzen bessere Ergebnisse zeigte als die herkömmliche Therapie, beschloss der Gemeinsame Bundesausschuss (G-BA), das Gremium, das darüber entscheidet, welche Leistungen durch die Krankenkassen bezahlt werden sollen, dass die Akupunkturbehandlung bei chronischen Rückenschmerzen und Kniegelenksarthrose Kassenleistung sein soll. Dies ist seit 2007 der Fall. In einer Stellungnahme heißt es, dass zwar der genaue Wirkmechanismus der Akupunktur nach wie vor unbekannt sei und zudem eine spezifische Punktauswahl nach TCM-Grundlagen in den Studien nicht als ausschlaggebend für den Therapieerfolg gelte. Dies führe jedoch nicht zwangsläufig zu einer Ablehnung des Nutzens. Maßgeblich für die Entscheidung der Anerkennung als Kassenleistung sei der Nachweis, dass sich die Akupunkturbehandlung bei den genannten Indikationen gegenüber der Standardtherapie als überlegen gezeigt habe (Gemeinsamer Bundesausschuss 2006). Für die Indikationen Kopfschmerzen und Migräne wurden die Leistungen nicht übernommen.

Wie war die Reaktion?
Viele sahen diese Studien als Durchbruch der Akupunktur in Deutschland an. Noch nie zuvor waren so große Akupunkturstudien publiziert worden und die Tatsache, dass die Krankenkassen die Leistung erstatteten, schien der Beweis, dass Akupunktur wirkt. Gleichzeitig wird die GERAC-Studie von Kritiker:innen angeführt, um zum Ausdruck zu bringen, dass die Akupunktur scheinbar hilft, „egal wohin man sticht". Wenn sich die Sham-Akupunktur nicht von der echten Akupunktur unterschied, so sei die Verbesserung nach der Akupunktur lediglich auf den Placeboeffekt und nicht auf spezifische Effekte zurückzuführen. Außerdem zeige dieser Fall, dass die Vorstellung von Meridianen bzw. Leitbahnen rein imaginär sei (Colquhoun und Novella 2013).

Wie wurde der Kritik begegnet?
Natürlich wollte der Vorwurf der Kritiker:innen, dass die ganze theoretische Basis der Akupunktur völliger Unsinn sei, entkräftet werden. Schließlich ist die exakte Kenntnis der Bahnen und Punkte eine essenzielle Voraussetzung in der TCM. Vonseiten der Akupunkteurinnen und Akupunkteure wurde das Studiendesign als ungeeignet bewertet.

Warum waren Akupunktur und Scheinakupunktur gleich gut? Ein Grund für das gute Ansprechen auf beide Verfahren bestehe darin, dass sowohl Verum- als auch Sham-Akupunktur invasive Methoden sind. Durch die mitunter schmerzhafte Verletzung der Haut wird das Verfahren als sehr bedeutungsvoll empfunden und kann aufgrund dessen effektiver als eine reine Placebopille sein (Kaptchuk et al. 2006). Scheinakupunktur sei daher nicht gleichzusetzen mit einer wirkstofflosen Placebopille (Cummings et al. 2018). In einem Review wurde untersucht, ob verschiedene Placebobehandlungen unterschiedliche Ergebnisse bei der Vorbeugung von Migräne haben. Die Forschenden analysierten Daten aus klinischen Studien und fanden heraus, dass Scheinakupunktur und Scheinchirurgie bei der Reduzierung der Migränefrequenz besser abschnitten als orale pharmakologische Placebos, also Tabletten ohne Wirkstoff (Meissner et al. 2013). Je invasiver der Eingriff, umso größer schien also der Effekt. Schließlich wurde argumentiert, dass auch die unspezifischen Effekte der Akupunktur durchaus einen therapeutischen Nutzen hätten.

Des Weiteren wurde entgegnet, dass das Durchstechen der Haut mit einer Nadel, unabhängig von Lokalisation und Tiefe immer einen Effekt haben würde. Akupunkteurinnen und Akupunkteure kritisierten, dass diese Art von Placebobehandlung demnach nicht wirklich täuschend sei, weil sie tatsächlich physiologische Auswirkungen auf den Körper habe, insbesondere wenn die Nadeln in denselben Dermatomen platziert werden wie bei der echten Akupunkturbehandlung. Ein Dermatom ist ein Hautbereich, der von einem Nerv aus dem Rückenmark sensibel versorgt wird. Die Nadelung in ein und demselben Dermatom, unabhängig davon, ob es nun ein echter oder unechter Akupunkturpunkt ist, könne Auswirkungen auf den Körper haben, die über eine reine Täuschung hinausgehen. Daher könnte sich diese Form von Placebo als ungeeignet erweisen (Lund und Lundeberg 2006). Die ganze Haut reagiert folglich auf einen Nadelstich.

Zudem handle es sich bei der Akupunktur, wenn sie von fachkundigen Personen ausgeführt wird, um eine sichere Methode. Nicht zuletzt hat die Akupunktur weniger unerwünschte Wirkungen als ein Schmerzmittel. Dies kann vor allem bei älteren Patient:innen nützlich sein, die ein besonders hohes Risiko für unerwünschte Arzneimittelwirkungen haben, da sie häufig mehrere Medikamente gleichzeitig einnehmen müssen und diese miteinander interagieren können (Cummings et al. 2018).

Ist Akupunktur eine große Täuschung?
Die GERAC-Studie war nicht die einzige, die zeigte, dass echte Akupunktur nicht effektiver war als Scheinakupunktur (Linde et al. 2005). Auch eine Metaanalyse kam zu dem Schluss, dass Scheinakupunktur oft mit großen unspezifischen Effekten einhergeht. Infolgedessen kann es schwierig sein, kleine spezifische Effekte zu erkennen (Linde et al. 2010). Hinzu kommt, dass Menschen, die sich freiwillig für eine Studie zur Akupunktur bei Rückenschmerzen melden, womöglich eher davon überzeugt sind, dass Akupunktur ihnen helfen könnte. Diese positive Erwartungshaltung ist eine klassische Voraussetzung für den Placeboeffekt. Zusätzlich kann es sein, dass sie bereits von einer konventionellen Behandlung nicht profitiert haben und deshalb eine Alternative suchen (Bausell und O'Connell 2009). Andere geben außerdem zu bedenken, dass zumindest diskutiert werden müsse, inwiefern es überhaupt ethisch vertretbar sei, eine Placebomedizin anzuwenden oder zu verschreiben (Colquhoun und Novella 2013). Weitere kritische Stimmen behaupten, dass entgegen der weit verbreiteten Meinung die Akupunktur nicht sicher sei und es zu schweren Nebenwirkungen kommen könne. Das wäre insbesondere dann bedenklich, wenn es sich tatsächlich um eine reine Placebomedizin handeln würde.

In England wurde in den NICE-Guidelines die Empfehlung von Akupunktur bei chronischen Rückenschmerzen im Jahr 2016 zurückgerufen. Die aktualisierte Leitlinie legte nahe, dass anstelle von Akupunktur ein stärkerer

Fokus auf andere nichtpharmakologische und nichtchirurgische Therapie-optionen wie körperliche Aktivität und psychologische Unterstützung gelegt werden sollte. Diese Änderung basierte auf der Bewertung der Evidenz, wo-nach – wie oben beschrieben – die Akupunktur keinen Vorteil gegenüber der Scheinakupunktur lieferte (Wise 2016).

Die gelieferten Ergebnisse lassen vermuten, dass Akupunkturausbildungen völlig überdimensioniert sind. Eine Nadel irgendwohin in den Körper zu ste-chen, könnte in einer Zeitspanne von unter einer Stunde erlernt werden. Wenn noch ein geschichtlicher Abriss zur Akupunktur und eine kleine Ein-führung in die Anatomie des Menschen erfolgt, sodass bei der Nadelung kein größerer Schaden entstehe, ließe sich die Akupunkturausbildung zumindest auf wenige Tage verkürzen.

Andere Studien wiederum haben Gegenteiliges gezeigt und sehr wohl einen Unterschied zwischen echter und Scheinakupunktur feststellen können. So berücksichtigte eine Metaanalyse 29 methodisch angemessene Studien, in denen echte Akupunktur mit keiner oder mit Scheinakupunktur bei unspezi-fischen Schmerzen des Bewegungsapparats, Arthrose, chronischen Kopf-schmerzen und Schulterschmerzen verglichen wurde. Die Studien umfassten 18 Vergleiche von Akupunktur und einer Nichtakupunkturkontrollgruppe (hier meist die Standardtherapie) mit insgesamt knapp 15.000 Patient:innen sowie 20 Vergleiche von echter Akupunktur mit einer Scheinakupunktur mit über 5000 Proband:innen. Bei allen Schmerzzuständen stellten sich signi-fikante Verbesserungen ein durch die echte Akupunktur gegenüber Schein- und keiner Akupunktur. Die Wissenschaftler schlussfolgerten: Die Daten deuteten darauf hin, dass Akupunktur nicht nur wirksam bei der Behandlung chronischer Schmerzen und daher eine sinnvolle Behandlungsoption sei. Auch signifikante Unterschiede zwischen echter und Scheinakupunktur wie-sen darauf hin, dass Akupunktur mehr sei als nur ein Placebo. Jedoch seien diese Unterschiede relativ klein und womöglich gar nicht klinisch relevant. Dies deute darauf hin, dass neben den spezifischen Wirkungen der Nadelung weitere Faktoren einen wichtigen Beitrag zur therapeutischen Wirkung der Akupunktur leisten (Vickers et al. 2012).

Ein häufiger Vorwurf gegenüber Alternativmediziner:innen im All-gemeinen lautet: „Ihr seid völlig blind für Kritik und die fehlende Evidenz eurer Methoden". Während dies sicherlich auf einen Teil der Praktizierenden zutreffen mag, ist ein bewusster Umgang mit der Studienlage Kennzeichen für seriöse CAM-Mediziner:innen. Hierbei vertreten Vickers et al. (2012) durchaus einen realistischen Standpunkt und zeigen sich somit nicht als ver-quere Alternativmediziner, die ihre Methoden nicht infrage stellen: Sie räu-men ein, dass die Ergebnisse viele Gründe lieferten, der Akupunktur gegenüber skeptisch zu sein. Zusätzlich geben sie zu bedenken, dass Ärztinnen und Ärzte Patient:innen nur an Behandlungen verweisen sollten, die eine große spezifische Wirkung haben. Diesen Punkt müssten auch die Akupunkteurinnen und Akupunkteure diskutieren. Die Überzeugung, dass Akupunktur nur bei strikter Einhaltung der TCM-Theorien wirksam sei, könne ins Wanken geraten, wenn nur ein geringer Unterschied zwischen dem Einstechen einer Nadel in der richtigen Tiefe an der richtigen Stelle und dem oberflächlichen Einstechen an einem Nichtakupunkturpunkt gefunden werde (Vickers et al. 2012).

Warum erzielen einerseits richtige und falsche Akupunktur völlig gleiche Ergebnisse, andererseits zeigt sich doch ein Unterschied?
Hierüber gibt es bislang keine Einigung. Eine Erklärung führt an, dass Studien dann eine eher negative Wirksamkeit der Akupunktur lieferten, wenn Verum- und Scheinakupunktur in denselben Dermatomen, also Hautbereichen, die von demselben Nerv aus dem Rückenmark versorgt werden, zur Anwendung kamen. Das Platzieren von Nadeln an diesen überlappenden Dermatomen, auch wenn sie nicht an den traditionellen Akupunkturpunkten einstechen, hätte einen ähnlichen therapeutischen Effekt wie die wahre Akupunktur. Wurden die Nadeln jedoch nicht an überlappende Dermatome gesetzt, zeigte sich die Wirksamkeit von echter traditioneller Akupunktur der Placeboakupunktur überlegen (Ots 2020).

Eine abschließende Erklärung, warum wahre Akupunktur sich in einigen Studien als nicht effektiver als Scheinakupunktur erwiesen hat, während andere einen deutlichen Unterschied demonstrierten, gibt es bislang nicht. Dies verleitet Kritiker:innen der Akupunktur zu der Annahme, dass Akupunktur in die Ecke der Quacksalberei gehört. Gleichzeitig gibt es vermehrte Forschung, die moderne neurophysiologische Erklärungsansätze erfasst und historische Leitbahnkonzepte außer Acht lässt. Die Gründe, warum sich die Frage um die Wirksamkeit der Akupunktur nicht mit einem einfachen Ja oder Nein beantworten lässt, sind komplex. Es wurde mehrfach gezeigt, dass Akupunktur zu einer Reduktion der Schmerzen und einer Verbesserung der Lebensqualität führte. Gleichzeitig sprechen aber viele Studien dafür, dass der Unterschied zwischen der wahren Akupunktur und der Scheinakupunktur nur gering ist.
Akupunktur zeigt sich unter anderem in der Schmerzbehandlung positiv. Diese Effekte sind jedoch mit einem hohen Anteil an unspezifischen Effekten vergesellschaftet. Eine Wunderwaffe ist Akupunktur nicht.

5.5.3 Cochrane-Reviews

Angenommen, jemand möchte seine These, dass Akupunktur gegen Glaukom hilft, wissenschaftlich untermauern. Das Glaukom (grüner Star) ist eine Erkrankung des Auges, bei der der Sehnerv zunehmend geschädigt und die Sehfunktion beeinträchtigt wird. Es ist weltweit eine der Hauptursachen für Erblindung. Zwar gibt es medikamentöse und operative Behandlungsmöglichkeiten, diese stehen jedoch vielen Menschen in ärmeren Ländern nicht zur Verfügung. In dem Fall wäre es wünschenswert, wenn die wesentlich günstigere Akupunktur die Erblindung verhindern könnte oder eine Kombinationstherapie aus Standardbehandlung plus Akupunktur einen zusätzlichen Vorteil bringen würde. Es wäre nun ein Leichtes, eine Studie zu diesem Thema zu finden, die genau dieses (gewünschte) Ergebnis zeigt. Mit der Schlussfolgerung „in Studien nachgewiesen" dürfte somit für potenziell Interessierte eine Glaukombehandlung mit Akupunktur attraktiv werden. Hier liegt das Problem: Es lassen sich zu unzähligen Themen Studien finden und zwar nicht selten solche, die ein gewünschtes Ergebnis liefern. Wenn hinsichtlich der Frage, bei welchen Indikationen sich die Akupunktur als wirksam erwiesen hat, so vorgegangen würde, hätten wir eine einfache Antwort: bei allen. Da wir aber wissen wollen, ob Studien Gegenteiliges gezeigt haben, und da wir gleichzeitig die Qualität der Studien berücksichtigen möchten, interessieren wir uns für einen **Überblick** über ein bestimmtes Forschungsgebiet.

Wie im allgemeinen Teil des Buchs erwähnt, kann es daher helfen, sich Cochrane-Reviews zu einer bestimmten Fragestellung anzusehen. Bei Cochrane handelt es sich um ein internationales Forschungsnetzwerk, das durch systematische Übersichtsarbeiten Grundlagen für die evidenzbasierte Gesundheitsversorgung schafft. In den Cochrane-Reviews werden Forschungsergebnisse zu Fragen aus der Gesundheitsversorgung zusammengefasst. Cochrane-Reviews sind sehr angesehen, weil sie auf strengen methodischen Standards und Prinzipien basieren. Sie zielen darauf ab, eine hohe Qualität und Zuverlässigkeit der Ergebnisse zu gewährleisten, und liefern einen Überblick über die aktuelle Evidenz zu wichtigen gesundheitlichen Themen. Wenn sich ein bestimmtes Bild abzeichnet, kann es sein, dass sich dieses Bild innerhalb von wenigen Jahren auch wieder ändert.

Auch über die Akupunktur bei verschiedenen Indikationen wurden diverse Cochrane-Reviews verfasst.

Ein Beitrag untersuchte die in der Cochrane Library veröffentlichten systematischen Reviews zur Akupunktur (Ji et al. 2020). Die Autor:innen schlossen 50 Reviews in ihre Untersuchung ein. Dabei kamen 32 Reviews (64 %) zu dem Schluss, dass die Evidenz nicht ausreichend oder der Grad der Evidenz nicht angemessen war.

Den Autor:innen zufolge berichteten sieben Reviews (14 %) über positive Ergebnisse. Eine Wirksamkeit der Akupunktur fanden sie bei der Behandlung von

- chronischen Nierenerkrankungen,
- Geburtseinleitung,
- Schmerzen bei der Geburt
- episodischer Migräne,
- Spannungskopfschmerzen,
- Fibromyalgie,
- Übelkeit und Erbrechen nach Operationen.

Schaut man sich die genannten sieben Cochrane-Reviews jedoch genauer an, fällt auf, dass das Bild der Wirksamkeit nicht einheitlich positiv ist.

Nierenerkrankung So gab es beim chronischen Nierenversagen nur unzureichende Belege für kurzfristige Auswirkungen der manuellen Akupressur als ergänzende Maßnahme bei Müdigkeit, Depression, Schlafstörungen und Juckreiz bei Dialysepatient:innen. Für die Wirksamkeit der Akupunktur bei Begleiterkrankungen des chronischen Nierenversagens wie Schmerzen existieren nur wenige Belege. Insgesamt tauchten viele Verzerrungen auf für die Aussagekraft hinsichtlich des Nutzens von Akupunktur (Kim et al. 2016).

Geburt Auch zur Geburtseinleitung lassen sich keine endgültigen Aussagen treffen. Es gab keinen Unterschied in der Häufigkeit von Kaiserschnittentbindungen zwischen Akupunktur und Scheinakupunktur sowie zwischen Akupunktur und Standardbehandlung. Zwar fanden sich einige Hinweise auf eine Veränderung des Gebärmutterhalses bei Frauen, die Akupunktur erhielten, im Vergleich zur Scheinkontrolle und im Vergleich zur üblichen Behandlung, aber das, was die Frauen wohl am meisten interessiert, nämlich die Dauer der Wehen, war in der Gruppe mit üblicher Betreuung kürzer als in der Gruppe mit Akupunktur. Überdies gab es keine Belege für einen eindeutigen Vorteil der Akupunktur in Bezug auf die Verringerung einer Narkose, den Gesundheitszustand des Neugeborenen, die Zeit bis zur Geburt des Babys, die Verwendung anderer Einleitungsmethoden und die spontane vaginale Geburt (Smith et al. 2017). Für die Schmerzreduktion bei der Geburt schluss-folgerten die Autor:innen, dass Akupunktur und Akupressur eine Rolle bei der Schmerzlinderung und der Erhöhung der Zufriedenheit mit der Schmerz-behandlung spielen können (Smith et al. 2020).

Migräne Zur Prävention von wiederkehrender Migräne und Spannungs-kopfschmerz liegen positive Ergebnisse vor. Eine zusätzliche Akupunktur-behandlung zur symptomatischen Behandlung der Migräneattacken kann die Häufigkeit der Kopfschmerzen verringern und ein geringer Effekt der Aku-punktur gegenüber der Scheinbehandlung ließ sich beobachten. Die vor-liegenden Studien deuten darauf hin, dass die Akupunktur zumindest ähnlich wirksam sein könnte wie die Behandlung mit prophylaktischen Medika-menten. Somit mag die Akupunktur als Behandlungsoption für diejenigen Patient:innen infrage kommen, die sich einer solchen Behandlung unter-ziehen wollen (Linde et al. 2016b).

Spannungskopfschmerz Bei der Indikation chronischer Spannungskopf-schmerzen gab es moderate Evidenz, dass Akupunktur zusätzlich zur üblichen Behandlung von Kopfschmerzen (in der Regel mit Schmerzmitteln) die Kopf-schmerzhäufigkeit reduzierte. Im Vergleich von wahrer und Scheinaku-punktur zeigte sich ebenfalls eine Reduktion der Kopfschmerzhäufigkeit, die über sechs Monate anhielt. Wie bei der chronischen Migräne deuten bei chro-nischen Spannungskopfschmerzen die vorliegenden Ergebnisse darauf hin, dass Akupunktur zur Behandlung häufiger episodischer oder chronischer Kopfschmerzen vom Spannungstyp in Betracht gezogen werden kann (Linde et al. 2016a).

Fibromyalgie Zur Behandlung von Fibromyalgie, einem Syndrom mit Schmerzen, Gelenksteifigkeit, Schlafstörungen, Müdigkeit, Stimmungs-schwankungen und einer deutlichen Einschränkung der Lebensqualität, zeigt ein Cochrane-Review Hinweise auf positive Effekte durch die Anwendung von Akupunktur (Deare et al. 2013).

Postoperative Übelkeit Übelkeit und Erbrechen sind zwei häufige Kompli-kationen nach der Anästhesie bei Operationen (PONV). Medikamente gegen Übelkeit (Antiemetika) sind nur teilweise wirksam und können Neben-wirkungen wie Schläfrigkeit und Kopfschmerzen verursachen. Hier hat sich vielerorts die Stimulierung des Akupunkturpunkts Pericard 6 (Pc6) etabliert, der gegen Übelkeit helfen soll. Der Punkt Pc6 befindet sich an der Innenseite des Unterarms zwischen zwei tastbaren Sehnen etwa drei Finger breit über der

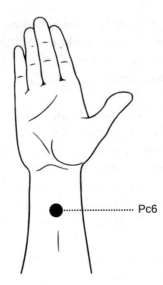

Abb. 5.9 Die Lage des Akupunkturpunkts Pericard 6 (Pc6)

Beugefalte des Handgelenks Abb. 5.9. Ein Cochrane-Review untersuchte die Studienlage hierzu und fand heraus, dass die Wirkung der Stimulation des Akupunkturpunkts Pc6 zur Vorbeugung von PONV scheinbar vergleichbar mit der Wirkung von Antiemetika ist (Lee et al. 2015).

Auch eine Forschungsgruppe aus Australien nahm im Acupuncture Evidence Project verschiedene Cochrane-Reviews und Metaanalysen bis 2017 unter die Lupe. Bei insgesamt 122 Indikationen fanden sie bei acht von ihnen Belege für positive Effekte durch Akupunktur. Diese waren:

- Migräneprophylaxe,
- Kopfschmerzen,
- chronische Kreuzschmerzen,
- Heuschnupfen (allergische Rhinitis),
- Kniegelenksarthrose,
- chemotherapiebedingte Übelkeit und Erbrechen,
- postoperative Übelkeit und Erbrechen,
- postoperative Schmerzen.

Keine Belege für die Wirksamkeit wurden bei fünf Indikationen gefunden: Schwangerschaftsübelkeit, Alkohol- und Kokainabhängigkeit, Epilepsie und

Raucherentwöhnung. Für die übrigen Anwendungsbereiche gab es unklare oder potenziell positive Evidenz (McDonald und Janz 2017).

Tipp

Viele Cochrane-Reviews sind auf der Seite der Cochrane Library (cochranelibrary. com) frei verfügbar. Der Abstract, also die Zusammenfassung der relevantesten Inhalte der Gliederungspunkte, ist zudem in mehreren Sprachen sowie in einfacher Sprache und für Laien verständlich vorhanden.

Cochrane-Reviews sind systematische Übersichtsarbeiten, die Forschungsergebnisse aus dem Bereich der Gesundheitsversorgung untersuchen. Dabei ist die Cochrane Collaboration eine weltweite Organisation von Forscher:innen, die systematische Reviews in höchster Qualität und Transparenz ohne Interessenkonflikte verfassen, um eine bestimmte Forschungsfrage zu beantworten. Zur Akupunktur liegen einige Cochrane-Reviews vor. Allerdings können diese nur so gut sein, wie die Studien, die sie beinhalten. Da viele Akupunkturstudien wegen erheblicher Mängel in der Methodik zu kritisieren sind, ist die Beweiskraft nicht stark genug, um konkrete Aussagen zu treffen. Für die Mehrheit der Indikationen bei Akupunktur liegen keine positiven Hinweise vor. Positive Effekte hingegen gibt es für Migräneprävention, Spannungskopfschmerzen, diverse Schmerzzustände und Übelkeit.

5.5.4 Die Qualität der Evidenz für verschiedene Akupunkturindikationen

Wenn von Evidenz die Rede ist, möchten wir gern einschätzen, wie sehr wir dieser glauben oder vertrauen dürfen, wenn doch häufig die erwähnten methodischen Mängel von Akupunkturstudien ein Problem sind. Aus diesem Grund kann die Qualität der Evidenz bewertet werden.

Im Jahr 2022 wurde in einer Übersichtsarbeit die Qualität (auch Vertrauenswürdigkeit) der Evidenz für verschiedene Akupunkturindikationen eingeschätzt. Die Qualität der Evidenz ist ein Maß dafür, in welchem Umfang wir darauf vertrauen dürfen, dass die Ergebnisse der Forschung zu einem bestimmten Behandlungseffekt wahrscheinlich richtig sind. Durch Verzerrungen (Bias) in Studien wird die Qualität der Evidenz geschmälert. Die Evidenz kann von hoher, mäßiger/moderater, niedriger oder sehr niedriger Qualität sein. Eine hohe Qualität der Evidenz sagt aus, dass der wahre Effekt einer Behandlung sehr wahrscheinlich nahe dem aus Studienergebnissen abgeleiteten Effekt (Effektschätzer) liegt und damit als eine brauchbare Basis für Entscheidungen dient. Eine sehr niedrige Qualität spricht dafür, dass der Effektschätzer sich wahrscheinlich deutlich vom gesuchten wahren Effekt unterscheidet. Hier ist es wahrscheinlich, dass weitere Studien den Effektschätzer noch in die eine oder andere Richtung verändern. Wir können uns also nicht auf diese Ergebnisse verlassen (Wissen was wirkt 2021).

Die Qualität der Evidenz wird mithilfe der Grading-of-Recommendations-Assessment-Development-and-Evaluation(GRADE)-Methodik ermittelt, ein komplexes Verfahren, das systematische Reviews über RCT schrittweise bewertet. Punkte werden abgezogen bei Einschränkungen im Design der eingeschlossenen Studien (zum Beispiel wenn die Studienteilnehmenden nicht verblindet sind), Indirektheit der Evidenz (zum Beispiel wenn die Untersuchungssituation sich stark von der Alltagssituation unterscheidet), Inkonsistenz (wenn die eingeschlossenen Studien zu völlig unterschiedlichen Ergebnissen kommen), unzureichender Präzision (zum Beispiel wenn zu wenige Proband:innen eingeschlossen wurden) und wenn ein Publikationsbias vorliegt (zum Beispiel wenn aus Interessenkonflikten nicht erwünschte Studienergebnisse unterschlagen werden; Wissen was wirkt 2020).

In einer Analyse (Allen et al. 2022) wurden systematische Reviews über die Verwendung von Akupunktur bei unterschiedlichen Gesundheitszuständen von Erwachsenen aus den Jahren 2013–2021 untersucht.

Was wurde gemacht?
Insgesamt waren 82 Publikationen zu 56 Erkrankungen erfasst und für die Auswertung in die drei Gruppen Schmerz, psychische Gesundheit und andere Zustände eingeteilt. Die Qualität der Evidenz galt es zu ermitteln. Die Studien waren gemischt und enthielten Körper- und Elektroakupunktur.

Was kam dabei heraus?
Es wurden vier Schlussfolgerungen mit hoher Qualität der Evidenz und 31 Schlussfolgerungen mit moderater Qualität der Evidenz bewertet. Alle übrigen Schlussfolgerungen (über 60 Stück) erhielten die Einstufung als Evidenz mit niedriger oder sehr niedriger Qualität.

Bei der Kategorie Schmerz wurde Akupunktur lediglich bei den Indikationen Schulterschmerz und Fibromyalgie mit einer hohen Qualität der Evidenz versehen. Eine moderate Qualität der Evidenz ließ sich beispielsweise für Migräne, Spannungskopfschmerzen und chronische muskuloskelettale Schmerzen finden.

Bei der Kategorie psychische Gesundheit gab es keine hohe Qualität der Evidenz. Als moderate Qualität galt die Evidenz unter anderem bei Schlafstörungen von älteren Menschen und bei Nikotinabusus.

Unter der Kategorie für sonstige Zustände erschien ein Nutzen für die begleitende Therapie bei Schlaganfall mit Elektroakupunktur, und zwar mit einer hohen Qualität der Evidenz.

Was wurde geschlussfolgert?
Die Autor:innen schlussfolgerten, dass trotz einer großen Anzahl randomisierter Studien in systematischen Reviews zur Akupunktur bei Erkrankungen von Erwachsenen nur wenige Schlussfolgerungen mit hoher oder mäßiger Sicherheit eingestuft werden können. Die meisten von ihnen betrafen Vergleiche mit Scheinbehandlungen oder kamen zu dem Schluss, dass die Akupunktur keinen Nutzen bringt. Schlussfolgerungen mit moderater oder hoher Vertrauenswürdigkeit, dass Akupunktur anderen aktiven Therapien überlegen ist, waren selten.

Studien, in denen Akupunktur mit Placebo oder Scheinbehandlung verglichen wird, sind den Autor:innen zufolge aus mehreren Gründen von untergeordnetem Interesse. So gibt es verschiedene Definitionen dafür, was als Scheinakupunktur betrachtet wird (echte Nadeln an falschen Punkten, nichtechte Nadeln an richtigen oder falschen Punkten, oberflächliche statt tiefe Nadelung usw.). Daher sei es ein Problem, dass die unbeabsichtigten physiologischen Effekte der Scheinakupunktur nicht berücksichtigt werden. Dies erschwere zuverlässige Schlussfolgerungen. Im Gegensatz dazu ist es bei einem Vergleich zwischen einem Medikament und Placebo leichter, da ein Placebo als wirkungslos betrachtet wird. Laut den Autor:innen sollten vielmehr solche Studien im Vordergrund stehen, in denen Akupunktur mit anderen empfohlenen, akzeptierten oder aktiven Therapien für die Erkrankung verglichen wird. Ein Vergleich von Akupunktur und Massage bei Patient:innen mit fortgeschrittener Krebserkrankung zeigte eine Verbesserung hinsichtlich Schmerzen, Fatigue, Schlafstörungen und Lebensqualität. Allerdings waren Akupunktur und Massage gleichwertig (Epstein et al. 2023).

5.6   Sicherheit: Wie sicher ist Akupunktur?

Selbst wenn die Studienlage in mehreren Fällen zwar nicht deutlich für die Akupunktur spricht, so kann sie doch zumindest ausprobiert werden. Schließlich kann sie ja nicht schaden, oder?

Unerwünschte Wirkungen im Zusammenhang mit Akupunktur werden sowohl in der wissenschaftlichen Literatur als auch in den öffentlichen Medien kontrovers diskutiert. Der Fall der professionellen Fußballspielerin Ellen White aus England sorgte für Aufsehen, als diese nach einer Akupunkturbehandlung bei Rückenbeschwerden ihre Karriere beenden musste. White erlitt durch die Akupunkturnadel einen Pneumothorax, einen Zustand, bei dem die Lunge durch Eindringen von Luft in den Pleuraspalt kollabiert (BBC Sport 2022).

Wie jede andere Intervention hat natürlich auch die Akupunktur Nebenwirkungen.

Zu möglichen unerwünschten Wirkungen bei der Akupunktur zählen:

- An der Einstichstelle: vorübergehende Schmerzen, Rötungen, Blutungen bis hin zur Entstehung von blauen Flecken (Hämatomen)
- Nervenreizung mit Sensibilitätsstörungen in der Einstichregion
- Infektionen durch unzureichende Hygiene
- Kreislaufsymptome wie Schwindel, beschleunigter oder verlangsamter Puls, Blutdruckveränderungen, Schwitzen
- Stürze infolge von Kreislaufstörungen
- Verschlimmerung von Schmerzen
- Verletzungen innerer Organe wie Lunge oder Herz, wenn die Nadel über einem Organ zu tief gestochen wird
- Vergessen oder Abbrechen der Akupunkturnadel in der Haut
- Bei der Erwärmung mit Beifußkraut (Moxibustion): Verbrennungen auf der Haut

Um genauere Zahlen zu erhalten, untersuchte eine Metaanalyse mehrere Studien mit insgesamt knapp 13 Mio. Behandlungen. Die Ergebnisse zeigten, dass Nebenwirkungen bei etwa jeder zehnten Person auftreten, die eine Akupunkturserie durchläuft. Leichte Nebenwirkungen sind häufig, aber meist mild und vorübergehend. Hierzu gehören vor allem Blutungen, Schmerzen und Rötungen an der Einstichstelle. Schwere Nebenwirkungen sind selten und treten laut der Studie bei etwa einer von 10.000 Personen auf.

Die Studie kommt zu dem Schluss, dass Akupunktur zu einem der sichereren Verfahren der Medizin gehört und Nebenwirkungen selten sind. Die häufigsten Nebenwirkungen sind dabei nur mild und erfordern keine medizinische Behandlung. Seltene Nebenwirkungen hingegen, die eine medizinische Behandlung erfordern, gehören in kompetente ärztliche Hände, um die Sicherheit der Patient:innen zu gewährleisten (Bäumler et al. 2021).

Beschriebene Todesfälle nach Akupunktur treten vor allem in ländlichen Regionen Chinas auf, sind aber extrem selten und gehen meist mit einer mangelnden Ausbildung der Akupunkteurin oder des Akupunkteurs einher. Die beste Möglichkeit, das Risiko für gefährliche Nebenwirkungen zu minimieren, liegt in einer sorgsamen Schulung von Anwender:innen der Akupunktur. Diese sollten nicht nur in der Akupunkturtechnik, sondern auch in der Erkennung schwerwiegender unerwünschter Ereignisse und der Einleitung lebensrettender Maßnahmen geschult werden (Ernst 2010).

Literatur

Allen J, Mak SS, Begashaw M, Larkin J, Miake-Lye I, Beroes-Severin J, Olson J, Shekelle PG (2022) Use of acupuncture for adult health conditions, 2013 to 2021: a systematic review. JAMA Netw Open 5(11):e2243665

Angermaier M (2012) The current development of ear acupuncture and possibilities for its validation. Chinesische Medizin/Chinese Medicine 27(4):232–241.

Angermaier M (2018) Leitfaden Ohrakupunktur. Elsevier, Amsterdam

Aprile A, Pomara C, Turillazzi E (2015) Gua Sha a traditional Chinese healing technique that could mimick physical abuse: a potential issue with forensic implications. A case study. Forensic Sci Int 249:e19–e20

Atwood K (2009) Acupuncture anesthesia: a proclamation from Chairman Mao (Part I). https://sciencebasedmedicine.org/acupuncture-anesthesia-a-proclamation-of-chairman-mao-part-i/. Zugegriffen am 21.02.2023

Baker TE, Chang G (2016) The use of auricular acupuncture in opioid use disorder: A systematic literature review. Am J Addict 25(8):592–602

Barrett S (2018) Quack "Electrodiagnostic" Devices. Quackwatch. https://quackwatch.org/related/electro/. Zugegriffen am 14.02.2023

Bäumler P, Zhang W, Stübinger T, Irnich D (2021) Acupuncture-related adverse events: systematic review and meta-analyses of prospective clinical studies. BMJ Open 11(9):e045961

Bausell B, O'Connell NE (2009) Acupuncture Research: Placebos by Many Other Names. Arch Intern Med 169(19):1806–1818

BBC Sport (2022) Ellen White suffered punctured lung during acupuncture. https://www.bbc.com/sport/football/62692632. Zugegriffen am 25.04.2023

Beissner F, Henke C (2011) Methodological problems in FMRI studies on acupuncture: a critical review with special emphasis on visual and auditory cortex activations. Evid Based Complement Alternat Med 2011:607637

Colquhoun D, Novella SP (2013) Acupuncture is theatrical placebo. Anesth Analg 116(6):1360–1363

Cramer H, Klose P, Teut M, Rotter G, Ortiz M, Anheyer D, Linde K, Brinkhaus B (2020) Cupping for patients with chronic pain: a systematic review and meta-analysis. J Pain 21(9–10):943–956

Cummings M, Hróbjartsson A, Ernst E (2018) Should doctors recommend acupuncture for pain? BMJ 360:k970

Deare JC, Zheng Z, Xue CC, Liu JP, Shang J, Scott SW, Littlejohn G (2013) Acupuncture for treating fibromyalgia. Cochrane Database Syst Rev 2013(5):Cd007070

Deutsche Akademie für Akupunkur (o.J.) Störherd und Belastung. https://www.akupunktur.de/patienten/ergaenzende-methoden/stoerherd-belastung.html. Zugegriffen am 16.02.2023

Deutsche Migräne- und Kopfschmerzgesellschaft e.V (o.J.) Die DMKG warnt: Piercing ist nicht zur Therapie der Migräne geeignet! https://www.dmkg.de/therapieempfehlungen/migraene/die-dmkg-warnt-piercing-ist-nicht-zur-therapie-der-migraene-geeignet. Zugegriffen am 16.02.2023

Diener HC, Kronfeld K, Boewing G, Lungenhausen M, Maier C, Molsberger A, Tegenthoff M, Trampisch HJ, Zenz M, Meinert R (2006) Efficacy of acupuncture for the prophylaxis of migraine: a multicentre randomised controlled clinical trial. Lancet Neurol 5(4):310–316

Dorfer L, Moser M, Bahr F, Spindler K, Egarter-Vigl E, Giullén S, Dohr G, Kenner T (1999) A medical report from the stone age? Lancet 354(9183):1023–1025

EAV (o.J.) Einsatzgebiete für EAV. https://www.eav.de/eav/einsatzgebiete-fuer-eav/. Zugegriffen am 14.02.2023

Eckhardt C, Hess A (2020) Pulspalpation – Schritt für Schritt. retten! 9(05):363–366

Endres HG, Böwing G, Diener HC, Lange S, Maier C, Molsberger A, Zenz M, Vickers AJ, Tegenthoff M (2007) Acupuncture for tension-type headache: a multicentre, sham-controlled, patient-and observer-blinded, randomised trial. J Headache Pain 8(5):306–314

Epstein AS, Liou KT, Romero SAD, Baser RE, Wong G, Xiao H, Mo Z, Walker D, MacLeod J, Li Q, Barton-Burke M, Deng GE, Panageas KS, Farrar JT, Mao JJ (2023) Acupuncture vs Massage for Pain in Patients Living With Advanced Cancer: The IMPACT Randomized Clinical Trial. JAMA Netw Open 6(11):e2342482. https://doi.org/10.1001/jamanetworkopen.2023.42482. PMID: 37962891; PMCID: PMC10646731.

Ernst E (2010) Acupuncture – a treatment to die for? J R Soc Med 103(10):384–385

Ernst E (2012) Acupuncture for chronic pain? Almost certainly not! https://edzardernst.com/2012/10/acupuncture-for-chronic-pain-almost-certainly-not/2023. Zugegriffen am 12.05.2023

Ernst E (2019) Heilung oder Humbug? 150 alternativmedizinische Verfahren von Akupunktur bis Yoga. Springer, Berlin

Gates S, Smith LA, Foxcroft DR (2006) Auricular acupuncture for cocaine dependence. Cochrane Database Syst Rev 25(1):Cd005192

Gemeinsamer Bundesausschuss (2006) Tragende Gründe zum Beschluss des Gemeinsamen Bundesausschusses zur Akupunktur vom 18.04.2006

Godson DR, Wardle JL (2019) Accuracy and precision in acupuncture point location: a critical systematic review. J Acupunct Meridian Stud 12(2):52–66

Gori L, Firenzuoli F (2007) Ear acupuncture in European traditional medicine. Evid Based Complement Alternat Med 4(Suppl 1):13–16

Haake M, Müller H-H, Schade-Brittinger C, Basler HD, SchäFer H, Maier C, Endres HG, Trampisch HJ, Molsberger A (2007) German acupuncture trials (Gerac) for chronic low back pain: Randomized, multicenter, blinded, parallel-group trial with 3 groups. Arch Intern Med 167(17):1892–1898

Hamvas S, Hegyi P, Kiss S, Lohner S, McQueen D, Havasi M (2023) Acupuncture increases parasympathetic tone, modulating HRV – systematic review and meta-analysis. Complement Ther Med 72:102905

Harris RE, Zubieta JK, Scott DJ, Napadow V, Gracely RH, Clauw DJ (2009) Traditional Chinese acupuncture and placebo (sham) acupuncture are differentiated by their effects on mu-opioid receptors (MORs). Neuroimage 47(3):1077–1085

He J, Du L, Liu G, Fu J, He X, Yu J, Shang L (2011) Quality assessment of reporting of randomization, allocation concealment, and blinding in traditional Chinese medicine RCTs: a review of 3159 RCTs identified from 260 systematic reviews. Trials 12:122

Heine H (1993) Anatomische Korrelate der Akupunkturpunkte. https://www.spektrum.de/magazin/anatomische-korrelate-der-akupunkturpunkte/820981. Zugegriffen am 21.02.2023

Heine H (2016) Zur Morphologie der Akupunkturpunkte. Dtsch Z Akupunkt 59(3):49–51

Hempen C-H (2014) dtv-Atlas Akupunktur. Deutscher Taschenbuch Verlag, München, S 11

Hou PW, Hsu HC, Lin YW, Tang NY, Cheng CY, Hsieh CL (2015) The history, mechanism, and clinical application of auricular therapy in traditional Chinese medicine. Evid Based Complement Alternat Med 2015:495684

Huang M, Wang X, Xing B, Yang H, Sa Z, Zhang D, Yao W, Yin N, Xia Y, Ding G (2018) Critical roles of TRPV2 channels, histamine H1 and adenosine A1 receptors in the initiation of acupoint signals for acupuncture analgesia. Sci Rep 8(1):6523

Huang W, Pach D, Napadow V, Park K, Long X, Neumann J, Maeda Y, Nierhaus T, Liang F, Witt CM (2012) Characterizing acupuncture stimuli using brain imaging with FMRI – a systematic review and meta-analysis of the literature. PLoS One 7(4):e32960

Hulewicz BS (1994) Coin-rubbing injuries. Am J Forensic Med Pathol 15(3):257–260

Irnich D (2020) Wissenschaftliche Grundlagen der Akupunktur. Chin Med 35(4):189–200

Ji Z, Zhang J, Menniti-Ippolito F, Massari M, Fauci AJ, Li N, Yang F, Zhang M (2020) The quality of Cochrane systematic reviews of acupuncture: an overview. BMC Complementary Med Ther 20(1):307

Kaptchuk TJ, Stason WB, Davis RB, Legedza AR, Schnyer RN, Kerr CE, Stone DA, Nam BH, Kirsch I, Goldman RH (2006) Sham device v inert pill: randomised controlled trial of two placebo treatments. Bmj 332(7538):391–397

Katelaris CH, Weiner JM, Heddle RJ, Stuckey MS, Yan KW (1991) Vega testing in the diagnosis of allergic conditions. The Australian College of Allergy. Med J Aust 155(2):113–114

Kim KH, Lee MS, Kim TH, Kang JW, Choi TY, Lee JD (2016) Acupuncture and related interventions for symptoms of chronic kidney disease. Cochrane Database Syst Rev 2016(6):Cd009440

Kim S, Lee SH, Kim MR, Kim EJ, Hwang DS, Lee J, Shin JS, Ha IH, Lee YJ (2018) Is cupping therapy effective in patients with neck pain? A systematic review and meta-analysis. BMJ Open 8(11):e021070

Kwon CY, Lee B, Suh HW, Chung SY, Kim JW (2018) Efficacy and safety of auricular acupuncture for cognitive impairment and dementia: a systematic review. Evid Based Complement Alternat Med 2018:3426078

Lan Y, Wu X, Tan HJ, Wu N, Xing JJ, Wu FS, Zhang LX, Liang FR (2015) Auricular acupuncture with seed or pellet attachments for primary insomnia: a systematic review and meta-analysis. BMC Complement Altern Med 15:103

Lee A, Chan SK, Fan LT (2015) Stimulation of the wrist acupuncture point PC6 for preventing postoperative nausea and vomiting. Cochrane Database Syst Rev 2015(11):Cd003281

Lee MS, Shin BC, Suen LK, Park TY, Ernst E (2008) Auricular acupuncture for insomnia: a systematic review. Int J Clin Pract 62(11):1744–1752

Lewith GT, Kenyon JN, Broomfield J, Prescott P, Goddard J, Holgate ST (2001) Is electrodermal testing as effective as skin prick tests for diagnosing allergies? A double blind, randomised block design study. BMJ 322(7279):131–134

Linde K, Streng A, Jürgens S, Hoppe A, Brinkhaus B, Witt C, Wagenpfeil S, Pfaffenrath V, Hammes MG, Weidenhammer W, Willich SN, Melchart D (2005) Acupuncture for patients with MigraineA randomized controlled trial. JAMA 293(17):2118–2125

Linde K, Niemann K, Schneider A, Meissner K (2010) How large are the nonspecific effects of acupuncture? A meta-analysis of randomized controlled trials. BMC Med 8:75

Linde K, Allais G, Brinkhaus B, Fei Y, Mehring M, Shin BC, Vickers A, White AR (2016a) Acupuncture for the prevention of tension-type headache. Cochrane Database Syst Rev 4(4):Cd007587

Linde K, Allais G, Brinkhaus B, Fei Y, Mehring M, Vertosick EA, Vickers A, White AR (2016b) Acupuncture for the prevention of episodic migraine. Cochrane Database Syst Rev 2016(6):Cd001218

Litscher G, Yannacopoulos T, Kreisl P (2018) Nogier reflex: physiological and experimental results in auricular Medicine-A new hypothesis. Medicines (Basel) 5(4):132

Lund I, Lundeberg T (2006) Are minimal, superficial or sham acupuncture procedures acceptable as inert placebo controls? Acupunct Med 24(1):13–15

Lv Q, Wu F, Gan X, Yang X, Zhou L, Chen J, He Y, Zhang R, Zhu B, Liu L (2019) The involvement of descending pain inhibitory system in electroacupuncture-induced analgesia. Front Integr Neurosci 13:38

Ma Y, Dong M, Zhou K, Mita C, Liu J, Wayne PM (2016) Publication trends in acupuncture research: a 20-year bibliometric analysis based on PubMed. PLoS One 11(12):e0168123

Maurer N, Nissel H, Egerbacher M, Gornik E, Schuller P, Traxler H (2019) Anatomical evidence of acupuncture meridians in the human extracellular matrix: results from a macroscopic and microscopic interdisciplinary multicentre study on human corpses. Evid Based Complement Alternat Med 2019:6976892

McCarthy M (2005) Critics slam draft WHO report on homoeopathy. Lancet 366(9487):705–706

McDonald J, Janz S (2017) The acupuncture evidence project – a comparative literature review. Australian Acupuncture and Chinese Medicine Association Ltd, Brisbane

McGauran N, Wieseler B, Kreis J, Schüler YB, Kölsch H, Kaiser T (2010) Reporting bias in medical research – a narrative review. Trials 11:37

Meissner K, Fässler M, Rücker G, Kleijnen J, Hróbjartsson A, Schneider A, Antes G, Linde K (2013) Differential effectiveness of placebo treatments: a systematic review of migraine prophylaxis. JAMA Intern Med 173(21):1941–1951

Melzack R, Wall PD (1965) Pain mechanisms: a new theory. Science 150(3699):971–979

Moderne Akupunktur (o.J.) Moderne Akupunktur nach Boel. https://www.moderneakupunktur.de/geschichte-der-modernen-akupunktur/. Zugegriffen am 15.02.2023

National Acupuncture Detoxification Association (o.J.) Das NADA-Protokoll. https://nada-akupunktur.de/nada/nada-protokoll/was-ist-nada.html. Zugegriffen am 01.06.2023

New Zealand College of Chinese Medicine (o.J.) Gua Sha VS Physical Abuse. https://www.healthnavigator.org.nz/media/8791/gua-sha_final.pdf. Zugegriffen am 15.02.2023

Ots T (2020) Die Bedeutung der Segment-Anatomie für die Akupunktur – warum falsche Punktauswahl in Kontrollgruppen von RCTs die Wirkeffekte der Akupunktur minimiert hat. Chin Med 35(4):201–211

Park J, White A, Stevinson C, Ernst E, James M (2002) Validating a new non-penetrating sham acupuncture device: two randomised controlled trials. Acupunct Med 20(4):168–174

Psiram (o.J.) Augenakupunktur nach Boel. https://www.psiram.com/de/index.php/Augenakupunktur_nach_Boel. Zugegriffen am 15.02.2023

Renckens CST, Betz W (2005) Beware of quacks at the WHO – objecting to the WHO draft report on homeopathy. Skept Inq 29(5):12–14

Round R, Litscher G, Bahr F (2013) Auricular acupuncture with laser. Evid Based Complement Alternat Med 2013:984763

Scharf HP, Mansmann U, Streitberger K, Witte S, Krämer J, Maier C, Trampisch HJ, Victor N (2006) Acupuncture and knee osteoarthritis: a three-armed randomized trial. Ann Intern Med 145(1):12–20

Singh S, Ernst E (2009) Trick or treatment? Alternative medicine on trial. Transworld Publishers, London, S 57 f

Smith CA, Armour M, Dahlen HG (2017) Acupuncture or acupressure for induction of labour. Cochrane Database Syst Rev 10(10):Cd002962

Smith CA, Collins CT, Levett KM, Armour M, Dahlen HG, Tan AL, Mesgarpour B (2020) Acupuncture or acupressure for pain management during labour. Cochrane Database Syst Rev 2(2):Cd009232

Soh K-S, Kang KA, Ryu YH (2013) 50 years of Bong-Han theory and 10 years of primo vascular system. Evid Based Complement Alternat Med 2013:587827

Stiftung Warentest (2022) Die unschöne Seite der Gesichtsroller. https://www.test.de/Interview-Herkunft-von-Rosenquarz-Die-unschoene-Seite-der-Gesichtsroller-5939857-0/. Zugegriffen am 15.02.2023

Tang JL, Zhan SY, Ernst E (1999) Review of randomised controlled trials of traditional Chinese medicine. Bmj 319(7203):160–161

Tian J, Zhang J, Ge L, Yang K, Song F (2017) The methodological and reporting quality of systematic reviews from China and the USA are similar. J Clin Epidemiol 85:50–58

Unschuld PU (1999) The past 1000 years of Chinese medicine. Lancet 354(Suppl):Siv9

Usichenko TI, Lehmann C, Ernst E (2008) Auricular acupuncture for postoperative pain control: a systematic review of randomised clinical trials. Anaesthesia 63(12):1343–1348

Vickers A, Goyal N, Harland R, Rees R (1998) Do certain countries produce only positive results? A systematic review of controlled trials. Control Clin Trials 19(2):159–166

Vickers AJ, Cronin AM, Maschino AC, Lewith G, MacPherson H, Foster NE, Sherman KJ, Witt CM, Linde K (2012) Acupuncture for chronic pain: individual patient data meta-analysis. Arch Intern Med 172(19):1444–1453

Vodyanoy V, Pustovyy O, Globa L, Sorokulova I (2015) Primo-vascular system as presented by Bong Han Kim. Evid Based Complement Alternat Med 2015:361974

Wang Y, Chen N, Guo K, Li Y, Yang FEC, Shang X, Li X, Yang K (2023) Reporting and methodological quality of acupuncture network meta-analyses could be improved: an evidence mapping. J Clin Epidemiol 153:1–12

Wayback Machine (o.J.) Acupuncture: review and analysis of reports on controlled clinical trials. https://web.archive.org/web/20140213011458/http://apps.who.int/medicinedocs/en/d/Js4926e/5.html. Zugegriffen am 02.02.2023

WHO (2003) Acupuncture: review and analysis of reports on controlled clinical trials. https://web.archive.org/web/20140212185025/http://apps.who.int/medicinedocs/pdf/s4926e/s4926e.pdf. Zugegriffen am 02.02.2023

Wirz-Ridolfi A (2020) GESCHICHTE DER OHRAKUPUNKTUR UND DER OHR-KARTOGRAPHIE: WARUM DIE PRÄZISE LOKALISIERUNG DER OHRPUNKTE WICHTIG IST. Akupunkt Aurikulomed 46(2):10–18

Wise J (2016) NICE recommends exercise and not acupuncture for low back pain. BMJ 352:i1765

Wissen was wirkt (2020) Wie vertrauenswürdig ist die Evidenz? https://wissenwas-wirkt.org/3-5-wie-vertrauenswuerdig-ist-die-evidenz. Zugegriffen am 08.04.2023

Wissen was wirkt (2021) Die Vertrauenswürdigkeit von Evidenz nach GRADE. https://wissenwaswirkt.org/die-vertrauenswuerdigkeit-von-evidenz-nach-grade. Zugegriffen am 07.04.2023

Wolf T (2019) Wie die „biologische" Zahnmedizin Patienten gefährdet. https://med-watch.de/alternativmedizin/gift-im-zahn-wie-die-biologische-zahnmedizin-pa-tienten-gefaehrdet/. Zugegriffen am 15.02.2023

Wood S, Fryer G, Tan LLF, Cleary C (2020) Dry cupping for musculoskeletal pain and range of motion: a systematic review and meta-analysis. J Bodyw Mov Ther 24(4):503–518

YNSA.info (o.J.) Schädelakupunktur nach Dr. Yamamoto – Yamamoto New Scalp Acupuncture (YNSA). http://www.ynsa.info/ynsa_behandelt_schmerzen_und_neurologische_Erkrankungen/was_ist_ynsa.html. Zugegriffen am 15.02.2023

ZDF (2022) Rosenquarz, Gua Sha, Crystals: Kinderarbeit für Schönheit? https://www.zdf.de/funk/strgf-11384/funk-rosenquarz-gua-sha-crystals-kinderarbeit-fuer-schoenheit%2D%2D-strg-f-110.html. Zugegriffen am 15.02.2023

Zhang YQ, Jiao RM, Witt CM, Lao L, Liu JP, Thabane L, Sherman KJ, Cummings M, Richards DP, Kim EA, Kim TH, Lee MS, Wechsler ME, Brinkhaus B, Mao JJ, Smith CA, Gang WJ, Liu BY, Liu ZS, Liu Y, Zheng H, Wu JN, Carrasco-Labra A, Bhandari M, Devereaux PJ, Jing XH, Guyatt G (2022) How to design high quality acupuncture trials – a consensus informed by evidence. Bmj 376:e067476

6

Wurzeln, Weisheit, Wissenschaft: Die Arzneiheilkunde

6.1 Ein kurzer Überblick

Die chinesische Arzneikunde ist hierzulande längst nicht so bekannt wie die Akupunktur, aber mindestens ein genauso weites Feld und von größerer Bedeutung im Alltag. Sie wird gelegentlich auch als Phytotherapie bezeichnet. Die Arzneimittel bestehen zu einem Großteil aus getrockneten pflanzlichen Substanzen wie Blättern, Blüten, Wurzeln, Rinden oder Rhizomen (Wurzelstock). Daneben gibt es einige mineralische Komponenten und Mittel tierischen Ursprungs. Der Begriff Phytotherapie (Kräutermedizin) oder im Englischen Chinese Herbal Medicine (CHM) kann missverständlich sein, da zwar hauptsächlich, aber nicht nur pflanzliche Stoffe Anwendung finden (Abb. 6.1).

Auch die chinesische Arzneimittellehre basiert auf den Grundlagen der Traditionellen Chinesischen Medizin (TCM) mit den Vorstellungen eines holistischen (ganzheitlichen) Weltbilds und den Konzepten von Qi, Yin und Yang sowie den fünf Wandlungsphasen. Während der Han-Dynastie (206 v. u. Z. bis 220 n. u. Z.) entstanden viele wichtige Texte, die das Wissen über die Arzneimitteltherapie erweiterten. Eines der bekanntesten Werke ist hierbei *Shennong Bencao Jing* (Shennongs Klassiker der Materia Medica), das als erstes überliefertes Buch über die Drogenkunde gilt. Es enthält Informationen über 365 Heilmittel, einschließlich ihrer Eigenschaften, Anwendungen und

A. Erbas-Kronwitter, *Traditionelle Chinesische Medizin im Fokus*, https://doi.org/10.1007/978-3-662-68140-4_6

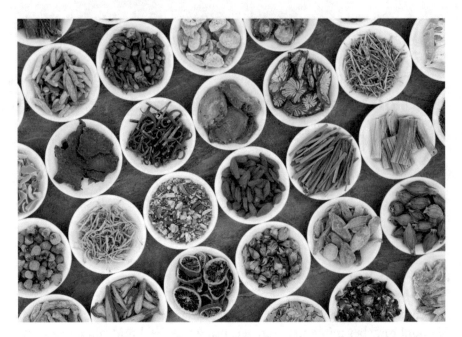

Abb. 6.1   Verschiedene Kräuter in der Traditionellen Chinesischen Medizin

Nebenwirkungen. Es folgten Zeiten intensiver Forschung und Entwicklung in der chinesischen Arzneimitteltherapie. In der Tang-Dynastie (618–907) verfasste Sun Simiao, ein berühmter Arzt, das *Qianjin Yaofang* (Rezepte, die tausend Goldstücke wert sind) und *Qianjin Yifang* (Ergänzende Rezepturen, die tausend Goldstücke wert sind). Beide enthalten detaillierte Anleitungen zum Einsatz von Arzneimitteln zählen bis heute zu den einflussreichsten Werken der TCM. Ein weiteres wichtiges Buch wurde in der Ming-Zeit (1368–1644) von Li Shizhen geschrieben. Das *Bencao Gangmu* (Systematische Drogenkunde) gilt als Standardwerk der chinesischen Arzneimittelkunde und umfasst mehr als 10.000 Rezepturen (Hempen et al. 2006). Heute wird die chinesische Arzneimitteltherapie weltweit praktiziert und erforscht. Die Verwendung von Kräutern zur Behandlung von Krankheiten hat das Interesse nicht nur von Wissenschaftler:innen, sondern auch Pharmaunternehmen geweckt, die auf der Suche nach neuen Medikamenten und Therapieansätzen sind (Cheung 2011).

Ähnlich wie die Akupunktur ist die chinesische Pharmakotherapie ein umstrittenes Thema. Als bekanntestes Beispiel für die Forschung im Zusammenhang mit der TCM wird der Nobelpreis für die Entdeckung von Artemisin bei der Behandlung von Malaria angeführt. Die chinesische Wissenschaftlerin Youyou Tu erhielt im Jahr 2015 diesen angesehenen Preis für Medizin, nachdem sie den Wirkstoff Artemisin aus der Beifußgattung *Artemisia annua* isolierte, der heute eine wirksame Therapie gegen Malaria darstellt. Im Rahmen des geheimen Projekts 523, den die chinesische Regierung 1967 ins Leben gerufen hatte, wurde Youyou Tu mit ihrem Team mit der Aufgabe betraut, eine Behandlung für Malaria zu finden. Hierfür sichtete sie Tausende Pflanzen aus der alten chinesischen Literatur.

Während die einen diese Auszeichnung als Beleg für den Beitrag der chinesischen Medizin zur modernen Medizin ansehen (Wang et al. 2018), argumentieren andere explizit, dass der Nobelpreis eben nicht die chinesische Variante würdigt, sondern die Überlegenheit der wissenschaftlichen Medizin zeigt, indem das Naturheilmittel nicht durch Erfahrung, sondern erst durch rigorose Forschung einen Durchbruch erzielte (Ernst 2015; Gavura 2015). In ihrer Rede zur Verleihung des Nobelpreises schrieb die mittlerweile 85-jährige Youyou Tu der TCM eine bedeutende Rolle für die Medizin zu und nennt ihre Entdeckung ein „Geschenk von der TCM an die Welt" (Tu 2016).

In der chinesischen Phytotherapie gibt es mehrere Gruppen, in die die Arzneien systematisch nach ihrer Hauptfunktion eingeordnet werden. Dazu gehören:

I) Die Oberfläche öffnende und wärmende sowie öffnende und kühlende Arzneimittel (*mm. liberantia extimae acria et temperata*)

II) Brechreiz fördernde und stillende Arzneimittel (*mm. emetica et inhibentia vomitus*)

III) Purgierende, ausleitende Arzneimittel (*mm. purgativa*)

IV) Kühlende Arzneimittel (*mm. refrigerantia*)

V) Aromatische Arzneimittel, die das Sensorium öffnen (*mm. aromatica et patefacientia*)

VI) Aromatische Arzneimittel, die Feuchtigkeit umwandeln (*mm. aromatica et transformatoria humoris*)

VII) Flüssigkeit ausscheidende, Feuchtigkeit umwandelnde Arzneimittel (*mm. diuretica*)

VIII) Wind und Feuchtigkeit ausleitende Arzneimittel (*mm. expellentia venti et humoris*)

IX) Das Innere wärmende Arzneimittel (*mm. tepefacientia intimae*)

X) Absenkende und sedierende Arzneimittel (*mm. sedativa*)

XI) Den Qi-Fluss regulierende Arzneimittel (*mm. regulatoria qî*)

XII) Den Xue-Fluss regulierende Arzneimittel (*mm. regulatoria xue*)
XIII) Schleim umwandelnde Arzneimittel (*mm. transformatoria pituitae*)
XIV) Die Verdauung stützende Arzneimittel (*mm. concoquentia et digestiva*)
XV) Die Energien ergänzende Arzneimittel (*mm. supplentia*)
XVI) Adstringierende Arzneimittel (*mm. contrahentia et asperantia*)
XVII) Antiparasitische Arzneimittel (*mm. antiparasitica*)
XVIII) Arzneimittel zur äußeren Anwendung

Des Weiteren werden die einzelnen chinesischen Arzneimittel entsprechend der Grundlehre der TCM eingeteilt nach Temperaturverhalten, Geschmacksrichtung, Funktionskreisbezug, Wirkrichtung, Wirkort sowie Wirkung und Indikation (Hempen und Fischer 2018).

Demnach lässt sich beispielsweise der auch hierzulande bekannte frische Ingwer, der ebenfalls ein Arzneimittel der TCM ist, folgendermaßen charakterisieren:

- Gehört zur Gruppe I: Die Oberfläche öffnende und wärmende sowie öffnende und kühlende Arzneimittel
- Temperaturverhalten: Tendenz warm
- Geschmack: scharf
- Funktionskreisbezug: Lunge, Milz, Magen
- Wirkrichtung: absenkend
- Wirkort: Mitte, oberer und mittlerer Wärmebereich
- Wirkung/Indikation: zum Beispiel Oberfläche lösend/leichte Erkältung; Brechreiz stillend/bei Kälte der Mitte, Verdauungsschwäche, Übelkeit; hustenstillend

Darüber sind für alle Arzneimittel Dosierungen, Zubereitungsart bzw. Kochzeit, Kontraindikationen (wie beispielsweise bei Schwangerschaft), Synergien, aber auch Interaktionen mit anderen Kräutern beschrieben.

Bei den Kräutern kommen mitunter verschiedene Bestandteile derselben Pflanze zum Einsatz, die in der TCM unterschiedliche Wirkungen haben. So wird die Maulbeerfrucht (*Mori fructus*) zur Stützung von Xue und damit beispielsweise bei Schwindel oder ausbleibender Periodenblutung eingesetzt, während die Rinde des Maulbeerbaums (*Mori cortex*) ein häufig angewendetes Hustenmittel ist. Die Zweige hingegen (*Mori ramulus*) sollen Feuchtigkeit aus dem Körper ausleiten und so beispielsweise bei rheumatoiden Beschwerden helfen. Auch die Blätter (*Mori folium*) lassen sich verwenden und sollen, indem sie die Oberfläche öffnen und kühlen, zum Beispiel bei Kopfschmerzen und geröteten Augen nützlich sein.

6.2 Verordnung, Zubereitung und Einnahme der Arzneimittel

Klassischerweise werden die Arzneimittel als eine Art Tee (Dekokt) zubereitet und über eine Dauer von einigen Tagen bis Monaten warm über den Tag verteilt getrunken. Je nach beinhalteten Kräutern kann das Trinken eine geschmackliche Herausforderung sein. Mittlerweile gibt es jedoch die Arzneien in Tabletten- und Pillenform sowie als Pulver zum Auflösen in warmem Wasser oder als Sirup, was im Alltag für viele Menschen einfacher ist. Die Kräuter werden in Deutschland auf ein Privatrezept gedruckt und können in einer Apotheke, die TCM-Kräuter führt, eingelöst und auf Wunsch als Dekokt vor Ort gleich gekocht werden. Nicht alle Apotheken haben TCM-Kräuter im Sortiment, da geschultes Personal für die korrekte Zubereitung Voraussetzung ist und die notwendigen Qualitätskontrollen kostspielig sind.

Es ist ratsam, die Kräuter ausschließlich aus Apotheken zu beziehen, da nur hier strenge Qualitätskontrollen bindend sind. Kräuter, die nicht aus einer Apotheke stammen und stattdessen im Internet zum Verkauf stehen, sind zwar um einiges günstiger, können jedoch mit Schwermetallen, Pestiziden und anderen Rückständen verunreinigt sein. Diese stellen insbesondere bei längerer Einnahme ein nicht zu vernachlässigendes Risiko für die Gesundheit dar. Zudem ist bei einer Bestellung aus dem Netz nicht garantiert, ob überhaupt das Mittel enthalten ist, das propagiert wird. Die Verlockung, Arzneien nicht in der Apotheke zu kaufen, mag angesichts der Kosten jedoch ziemlich groß sein. Häufig übernehmen private Kassen oder Zusatzversicherungen die Kosten für die chinesische Arzneimitteltherapie. Andernfalls handelt es sich um eine Selbstzahlerleistung. Bei einem durchschnittlich großen Dekokt, das für zehn Tage verschrieben wird, können 20–80 Euro anfallen. Da die Therapie in der Regel nicht nach diesen Tagen beendet ist, sondern sich über mehrere Wochen erstreckt, muss bei einer TCM-Behandlung mit hohen Kosten gerechnet werden. Oft ist zusätzlich eine begleitende Akupunkturbehandlung vorgesehen. Wenn auch diese nicht Leistung der Versicherung ist, kommen schnell hohe Summen auf Patient:innen zu.

Die Arzneien werden von den TCM-Behandelnden zu einem Rezept zusammengestellt. Dieses beinhaltet meist zwischen vier und fünfzehn unterschiedliche Arzneien. Welche ausgesucht werden, hängt von der chinesischen Diagnose ab. Ähnlich wie bei der Akupunktur wird die TCM-Diagnose benötigt, um die entsprechenden Mittel auszuwählen. Für die unterschiedlichen Syndrome gibt es traditionelle Rezepturen, die nach wie vor zum Einsatz kommen. Es ist jedoch üblich, diese individuell in Dosierung oder Kräuterauswahl abzuändern und an die Patient:innen anzupassen.

Bestimmte Kräuter sind von Natur aus giftig. Hier gibt es Methoden, um diese vor der Anwendung weniger toxisch zu machen, aber auch in der Wirkung zu verändern. Dieses Verfahren wird „paozhi" genannt und ist ein sehr traditioneller Bereich der chinesischen Arzneitherapie. Die Technik verfolgt das Ziel, die therapeutischen Eigenschaften der Arzneimittel zu optimieren, Nebenwirkungen zu reduzieren und ihre Lagerfähigkeit zu verbessern. Die jahrtausendealte Technik umfasst eine Vielzahl von Methoden, wie das Rösten, Schmoren, Kochen, Dämpfen, Fermentieren oder Kalzinieren (spezielle Wärmebehandlung) der Kräuter. Durch die gezielte Anwendung von Hitze, Wasser, alkoholischen Lösungen oder anderen natürlichen Substanzen wie Honig, Reisessig oder Lehm sollen die chemischen und biologischen Eigenschaften der Kräuter verändert und so eine bessere Wirksamkeit und Verträglichkeit bei der Anwendung gewährleistet werden (Hu et al. 2018).

6.3   „Bitte nur Natürliches"

Fallbeispiel

Helga leidet unter heftigen Wechseljahrbeschwerden und hat gehört, dass die TCM hier einiges zu bieten hat. Sie hat auf einen Besuch beim Frauenarzt bisher verzichtet, weil dieser ihr stets nur „pure Chemie andrehen" will und sicher daran mitverdiene. Produkte der Pharmaindustrie lehnt Helga ab, da sie diese für giftig und zu aggressiv hält. Mit Mitteln aus der Natur sei sie bisher gut gefahren. Diese seien sanft und effektiv, regten die Selbstheilungskräfte an und seien einfach sicherer, weil sie aus der Natur stammten. Auch bei ihren Kindern hat Helga auf Medikamente verzichtet, wo immer es ging. Sie findet, dass andere Eltern viel zu schnell zu Fiebersaft und Schmerzmittel gegriffen hätten. So würde den Kindern die natürliche Möglichkeit der Regulation genommen und sie in ihrer Entwicklung eingeschränkt. Helga erhält vom TCM-Arzt ein Rezept über mehrere Kräuter, die sie zu Hause zu einem Tee verarbeiten und über mehrere Monate zu sich nehmen soll. Schon nach wenigen Wochen bemerkt Helga, dass sich ihr Schlaf gebessert und die Hitzewallungen abgenommen haben. Sie sieht sich bestätigt, dass die Natur heilen kann und ist froh, dass ihr eine unnötige Therapie mit künstlichen Hormonen erspart geblieben ist.

Dies ist ein Fallbeispiel, das ich in Abwandlungen sehr oft erlebt habe.

Dahinter steckt nicht selten die tief verwurzelte Überzeugung, dass synthetisch hergestellte Medikamente weniger gesund oder sogar schädlich seien im

Vergleich zu natürlichen Alternativen. Dass Patient:innen bei ihren Therapien mitentscheiden können und auch wollen, ist begrüßenswert. Diese Entscheidung fußt auf Vorlieben und Vorerfahrungen. Speziell angesichts von Wechsel- und Nebenwirkungen ist es sinnvoll, dort auf Medikamente zu verzichten, wo es möglich ist. Dies sollte generell ein zentraler Aspekt ärztlicher Entscheidungen sein. Gleichzeitig sind häufig eine totale Ablehnung synthetisch hergestellter Medikamente und eine gewisse Sehnsucht zur Natürlichkeit bis hin zur Rückbesinnung auf alte Therapiemethoden zu beobachten. Dieses Denken basiert nicht nur auf Meinungen, sondern hat ebenfalls stark identitäre Komponenten und sorgt nicht selten für Diskussionen mit Ärztinnen und Ärzten, aber auch dem sozialen Umfeld. Sehen wir uns einige Standpunkte an, die gleichermaßen die Patientin Helga aus dem Fallbeispiel vertritt:

1. **„Natur ist gut"**
   Der Glaube, dass alles, was aus der Natur stammt, automatisch gut ist, ist weit verbreitet und teilweise kulturell verwurzelt. Dieser Standpunkt wird als Appeal-to-nature-Fehlschluss bezeichnet und geht davon aus, dass natürliche Substanzen und Produkte grundsätzlich besser sind als ihre synthetischen Gegenstücke. Kräutertees, pflanzliche Mittel oder auch Homöopathika (sie enthalten jedoch aufgrund der starken Verdünnung nichts Pflanzliches oder Natürliches) gelten oft als die gesündere Alternative zu synthetischen Medikamenten. Gleichzeitig wird missachtet, dass die Natur nicht nur Quelle für Heilung ist, sondern möglicherweise auch erhebliche Gefahren von ihr ausgehen. Abgesehen davon, dass selbst Krankheiten meist einen natürlichen Ursprung haben, sind viele natürliche Substanzen giftig und können sogar in geringen Mengen tödlich sein. Bestimmte Pilze, Beeren und Pflanzen nutzen dieses Gift als Überlebensstrategie, um sich vor Fressfeinden zu schützen, und sind nicht dazu da, dem Menschen zu dienen. Nicht zu verwechseln ist dieser Aspekt mit der durchaus sehr sinnvollen Intention, einen übermäßigen und sinnlosen Medikamentenverbrauch zu vermeiden. So ist es bei einer Erkältung durchaus ratsam, seine Trinkmenge – bei Belieben auch in Form von Kräutertees – zu steigern und nicht gleich ein Antibiotikum zu verwenden, zumal dieses nur gegen Bakterien wirkt und Atemwegsinfekte oft durch Viren verursacht werden.

2. **„Natur ist sanft"**
   „Lieber erst einmal etwas Natürliches, Sanftes." Hinter diesem häufigen Patient:innenwunsch verbirgt sich die Annahme, dass „natürliche" Mittel sanfter und nebenwirkungsärmer seien als „chemische". Wenn von einer Wirkung ausgegangen wird, dann ist konsequenterweise auch eine

Nebenwirkung möglich, unabhängig davon, ob es sich um ein natürliches oder synthetisches Mittel handelt. Der weitverbreitete Glaube, dass TCM-Kräuter geringere Risiken bergen als synthetische Medikamente, ist falsch (Zhou et al. 2019). Auf eine wirksame Therapie mit „chemischen" Medikamenten zugunsten von möglicherweise unwirksamen oder nicht indizierten Naturmitteln zu verzichten, kann zu einer Verschlechterung der Symptomatik und des Gesundheitszustands führen. Damit wäre diese Behandlung dann alles andere als sanft. Gerade bei Kindern stellt es für Eltern eine Herausforderung dar, hier eine Balance zu finden – insbesondere bei häufigen Beschwerden wie Fieber. Dass viele Menschen Nebenwirkungen von Medikamenten fürchten, ist gleichzeitig nachvollziehbar. Häufig sind diese dann überrascht, wenn sie erfahren, dass auch pflanzliche Mittel unerwünschte Wirkungen haben und Allergien auslösen können. Leider müssen wir in bestimmten Situationen unschöne Nebenwirkungen für einen größeren Nutzen in Kauf nehmen. Speziell bei der Chemotherapie sind diese Nebenwirkungen besonders gefürchtet. Eine radikale und nicht etwa sanfte Therapie ist hier jedoch explizit gewünscht, um die Tumorzellen zu zerstören und sie an einer Vermehrung zu hindern.

3. **„Natürliche Mittel sind effektiv"**
Während viele pflanzliche Mittel eine durch mehrere Studien gezeigte Wirkung besitzen und nicht selten auch moderne Medikamente ihren Ursprung in Pflanzenbestandteilen haben, gilt dies nicht für alle Arzneien. Studien, die einen eindeutigen Nutzen bei einer bestimmten Fragestellung zeigen, sind im Vergleich zur Anzahl von pflanzlichen Medikamenten in der Minderheit. Hinzu kommt, dass viele freiverkäufliche pflanzliche Mittel eine zu geringe Dosis besitzen, um eine therapeutische Wirkung aufzuweisen. Da aufgrund der niedrigen Dosierung auch nicht von Nebenwirkungen auszugehen ist, wird der Eindruck erweckt, dass diese sanft sind. Das ist insbesondere dann der Fall, wenn die Symptome vielleicht ohnehin aufgrund der Zeit abgeklungen wären und der Erfolg dann dem Naturheilmittel zugeschrieben wird.

4. **„Natürliche Mittel sind grüner"**
Wir verbinden mit pflanzlichen Mitteln automatisch die Farbe Grün. Diese Assoziation wird gezielt durch Marketing- und Werbestrategien verstärkt, die Grün- und Erdtöne sowie Bilder von unberührter Natur verwenden. Dies kann dazu führen, dass wir pflanzliche Produkte nicht nur als bessere Wahl für unsere Gesundheit, sondern ebenso als umweltfreundlicher und nachhaltiger wahrnehmen, als sie tatsächlich sind. Hoher Wasserverbrauch, unethische Arbeitsbedingungen, Artensterben,

Entwaldung und lange Transportwege spielen jedoch selbst bei „grünen" Mitteln eine Rolle. So sind in der TCM einige Pflanzen vom Aussterben bedroht, wie beispielsweise die Pflanze Dendrobium, eine Orchideenart, die unter anderem gegen Mundtrockenheit eingesetzt wird. Zwar gibt es mittlerweile Programme, die auf einen heimischen Anbau von TCM-Pflanzen setzen, bei der Mehrheit der Heilpflanzen jedoch ist ein Anbau in China aufgrund von klimatischen Bedingungen nach wie vor unabdingbar und lange Transportwege sind eher die Regel als die Ausnahme. Andererseits – so könnte man argumentieren – dürften bei den Tonnen an Waren, die täglich aus China verschifft werden, die Heilpflanzen, die die deutschen Apotheken erreichen, nicht besonders ins Gewicht fallen.

5. **„Chemie ist böse"**
Synthetisch hergestellte Mittel sind Chemie und natürliche Mittel – ebenfalls. Alles, was uns umgibt, einschließlich uns selbst, besteht aus chemischen Verbindungen. Sowohl „natürliche" als auch „chemische" Heilmittel bestehen aus Molekülen, die auf bestimmte Weise in unserem Körper interagieren, um ihre Wirkungen zu erzielen. Mit modernen Technologien lassen sich Rückschlüsse auf spezifische Mechanismen ziehen, durch die pflanzliche, „natürliche" Mittel ihre Wirkungen entfalten, einschließlich ihrer Interaktionen mit bestimmten Rezeptoren und ihrer biochemischen Signalwege. Anhand der Wirkungsbeschreibung ließe sich also überhaupt kein Unterschied zwischen synthetischen oder nichtsynthetischen Stoffen im Körper feststellen. Chemische Mittel wirken im Grunde genommen nicht auf eine andere, schädlichere Weise im Körper, als es pflanzliche Mittel tun. Die gängige Unterscheidung zwischen Gut und Böse in Bezug auf „natürliche" und „chemische" Heilmittel ist damit hinfällig. Sie sollte eher durch eine differenziertere Betrachtung ersetzt werden, die sich auf die tatsächliche Wirksamkeit und Sicherheit konzentriert: Anstatt Heilmittel aufgrund ihrer Herkunft zu beurteilen, sollten wir sie auf der Grundlage ihrer nachgewiesenen Wirksamkeit und ihres Sicherheitsprofils bewerten. Eine öffentliche Kommunikation hierüber ist unabdingbar.

Meiner Erfahrung nach gründet die bewusste Unterscheidung in natürliche und chemische Mittel weniger auf Konzepten der TCM als vielmehr auf unrealistischen Erwartungen der Verbraucher:innen, bedingt durch gezielte Marketingstrategien von Unternehmen im Bereich der Nahrungsergänzung oder anderer Branchen, die sich gern möglichst naturnah darstellen. Dies führt zu einem Bild in der öffentlichen Wahrnehmung, wonach ein Streben nach Natürlichkeit absolut begehrenswert ist. Das erstreckt sich auch auf andere Bereiche wie Kindererziehung, Mutterschaft, Geburt und Spiritualität und geht gern mit dem Gefühl von Bewusst-Sein bis hin zu Überlegenheit einher. Diese Unterscheidung ist nicht klassisch chinesisch, zumal Heilkräuter noch vor wenigen Jahrhunderten auch hierzulande die einzige Option und nicht eine Wahlmöglichkeit zwischen Gut und Böse darstellten.

6.4   Die Evidenz chinesischer Arzneimittel

Im Kampf gegen Erkrankungen sind chinesische Heilpflanzen von Interesse und daher immer wieder Forschungsgegenstand. Hier muss jedoch unterschieden werden, ob eine traditionelle Rezeptur, bestehend aus mehreren Kräutern, oder ein isolierter Wirkstoff untersucht wird. Bei den pflanzlichen Mitteln in der TCM handelt es sich um Substanzen, die aus ganzen Pflanzenteilen wie Blättern, Blüten, Stängeln, Wurzeln oder Samen gewonnen werden. Diese beinhalten mehrere Inhaltsstoffe, die einerseits synergistisch wirken, andererseits auch mit anderen Mitteln interagieren können. Die Bestandteile sind nicht standardisiert, was bedeutet, dass je nach Pflanze mal mehr oder weniger Inhaltsstoffe enthalten sein können. Diese Tatsache kann die wissenschaftliche Untersuchung erschweren. Medikamente mit pflanzlichem Ursprung hingegen sind Arzneimittel, die einen oder wenige isolierte Wirkstoffe aus Pflanzen enthalten. Diese Wirkstoffe werden in der Regel in standardisierten Konzentrationen verwendet, um das gewünschte therapeutische Ergebnis zu erzielen. Die Wirkung von Medikamenten ist damit zielgerichteter als die von rein pflanzlichen Mitteln. Die Herstellung solcher Arzneien unterliegt strengen Qualitätskontrollen und ihre Wirksamkeit sowie Sicherheit wird in klinischen Studien geprüft.

Während es zahlreiche Publikationen zu chinesischen Arzneimitteln gibt, ist dieses Feld im Westen weniger bekannt als die Akupunkturstudien. Gleichzeitig ist aber auch hier die Studienlage sehr uneinheitlich, was vor allem an der mangelhaften Qualität der Forschungen liegt. Ebenso wie bei der Akupunktur wird bemängelt, dass viele Untersuchungen in China durchgeführt und veröffentlicht wurden und diese eine geringe Qualität aufweisen (Manheimer et al. 2009), selbst wenn es zahlreiche RCT gibt – der Goldstandard der Studien, die die Wirksamkeit von TCM-Kräutern bei bestimmten Erkrankungen untersuchen. Ähnlich wie bei der Akupunktur existieren von der Cochrane Collaboration Analysen zu ausgewählten Kräutern. Zur Erinnerung: Cochrane Reviews sind systematische Übersichtsarbeiten, die darauf abzielen, alle verfügbaren und geeigneten wissenschaftlichen Studien zu einer bestimmten Forschungsfrage zusammenzufassen und zu bewerten. Dabei gelten sie als besonders zuverlässig und angesehen, da sie strenge methodische Standards einhalten und Transparenz für Auswahl, Bewertung und Zusammenfassung von Studien gewährleisten. Dadurch lassen sich Rückschlüsse auf die Qualität und Zuverlässigkeit der verfügbaren Evidenz für medizinische Interventionen und Praktiken ziehen.

Zur chinesischen Arzneimitteltherapie finden sich etwa 70 systematische Cochrane Reviews. Diese untersuchen entweder ein einziges Kraut oder eine Rezeptur zu verschiedenen Indikationen wie Herz-Kreislauf-Erkrankungen, Frauengesundheit, Infektionskrankheiten, Stoffwechselstörungen und Krebs. Unter diesen Reviews findet sich keiner, der eine eindeutige Evidenz zeigen und eine klare Aussage treffen kann. Zwar deuten einige von ihnen auf positive Effekte hin, jedoch bleiben die Schlussfolgerungen meist recht schwammig. Die Autor:innen liefern gern als Fazit: „Die derzeitige Beweislage aufgrund der methodischen Einschränkungen der Studien ist noch schwach. Mehr sorgfältig durchgeführte Studien werden benötigt" oder „Derzeit liegen keine Informationen aus RCTs vor, die die Verwendung von chinesischen Arzneimitteln bei … unterstützen oder widerlegen."

Mit den genannten Einschränkungen, wie zu geringe Anzahl an Studienteilnehmenden oder schlechte methodische Qualität und demzufolge mit einem hohen Risiko für Bias (Verzerrung), deuten insgesamt nur wenige Reviews auf einen möglichen positiven Nutzen durch chinesische Arzneimittel hin. Eher positive Ergebnisse fanden sich bei folgenden Anwendungsgebieten:

- **Nephrotisches Syndrom**
  Bei diesem Krankheitsbild stehen eine vermehrte Ausscheidung von Eiweiß über den Urin, ein verminderter Spiegel von Eiweiß im Blut, Flüssigkeitsansammlungen im Körper sowie ein erhöhter Cholesterinspiegel im Vordergrund. Die gängigen Medikamente haben einige Nebenwirkungen. Die Anwendung von *Radix Astragali* (Tragantwurzel), ein in der TCM sehr häufig verwendetes Kraut, zeigte positive Wirkungen auf das nephrotische Syndrom: Die Anwendung führte zum einen zu einer Erhöhung von Albumin im Blut, zu einer verminderten Albuminausscheidung sowie gleichzeitig zu einer Senkung von Cholesterin und Blutfettwerten (Feng et al. 2013).
- **Erkältungen**
  Chinesische Kräuterpräparate können die symptomatische Phase bei Erkältungen verkürzen. Da jedoch keine qualitativ hochwertigen klini-

schen Studien vorliegen und leider unterschiedliche Kräuterrezepturen zum Einsatz kamen, lässt sich bisher kein bestimmtes chinesisches Kräuterpräparat für Erkältungen empfehlen (Wu et al. 2007).

- **Influenza**
  Bei der Prävention und Behandlung der Grippe zeigten chinesische Kräuter ähnliche Wirkungen wie antivirale Medikamente (Jiang et al. 2013).
- **Regelschmerzen**
  Hinweise wurden gefunden, dass chinesische Kräuter zu einer Verbesserung der Schmerzsymptomatik bei der Periode führten und ihre Verwendung die Reduktion von Schmerzmitteln zur Folge hatte (Zhu et al. 2008).
- **Endometriose und prämenstruelles Syndrom (PMS)**
  Die Reviews lieferten vielversprechende Hinweise auf positive Effekte durch chinesische Kräuter, allerdings umfassten beide nur jeweils zwei RCT.
- **Wiederkehrende Harnwegsinfekte bei Frauen**
  Es gibt Hinweise, dass eine chinesische Kräutertherapie allein oder in Verbindung mit Antibiotika bei der Behandlung von rezidivierenden Harnwegsinfektionen während der akuten Phase der Infektion von Vorteil sein und die Häufigkeit von wiederkehrenden Harnwegsinfektionen verringern soll (Flower et al. 2015).
- **Hypercholesterinämie**
  Bei erhöhten Cholesterinwerten wurde vor allem ein bestimmtes chinesisches Präparat beobachtet, das ein Extrakt von rotem fermentierten Reis, das als natürlicher Cholesterinsenker beworben wird, enthält. Mögliche cholesterinsenkende Effekte ließen sich nachweisen (Liu et al. 2011).
- **Typ-II-Diabetes**
  Auch hier wurden blutzuckersenkende Wirkungen für einige pflanzliche Arzneimittel gezeigt (Liu et al. 2004).
- **Schizophrenie**
  Es gibt Hinweise, dass die Rezeptur „Dekokt, das den Funktionskreis Gallenblase erwärmt" (Wendan Tang) im Vergleich zu Placebo oder keiner Behandlung einige kurzfristige antipsychotische Gesamtwirkungen haben könnte. Mit einem Antipsychotikum kombiniert, wurden positive Auswirkungen auf den Gesamtzustand und die psychische Verfassung festgestellt, und die Kombination verursachte weniger unerwünschte Wirkungen (Deng und Xu 2017).

Wie dürfen diese Ergebnisse interpretiert werden? Zunächst ist es wichtig, zu beachten, dass die Qualität der Evidenz in diesen Reviews nicht besonders hoch ist. Das bedeutet, dass die Ergebnisse, obwohl sie auf den besten verfügbaren Daten basieren, immer noch Unsicherheiten aufweisen und nicht als

Empfehlungen, sondern als Hinweise zu verstehen sind. Gleichzeitig sind aber diese Hinweise wichtig, um weitere Studien zu veranlassen. Da es sich bei Wissenschaft um einen Prozess handelt, bei dem neue Erkenntnisse und Informationen ständig in das bestehende Wissen integriert werden, kann es sein, dass sich Schlussfolgerungen im Lauf der Zeit ändern. Daher ist es möglich, dass zukünftige Studien, die strengere Qualitätsstandards erfüllen, die derzeitigen Erkenntnisse festigen und aus schwachen Hinweisen eine starke Evidenz entsteht. Gleichzeitig kann es aber auch sein, dass zukünftige Forschungen diesen Ergebnissen widersprechen und positive Hinweise auf einmal gar nicht mehr so vielversprechend klingen. Schließlich können Themen, bei denen Reviews bisher nicht zu einem positiven Ergebnis gekommen sind, durch qualitativ hochwertige Untersuchungen neu bewertet werden.

Insgesamt bietet die Kräuterheilkunde sicher ein spannendes, wenn auch sehr aufwendiges Forschungsfeld. Ein Vorteil der chinesischen Pharmakotherapie ist, dass sie auch ohne Beachtung der TCM-Theorien mit Wandlungsphasen, Qi und Xue (Blut) auskommt und so einer breiteren forschenden Gruppe zur Verfügung stehen und mehr Akzeptanz ernten könnte. So wurde in einer großen placebokontrollierten randomisierten Studie mit fast 3800 Teilnehmer:innen gezeigt, dass ein Präparat aus mehreren Komponenten als zusätzliche Therapie Patient:innen mit Herzinfarkt zugutekam, indem es die Zahl der schweren kardiovaskulären Ereignisse nach dem Herzinfarkt signifikant senkte (Yang et al. 2023). Auch wenn dieses Mittel in der westlichen Welt sicher in der nächsten Zeit nicht flächendeckend zum Einsatz kommt und eine Übertragbarkeit der Ergebnisse aus der chinesischen Population auf andere erst zu prüfen ist, bestätigt sich hier der Vorwurf nicht, die TCM sei per se esoterisch und unwirksam.

6.5   Sicherheit und Nebenwirkungen

Die Abwägung zwischen Nutzen und Risiko ist für jede medizinische Behandlung essenziell, so auch bei den chinesischen Arzneimitteln. Während viele Menschen davon ausgehen, dass pflanzliche Mittel keine Nebenwirkungen verursachen (Giveon et al. 2004), ist es wichtig, Patient:innen darauf hinzuweisen, dass es auch hier zu unerwünschten Wirkungen kommen kann.

Die Gründe hierfür lassen sich einteilen in die Charakteristika der chinesischen Arzneien, das Verhalten und die Besonderheiten von Patient:innen sowie Komplikationen bei der Behandlung (Chan et al. 2015):

1. Unerwünschte Wirkungen unmittelbar durch chinesische Arzneimittel

- Mangelnde und uneinheitliche Qualitätskontrollen: Während Produkte, die in deutschen Apotheken erhältlich sind, entsprechende Qualitätskontrollen hinter sich haben, gilt dies nicht für Kräuter aus dem Ausland oder dem Internet.
- Verunreinigungen: Chinesische Arzneimittel können mit übermäßigen oder verbotenen Pestiziden, Bakterien, Schwermetallen und chemischen Toxinen kontaminiert sein.
- Verfälschungen: Kräuter sind möglicherweise mit synthetischen Arzneimitteln aufgrund von unprofessionellen Praktiken der Hersteller, falsche oder unsaubere Lagerungsbedingungen verunreinigt bzw. verfälscht (Chan 2003).
- Verwechslungen: Aufgrund von ähnlich klingenden Namen oder ähnlichem Aussehen können selbst in Apotheken Fehler unterlaufen, da einige Kräuter optisch nur für sehr Geübte auseinanderzuhalten sind und sich die botanischen Namen der Kräuter teilweise nur minimal unterscheiden. Ein Beispiel ist die Rehmannia-Wurzel: Die unpräparierte Form *Rehmanniae radix* (Shengdihuang) hat eine kühlende Wirkung und kann schnell zu Durchfällen führen, während die präparierte Form *Rehmanniae radix praeparata* (Shudihuang) eher warm ist und bei geschwächten Zuständen eingesetzt wird. Eine zusätzliche Schwächung durch die unpräparierte Variante in Form von Durchfällen würde sich folglich kontraproduktiv auf die Gesundheit auswirken.

2. Unerwünschte Wirkungen durch Patient:innen

- Überdosierung oder Einnahme über eine zu lange Dauer: Negative Auswirkungen treten mitunter auf, wenn zu große Mengen eines Präparats eingenommen oder die Mittel über einen zu langen Zeitraum konsumiert werden. Hierdurch sind beispielsweise Veränderungen von Leberwerten möglich.
- Verminderte Leber- oder Nierenfunktion: Patient:innen mit eingeschränkter Leber- oder Nierenfunktion haben ein erhöhtes Risiko für Nebenwirkungen, da die Verstoffwechslung und Ausscheidung der Mittel nicht mehr richtig funktioniert.

3. Komplikationen bei der Behandlung

* Mögliche Wechselwirkungen: Aufgrund der Menge an optionalen Kombinationen von Medikamenten und TCM-Kräutern ist eine Untersuchung aller Wechselwirkungen nicht möglich, aber Interaktionen sind denkbar. Aus diesem Grund sollten sowohl Medikamente als auch TCM-Arzneien beiden Seiten bekannt sein: Fachärztinnen und -ärzten sowie TCM-Behandelnden.
* Irrationales Absetzen von Medikamenten: Arzneien gegen pflanzliche Mittel auszutauschen, mag für viele verlockend sein. Ohne ärztliche Rücksprache sollten jedoch keine Medikamente abgesetzt werden, selbst wenn man von einer TCM-Behandlung profitiert.
* Unzureichende Ausbildung: Ohne das Wissen über individuelles Risikoprofil, Nebenwirkungen der Kräuter und mögliche Gegenanzeigen kann es zu Behandlungsfehlern mit unangenehmen Folgen kommen, wenn eine mangelnde Ausbildung der TCM-Behandelnden zugrunde liegt.

Die Sicherheit von chinesischen Arzneimitteln zu überwachen ist wichtig, aber aufgrund der uneinheitlichen Durchführung von Kontrollen weltweit mangels Regulierungen nicht ganz einfach. Zu diesem Zweck wurde im Jahr 2004 in Deutschland das Centrum für Therapiesicherheit in der Chinesischen Arzneitherapie (CTCA) als Zusammenschluss aus einigen Fachgesellschaften gegründet. Es hat sich zur Aufgabe gemacht, Meldungen unerwünschter Arzneimittelreaktionen bei traditionell chinesischen Arzneimitteln entgegenzunehmen, diese entweder in Zusammenhang mit der TCM zu bringen oder zurückzuweisen. Darüber hinaus will es Risiken identifizieren und öffentlich dazu Stellung nehmen, Fachliteratur zum Thema Arzneimittelsicherheit auswerten sowie unberechtigte Vorwürfe gegen chinesische Arzneimittel wegen Sicherheits- oder Qualitätsmängel entkräften (ctca).

Häufig liest man in der Laienpresse, dass von chinesischen Arzneimitteln eine hohe Gefahr von Vergiftungen ausgeht. Hier muss jedoch klar getrennt werden, von welchen Präparaten die Rede ist. So rät das CTCA dringend von Fertigarzneimitteln oder Mitteln jeglicher Art (Rohkräuter, Granulate) ab, die direkt aus China oder anderen asiatischen Ländern bezogen werden. Weder die Zuverlässigkeit der Produktionsfirma noch die Qualität dieser Mittel lasse sich gewährleisten. Es ist möglich, dass Mittel aus den genannten Bezugsquellen unbeabsichtigt, aber auch vorsätzlich mit Beimengungen chemischer Substanzen, Schwermetalle oder Pestizide belastet sind. Diese Produkte finden sich leider auch hierzulande schnell im Internet. Sicher hingegen sind Arzneien, die aus deutschen Apotheken stammen. Diese sind nämlich gesetzlich dazu verpflichtet, sowohl zu garantieren, dass das, was draufsteht, wirklich drin ist, als auch die Grenzwerte für Schwermetalle und Pestizide einzuhalten (ctca).

Nichtsdestotrotz sind einige Arzneimittel aus der TCM unabhängig von Beimischungen von Natur aus giftig und können schwere Nebenwirkungen verursachen.

In diesem Zusammenhang werden häufig die Aristolochiasäuren genannt, Bestandteil von bestimmten Kräutern, der unter anderem krebserregend ist und zu Nierenversagen führen kann. Aufsehen erregte hier ein Fall von mehreren jungen Frauen, die in den 1990er-Jahren bei der Behandlung in einer belgischen Schlankheitsklinik einen Mix aus diversen Arzneimitteln erhalten hatten, darunter auch ein TCM-Kraut mit den schädlichen Aristolochiasäuren. Dabei wurde das verschriebene chinesische Kraut namens *Stephania tetrandra* mit einem anderen chinesischen Kraut, nämlich *Aristolochia fangchi*, versehentlich ersetzt. Infolgedessen kam es in über 100 Fällen zu einem schwerwiegenden Nierenversagen (Debelle et al. 2008). In Deutschland wurden alle Mittel, die Aristolochiasäuren enthalten, schon im Jahr 1981, also bereits vor dem Vorfall in Belgien, verboten (Wiebrecht 2000). In vielen weiteren Ländern ist die Verwendung von Aristolochia-Arten in der Medizin ebenfalls untersagt.

Während bei Aristolochia die Nebenwirkungen erst im Lauf der Zeit auftreten, können aufgrund von Toxizität unerwünschte Wirkungen manchmal direkt nach der Einnahme auftauchen. Ein Beispiel hierfür ist die unsachgemäße Verwendung von Eisenhut (*Aconitum*), ein Mittel aus der TCM, das ebenfalls für Negativberichte sorgt. *Aconitum* ist laut TCM ein sehr „heißes" Mittel und wird unter anderem bei rheumatoiden Beschwerden eingesetzt. In der TCM greift man auf verschiedene Arten von Eisenhut zurück: Die präparierte wilde Eisenhutwurzel (*Aconiti kusnezoffii radix*, Zhicaowu), die präparierte Eisenhuthauptwurzel (*Aconiti radix praeparata*, Zhichuanwu) sowie die präparierte Nebenwurzel (*Aconiti radix lateralis praeparata*, Fuzi; Hempen und Fischer 2018). Die unpräparierte Form von Aconit ist höchst giftig. Eisenhutwurzeln enthalten verschiedene Alkaloide, die kardio- und neurotoxisch wirken. Daher werden sie in der TCM nur nach einer speziellen Verarbeitung zur Reduzierung des Alkaloidgehalts und damit zur Reduktion der Toxizität verwendet. Neurologische und motorische Symptome wie Taubheit oder Muskelschwäche, gastrointestinale Symptome wie Übelkeit, Erbrechen, Bauchschmerzen und Durchfall sowie schwere kardiale Nebenwirkungen wie lebensbedrohliche Herzrhythmusstörungen sind nach dem Verzehr der unzureichend verarbeiteten Eisenhutwurzeln, bei Überdosierung, falscher Zubereitung und bei Tinkturzubereitungen möglich (Chan 2009).

Daher ist sowohl eine korrekte Verarbeitung von Aconit als auch eine klare Kommunikation mit Patient:innen wichtig, um Überdosierungen und falsche Einnahmen zu vermeiden.

Ein weiteres Beispiel, das durch Sicherheitsbedenken mehrfach Schlagzeilen gemacht hat und sowohl für akute als auch chronische Nebenwirkungen sorgen kann, ist *Herba ephedrae* (Meerträubelkraut, Mahuang). Die Blätter von Ephedra werden unter anderem bei Erkältungen mit Frösteln ohne Schweißneigung und Atembeschwerden bis hin zu Atemnot eingesetzt. Das Kraut ist in der Lage, die Bronchien zu erweitern, wirkt zentral stimulierend und beschleunigt den Puls. Zu den Nebenwirkungen gehören Herzrasen, Übelkeit und Erbrechen. Meldungen über gefährliche Reaktionen nach der Einnahme des Krauts umfassen Herzinfarkte, Schlaganfälle, Krämpfe und plötzliche Todesfälle. Daten der amerikanischen Giftnotrufzentralen hatten gezeigt, dass Ephedra-haltige Produkte für 64 % aller gemeldeten unerwünschten Wirkungen von Heilkräutern verantwortlich waren. Dabei machten sie jedoch weniger als 1 % des Gesamtumsatzes mit pflanzlichen Produkten aus. Aus diesem Grund liegt die Vermutung nahe, dass Ephedra im Vergleich zu anderen Kräutern ein größeres Risiko für unerwünschte Wirkungen aufweist (Bent et al. 2003). Warum aber ist Ephedra offensichtlich so gefährlich? Die scheinbare Gefahr, die von Ephedra ausgeht, lässt sich größtenteils auf den weit verbreiteten Missbrauch von Ephedra-haltigen Produkten zurückführen. *Herba Ephedrae* enthält Ephedrin, eine Substanz mit ähnlichen Eigenschaften wie Amphetamine. Daher werden diese Produkte missbräuchlich eingesetzt, um kurzfristig die Wachsamkeit zu steigern oder Gewicht zu verlieren, obwohl es keine Belege für eine langfristige Gewichtsabnahme gibt. Hier floriert ein großer Online-Markt an allen möglichen Nahrungsergänzungsmitteln, die mithilfe von Ephedra zu einem Gewichtsverlust führen und die sportliche Leistung fördern sollen. In den USA hat die Food and Drug Administration (FDA) aufgrund der schwerwiegenden Risiken mit Todesfolge im Jahr 2004 den Verkauf von Nahrungsergänzungsmitteln, die Ephedrinalkaloide enthalten, verboten (NCCIH 2019). In Deutschland ist *Herba ephedrae* als chinesisches Arzneimittel nur gegen Vorlage eines ärztlichen Rezepts in der Apotheke erhältlich.

Da die chinesische Kräutertherapie insbesondere für viele gynäkologische Bereiche wie Periodenunregelmäßigkeiten und -schmerzen, prämenstruelles Syndrom oder unerfüllter Kinderwunsch eine Rolle spielt, stellt sich die berechtigte Frage, wie sicher die Einnahme von Kräutern in der Schwangerschaft ist. In einer umfangreichen Studie, die 23 Länder in Europa, Nord- und Südamerika sowie Australien umfasste, berichteten knapp 30 % der befragten Frauen, während ihrer Schwangerschaft pflanzliche Arzneimittel verwendet zu haben. Am häufigsten nahmen die Frauen in Russland (69,0 %), Polen (49,8 %) und Australien (43,8 %) pflanzliche Arzneimittel ein. Die verbreitetsten Einsatzgebiete waren dabei Erkältung und Übelkeit (Kennedy et al. 2013). Dass bei vielen Frauen mitunter zurecht Sorgen bezüglich der Einnahme von Medikamenten in der Schwangerschaft bestehen, ist nachvollziehbar. Jedoch spielt auch in dieser bedeutenden Lebensphase der weit verbreitete Glaube, pflanzliche Mittel seien unbedenklich, eine Rolle (Frawley et al. 2015). Das kann insofern zum Problem werden, als eine Einnahme von pflanzlichen Arzneien ohne ärztliche Aufsicht und Dokumentation verläuft und so nur wenige Daten über mögliche Risiken vorliegen. Um die Sicherheit von Medikamenten, aber auch chinesischen Arzneimitteln in der Schwangerschaft zu testen, lassen sich natürlich aus ethischen Gründen keine Studien mit Arzneien an Schwangeren durchführen. Stattdessen werden Aussagen zu möglichen Schäden am Kind aus Kohortenstudien mit großen Fallzahlen geschlossen, in denen ein Zusammenhang zwischen dem Auftreten von Fehlbildungen, Aborten oder Entwicklungsstörungen und der Einnahme eines bestimmten Medikaments nachvollziehbar ist. So lässt sich die Einnahme von *Rhizoma coptidis* (Goldfadenwurzelstock, Huanglian) während des ersten Trimenons der Schwangerschaft mit einem erhöhten Risiko für angeborene Fehlbildungen des Nervensystems in Verbindung bringen. Eine Fertigarznei (An Tai Yin) war mit einem erhöhten Risiko für angeborene Fehlbildungen des Bewegungsapparats, des Bindegewebes und des Auges assoziiert (Chuang et al. 2006). Gerade diese Arznei wird unter anderem zur Stabilisierung der Schwangerschaft eingesetzt. Die Autor:innen der Studie gaben an, dass die Hinweise für einen möglichen Zusammenhang zwischen pflanzlichen Arzneimitteln während des ersten Schwangerschaftsdrittels und einem erhöhten Risiko für angeborenen Fehlbildungen nicht eindeutig auf unerwünschte Wirkungen der Kräuter, auf missbräuchliche Verwendung, Verunreinigung oder auf andere nicht kontrollierte Faktoren zurückzuführen sind. Dennoch empfehlen sie bei der Verwendung solcher pflanzlichen Mittel im ersten Schwangerschaftsdrittel vorsichtig zu sein.

Während die Standardlehrbücher der Chinesischen Materia Medica sehr detaillierte Informationen über die Eigenschaften, Funktionen und Wirkungen chinesischer Arzneimittel liefern, enthalten sie nur unzuverlässige und manchmal sogar widersprüchliche Informationen, wenn es um Risiken während der Schwangerschaft geht. Dies sorgt bei Ärztinnen und Ärzte für große Verunsicherung, wie mit diesen Arzneien während der Schwangerschaft verfahren werden soll. Daher limitieren einige stark die Einnahme, während andere sich auf Jahrtausende lange Erfahrung mit den Kräutern berufen. Die jahrelange Erfahrung kann jedoch ein Trugschluss sein, wie der Fall von *Rhi-*

zoma coptidis zeigt. Hier wurde die Gefahr für das Ungeborene erst Jahrtausende später in einer großen epidemiologischen Studie erkannt (Wiebrecht et al. 2014). Allerdings ist für die wenigsten chinesischen Kräuter eine derartige Aussage überhaupt möglich. Viel häufiger liegt der Fall vor, dass man gar nicht weiß, ob die entsprechende Arznei in der Schwangerschaft sicher ist oder nicht. Diese Überlegung sollte unbedingt auch in die Phase der Schwangerschaftsplanung mit einfließen, zumal die Kinderwunschbehandlung ein beliebtes Feld in der TCM ist. Eine große Untersuchung in China an knapp 17.000 Frauen hat gezeigt, dass die Einnahme von TCM-Produkten in den Wochen vor Beginn der Schwangerschaft und in den ersten Wochen der Schwangerschaft mit einem höheren Risiko für Fehlbildungen des Babys assoziiert war (Peng et al. 2023). Aus diesem Grund empfiehlt es sich, den Einsatz von chinesischen Arzneimitteln bei Frauen mit Kinderwunsch sorgfältig abzuwägen und die Literatur zu den beinhalteten Kräutern einer möglichen Rezeptur zu prüfen.

Die chinesische Arzneitherapie darf als relativ sicher angesehen werden, vorausgesetzt, die chinesischen Arzneimittel stammen aus vertrauenswürdigen Quellen wie einheimischen Apotheken und die Behandlung wird von qualifizierten TCM-Ärztinnen und -Ärzten durchgeführt. Es ist zudem wichtig, dass alle beteiligten Mediziner:innen über die Einnahme der Kräuter informiert sind und mögliche Wechselwirkungen bedacht werden. Hinsichtlich der Risiken während der Schwangerschaft fehlen jedoch ausreichende Daten, um die Sicherheit dieser Therapieform eindeutig zu belegen.

6.6 Nashorn, Bärengalle, Eselshaut – ist Tierquälerei in Deutschland ein Thema?

Nicht selten haben viele Menschen bei der Chinesischen Medizin die Assoziation mit Nashörnern, Tigerkrallen, Gürteltier oder anderen tierquälerisch gewonnenen und ekelerregenden Substanzen. Während in Deutschland derartige Produkte erwartungsgemäß nicht in Apotheken verkauft werden, sondern eher auf dem Schwarzmarkt erhältlich sind, sehe ich es dennoch als Pflicht der Menschen, die TCM betreiben oder in Anspruch nehmen, sich zumindest einmal mit dem Thema Tier- und Artenschutz auseinanderzusetzen. Und selbst wenn es überrascht – auch hierzulande lassen sich einige Produkte von Tieren in Apotheken finden. Welche das sind und wie die globale Situation zu tierischen Arzneien in der TCM aussieht, möchte ich in diesem etwas dunkleren Abschnitt beleuchten.

6.6.1 Tierquälerei in der Chinesischen Medizin

Das Washingtoner Artenschutzabkommen (Convention on International Trade in Endangered Species of Wild Fauna and Flora, CITES) ist ein internationales Abkommen, das 1973 aufgrund des dramatischen Rückgangs vieler Arten durch Wilderei und Handel ins Leben gerufen wurde. Es zielt darauf ab, den Handel und die Ausbeutung gefährdeter Tiere und Pflanzen zu regulieren und so ihren Fortbestand zu sichern. CITES klassifiziert die geschützten Arten in verschiedene Anhänge (I, II und III), je nach Grad der Gefährdung und der Schutzmaßnahmen, die erforderlich sind, um das Geschäft mit ihnen zu regulieren (BMUV 2023). Einige Spezies, die in der TCM als Arzneimittel Anwendung finden, werden durch das Washingtoner Artenschutzabkommen geschützt. Beispiele hierfür sind Tiger, asiatischer Schwarzbär und Schuppentier. Die Verwendung dieser Zutaten in der TCM hat zur illegalen Jagd und zum Schwarzmarkt geführt, was deren Bestand zusätzlich gefährdet. Im Folgenden geht es um einige Beispiele von tierquälerischen Verfahren zur Gewinnung von TCM-Mitteln.

Die Bärengallenfarmen

Der Kragenbär ist bereits seit 1979 im Washingtoner Artenschutzabkommen gelistet und wird auf der Roten Liste als gefährdet eingestuft (Altherr 2020). In mehreren Bärenfarmen werden in China und anderen asiatischen Ländern unter qualvollen Bedingungen mehr als 12.000 Kragenbären und verwandte Arten für die Gewinnung von Gallenflüssigkeit gehalten: Unter katastrophalen Zuständen leben sie in winzigen Käfigen, in denen sie sich nicht einmal umdrehen können. Dort wird ihnen invasiv über einen Schlauch Galle aus der Gallenblase abgezapft, was zu extremen Schmerzen, Verletzungen, Mangelzuständen, Infektionen und zum Tod führt. Aus Sicht der TCM gilt die Bärengalle seit Jahrtausenden als wichtige Medizin. Hierbei handelt es sich um eine kalte Arznei, die Hitze kühlen, entgiften und inneren Wind beseitigen soll. So dient sie unter anderem zur Heilung von Krämpfen, Infektionen und Entzündungen sowie zur Verbesserung der Sehkraft. Moderne pharmakologische Forschung zeigte unter anderem eine antimikrobielle, entzündungshemmende und antihepatotoxische Wirkung der Bärengalle (Feng et al. 2009). Die Gallenflüssigkeit enthält eine Vielzahl von Säuren, darunter die Ursodesoxycholsäure (UDCA), deren Name sich vom lateinischen Wort „ursus" für Bär ableitet, da sie in besonders hoher Konzentration in der Galle dieser Tiere vorkommt. UDCA wird unter anderem in der modernen Medizin gegen Gallensteine eingesetzt. Der Clou? UDCA lässt sich längst synthetisch herstellen, sodass nicht auf die Galle von Bären zurückgegriffen werden muss. Sogar für die Klassifikation nach chinesischen Grundlagen gibt es eine Reihe Kräuter, die anstelle der Tiergalle eine Option wären. Leider ist die Nachfrage nach echter Galle noch immer groß und für die Bären kein Ende der Qualen in Sicht. Im Gegenteil: So wurden zehntausende frei lebende Bären getötet, um sie neben ihrer Gallenblase auch anderer Körperteile wie Pfoten, die in einigen östlichen Ländern als Delikatesse gelten, zu berauben. Nicht zuletzt ist das Geschäft mit Gallenblasen äußerst lukrativ. So kostete im Jahr 1970 ein Kilo Bärengalle etwa 200 US-Dollar, während bis 1990 schon 3000–5000 US-Dollar pro Kilo geboten wurden. Aktuell soll der Preis mit legaler Zertifizierung beim Zehnfachen, nämlich 30.000–50.000 US-Dollar pro Kilo liegen (Feng et al. 2009).

Auch wenn es einige Kampagnen von Tierschutzverbänden gibt und die chinesische Regierung Maßnahmen zum Schutz von Bären ergriffen hat, stellt die Tierquälerei nach wie vor ein großes Problem dar, das auf kulturellen, wirtschaftlichen und politischen Faktoren basiert.

Der Raub der Esel

Eine große, aber relativ unbekannte Industrie mit massivem Tierleid verbirgt sich hinter Ejiao. Dieses Mittel hat zu einem Schwund von Eseln nicht nur in China, sondern ebenso in Afrika geführt. Bei Ejiao handelt es sich um gelatinierte Eselshaut (*Asini corii colla*). Diese eignet sich laut TCM für die Stützung des Bluts (Xue), zum Beispiel bei einer Anämie oder bei Schwindel, daneben auch zur Stützung des Yin, wie bei Schwäche im Alter oder schweren Erkrankungen und zur Unterstützung der Fruchtbarkeit. Vor allem bei Frauen ist dieses Mittel beliebt. Selbst wenn vereinzelte Studien positive Effekte der gelatinierten Eselshaut zeigten, gibt es de facto keine Evidenz für die Wirksamkeit!

Die gelatinierte Eselshaut lässt sich gewinnen, indem die Häute abgekocht werden. Anschließend kommen sie in dunklen Blöcken zum Verkauf, die ähnlich aussehen wie eine Tafel Schokolade. Auch als Bestandteil von Kosmetika wie Cremes wird Ejiao verwendet.

Die Nachfrage nach Eselshaut hat rapide zugenommen und China kann allein mit den Eselfarmen den Bedarf an Tieren nicht mehr decken, weshalb eine Expansion der Gewinnung von Ejiao im Ausland stattgefunden hat. Hier sind vor allem Schwellen- und Entwicklungsländer, zum Beispiel in Afrika, betroffen. Dort gibt es große Eselpopulationen und China hat als wichtiger Investor und Handelspartner einen immensen Einfluss. Durch die steigende Nachfrage ist in China die Eselpopulation von etwa 11 Mio. Tieren im Jahr 1992 auf rund 2,3 Mio. im Jahr 2020 zurückgegangen. In anderen Ländern, wie Tansania oder Kenia, kommt es zu Diebstählen von Eseln in entlegenen Dörfern. Das erschwert für viele von Armut bedrohte Familien die Lebensbedingungen, da die Lasttiere einen wichtigen Stellenwert im Alltag einnehmen (Welttierschutzgesellschaft o. J.). Die Tierschutzorganisation Peta berichtet, wie Esel brutal zusammengeschlagen und vernachlässigt werden und strapaziöse Transportwege zur Schlachtung erleiden müssen, die ohne Betäubung stattfindet (PETA 2021).

Gelatinierte Eselshaut – so etwas gibt es doch sicherlich nicht in Deutschland, oder? Ein kurzer Blick auf Amazon und Co. genügt, um festzustellen, dass Ejiao auch hierzulande auf einfachem Weg erhältlich ist: Es wird in Form von Tees, Kuchen und Blöcken angeboten, die mit Leistungsstärke und Schönheit für den Menschen werben. Doch selbst über einige Apotheken lässt sich Ejiao bestellen. In der fertigen Rezeptur taucht es dann unter dem harmlos klingenden lateinischen Namen *Asini corii colla* auf.

Das Schuppentier
Das Schuppentier oder Pangolin ist ebenfalls in CITES Anhang I, also der Liste mit der am stärksten bedrohten Arten, gelistet und laut Roter Liste akut vom Aussterben bedroht bis stark gefährdet. Angeblich gehört das Schuppentier zu den am häufigsten geschmuggelten Säugetieren, nicht zuletzt weil es in der TCM Anwendung findet (Altherr 2020). Jedes Jahr sollen 20 Tonnen Pangoline weltweit illegal gehandelt werden (Traffic 2017).

Die Schuppe des Schuppentiers (*Squama manitis*) zählt zu den Blut (Xue) regulierenden und dynamisierenden Mitteln der TCM und will unter anderem den Menstruationszyklus regulieren sowie bei Stillproblemen, Abszessen, Wucherungen im Unterbauch oder Schwellungen und Knoten helfen.

Das Tier ist eine einfache Beute für Wilderer, da es sich bei Gefahr einfach zusammenrollt. Begehrt werden sein Fleisch und seine Schuppen, die aus Keratin bestehen, dem Stoff, aus dem auch unsere Fingernägel sind.

Ein Review untersuchte die Wirksamkeit von *Squama manitis*. Die Autor:innen kamen zu dem Fazit, dass es keine zuverlässigen Beweise für dessen klinischen Wert gibt. Sie schlussfolgerten, dass es nur vernünftig wäre, auf die Verwendung komplett zu verzichten und die Schuppe aus dem Arzneibuch zu verbannen (Jin et al. 2021). Dennoch bestätigten bei einer Befragung in China knapp 98 % der im Krankenhaus Arbeitenden den Nutzen der Schuppen und die meisten Befragten gaben an, dass ein Ersatz zum Beispiel durch pflanzliche Mittel nur in den wenigsten Fällen möglich sei. Auch zeigte die Befragung, dass die meisten chinesischen Patient:innen den Einsatz von *Squama manitis* gar nicht infrage stellten. Diese Ergebnisse machen deutlich, dass das öffentliche Bewusstsein für die Herkunft der Schuppen unbedingt gestärkt werden muss und sich die gesamte TCM-Gemeinschaft intensiver für den Erhalt der Pangoline und die Regulierung des Schuppentierhandels einsetzen sollte (Wang et al. 2020).

Weitere Fälle

Leider sind die angeführten Fälle nur wenige Beispiele von vielen Tieren, die zum vermeintlichen Wohl der Gesundheit gequält und bedroht werden. Betroffen sind unter anderem Tiger, obwohl in China seit 1993 der Handel mit Tigerprodukten offiziell verboten ist, Löwen und Leoparden, die auch als Importe einen Ersatz für die Tiger darstellen. Außerdem zählen Otter, Saigaantilopen, Schildkröten, Geckos und Seepferdchen dazu (Altherr 2020). Häufig bestehen zwar offizielle Verbote, die den Handel von bestimmten Tieren betreffen, aber die Wilderei und der illegale Handel florieren dennoch. Dies liegt oft an unzureichender Durchsetzung der Gesetze und mangelnder Aufklärung der Bevölkerung auf Patient:innen- und Behandelndenseite über die Bedrohung von Tierarten. Die Folge ist eine anhaltend hohe Nachfrage nach Tierprodukten in der traditionellen Medizin, aber auch in anderen Branchen. Hinzu kommt, dass die chinesische Regierung zu Beginn der COVID-19-Pandemie einige tierische Substanzen als Heilmittel empfohlen hat. So soll es Berichten zufolge Empfehlungen für den Einsatz von Bärengalle zur Behandlung von schweren COVID-19-Fällen gegeben haben, was zu einer weiteren Zunahme der Nachfrage nach solchen Produkten geführt hat (Fobar 2020).

6.6.2   Die Situation in Deutschland

Während meiner Tätigkeit in der TCM habe ich komplett auf die Verwendung von tierischen Produkten jeglicher Art verzichtet. Gleichwohl ist es auch in Deutschland möglich, Arzneien tierischen Ursprungs in einem TCM-Rezept zu finden.

Das große Krabbeln

Selbst wenn wir in der heimischen Apotheke eher nicht auf Tigerknochen und Nashorn stoßen, sind einige Tiere auch hierzulande als TCM-Arzneimittel erhältlich. Dabei handelt es sich vorwiegend um kleine Lebewesen, wie Insekten, Skorpione oder Würmer, aber auch um die Erzeugnisse von Tieren.

So wird die Seidenraupenlarve (*Bombyx batryticatus*) unter anderem bei bestimmten Formen von Juckreiz, Zuckungen und Krämpfen eingesetzt. *Cicadae periostracum*, der Panzer der Zikade, dient zur Anwendung bei Halsschmerzen, Heiserkeit, Krämpfen oder juckenden Ekzemen. Bei Krampfneigung und Epilepsie, ebenso wie bei schlecht heilenden Wunden und Schmerzen bei rheumatoider Arthritis, kann man *Scolopendra*, der Hundertfüßler, in einer Rezeptur finden. In derselben Wirkstoffklasse lässt sich auch der Regenwurm (*Pheretima*) entdecken. Hinter dem eleganten Namen *Periplaneta americana* verbirgt sich eine Kakerlake, die unter anderem bei der Wundheilung zum Einsatz kommt (Wang et al. 2023). Diese Schabenart ist mehrfach untersucht worden. In China gibt es riesige Aufzuchtindustrien für *Periplaneta americana*, um den pharmazeutischen Markt zu bedienen. Jährlich werden mehrere Tonnen Schaben produziert und als Extrakte in diversen Arzneien verkauft (Zhang et al. 2023).

Bei *Mantidis ootheca* handelt es sich um eine Art Nest, in dem die Gottesanbeterin ihre Eier ablegt. Auch diese Eiablage ist ein Mittel der TCM und wird verwendet, um das Yang zu stützen. Es wird beispielsweise eingesetzt bei Harninkontinenz und nächtlichem Einnässen bei Kindern.

Zum äußerlichen Gebrauch findet sich *Vespae nidus*, das Wespennest. Es soll Ekzeme, Verbrennungen, Geschwüre oder rheumatoide Erkrankungen lindern.

Nicht direkt mit tierischen Mitteln in Verbindung gebracht werden verschiedene Muschelschalen, die relativ häufig zur Anwendung kommen. Sie werden beispielsweise bei Schlafstörungen, Nervosität, Schweißneigung oder auch zur Auflösung von Verhärtungen und Knoten verwendet.

Da Patient:innen wohl kaum erfreut wären, wenn sie beim Öffnen ihrer Kräutermischung Würmer oder Insekten vorfinden würden, wird gern durch die Behandelnden der Zusatz „pulverisiert" an die Apotheke weitergegeben. So ist gewährleistet, dass der vielleicht ekelerregende, aber sicherlich überraschende Anblick des Kleintiers durch Zermahlen seitens der Apotheke nicht mehr erkennbar ist. Der lateinische oder chinesische Name auf der Verpackung liefert ebenfalls keine Rückschlüsse auf den Inhalt, sofern man nicht akribisch die Inhaltsstoffe der Rezeptur im Internet sucht. Ich halte diese Methode für moralisch äußerst fragwürdig. Wer nun voller Ekel fürchtet, in der Vergangenheit ohne Wissen Insekten im TCM-Tee getrunken zu haben, kann beruhigt sein, denn auch wenn diese tierischen Arzneien in Deutschland erhältlich sind, machen sie doch die Minderheit aller Arzneimittel aus, von denen die pflanzlichen Kräuter die überwiegende Mehrheit bilden. Darüber hinaus sind auch die meisten TCM-Ärztinnen und -Ärzte selbst nicht erpicht darauf, Krabbeltiere zu verschreiben.

Mag der Einsatz der tierischen Produkte in Insektenform in der TCM für manche weniger problematisch erscheinen als der Handel mit bedrohten Tierarten, ist es dennoch wichtig, auch bei diesen Präparaten auf die Themen Nachhaltigkeit, Tierschutz und Verbraucherbewusstsein zu achten.

Versteckte Tiere

Sogenannte Fertigarzneien oder „patent medicine", die in Deutschland als Nahrungsergänzungsmittel laufen, beinhalten im Gegensatz zu Rezepturen der Rohdrogen aus der Apotheke fertige, modernisierte Mischungen aus der TCM. Häufig werden diese von Patient:innen bevorzugt, da sie in Tabletten- oder Pillenform einfacher einzunehmen sind als klassische Dekokte. Unter den traditionellen Rezepturen sind nicht selten Bestandteile tierischen Ursprungs, vor allem wenn die Fertigarzneien im Ausland produziert werden.

Hierfür habe ich Produkte, die in Deutschland erhältlich sind, auf ihre Inhaltsstoffe und etwaige tierische Bestandteile hin analysiert.

Bei einem bekannten Hersteller für chinesische Kräuterprodukte mit Sitz in den USA war von 130 gesichteten Produkten in 39 und damit bei knapp einem Drittel der Artikel mindestens eine tierische Substanz enthalten. Hiervon fanden sich in je sieben Produkten Hirschhorn und Schildkrötenpanzer sowie in jeweils sechs Austernschale und Regenwurm. Die Larve der Seidenraupe und der Panzer von Zikaden waren in jeweils vier Arzneien enthalten. Insgesamt drei Produkte enthielten Kakerlake und die Schale einer Muschelart. Die übrigen tierischen Substanzen waren: Gecko (zweimal), Endothel vom Hühnermagen (zweimal), Exkremente vom Gleithörnchen (zweimal) und jeweils einmal Blutegel, eine andere Muschelschale sowie eine Schlangenart. Mehrfache tierische Bestandteile in einem Artikel waren möglich.

In einer anderen Produktlinie enthielten 7 von 14 Arzneien tierische Stoffe, von denen der Regenwurm (viermal) am häufigsten vertreten war. Die übrigen Bestandteile waren Muschelschalen, Seidenraupenlarve, Kakerlake, Wespennest, eine Krabbenart sowie Büffelknochen.

Lediglich ein Hersteller verzichtete bei seinen 95 Produkten gänzlich auf die Verwendung tierischer Arzneien. Weitere Hersteller hatten einen Anteil von tierischen Produkten zwischen 3 und 14 % in ihrem Sortiment. Darunter waren vor allem Schalen von diversen Muscheln, aber auch vereinzelt Gecko, Huhn, die Eiablage der Gottesanbeterin, Eselshaut und Schildkrötenpanzer zu finden.

Die Tatsache, dass tierische Produkte in Fertigarzneimitteln enthalten sein können, wirft neben ethischen Fragen zum Tierschutz weitere Probleme auf. Viele Patient:innen gehen bei TCM-Präparaten, die auch umgangssprachlich einfach nur als Kräuter bezeichnet werden, davon aus, dass sie ein rein pflanzliches Mittel einnehmen. Diese Annahme kann zu erheblichen Missverständnissen und Enttäuschungen führen, insbesondere wenn Menschen aus persönlichen, gesundheitlichen oder religiösen Gründen bestimmte tierische Produkte meiden. Wenn sie hinterher herausfinden, dass ihre Präparate tatsächlich tierische Bestandteile enthalten, kann dies das Vertrauen in Behandlung und Behandelnde stark beeinträchtigen. Daher ist es von entscheidender Bedeutung, dass Patient:innen über die genaue Zusammensetzung der ihnen verschriebenen Medikamente aufgeklärt werden, selbst wenn es sich um Fertigpräparate handelt.

Substanzen von Tieren in TCM-Arzneien sind auch in Deutschland möglich und werden meist nicht offen angesprochen bzw. durch den chinesischen oder lateinischen Namen des Produkts von Verbraucher:innen gar nicht als solche erkannt. Falls der Tierschutz einem am Herzen liegt oder sich persönliche Vorlieben nicht mit tierischen Arzneien vereinbaren lassen, sollten Patient:innen daher ihre Behandler:innen explizit darauf hinweisen, dass sie auf jegliche tierischen Produkte verzichten möchten.

Literatur

Altherr S (2020) Aktuelle Artenschutzprobleme im Kontext der Traditionellen Chinesischen Medizin1. Chinesische Med/Chin Med 35(3):113–128

Bent S, Tiedt TN, Odden MC, Shlipak MG (2003) The relative safety of ephedra compared with other herbal products. Ann Intern Med 138(6):468–471

BMUV (2023) „Washingtoner Artenschutzübereinkommen/CITES". https://www.bmuv.de/themen/naturschutz-artenvielfalt/artenschutz/internationaler-artenschutz/cites. Zugegriffen am 26.04.2023

Chan K (2003) Some aspects of toxic contaminants in herbal medicines. Chemosphere 52(9):1361–1371

Chan TY (2009) Aconite poisoning. Clin Toxicol (Phila) 47(4):279–285

Chan K, Zhang H, Lin ZX (2015) An overview on adverse drug reactions to traditional Chinese medicines. Br J Clin Pharmacol 80(4):834–843

Cheung F (2011) TCM: made in China. Nature 480(7378):S82–S83

Chuang CH, Doyle P, Wang JD, Chang PJ, Lai JN, Chen PC (2006) Herbal medicines used during the first trimester and major congenital malformations: an analysis of data from a pregnancy cohort study. Drug Saf 29(6):537–548

ctca. 15 Jahre CTCA. https://www.ctca.center/de/ueber-uns/25-15-jahre-ctca.html. Zugegriffen am 20.04.2023

ctca. Infos für Patienten. https://www.ctca.center/de/infos-fuer-patienten.html. Zugegriffen am 20.04.2023

Debelle FD, Vanherweghem JL, Nortier JL (2008) Aristolochic acid nephropathy: a worldwide problem. Kidney Int 74(2):158–169

Deng H, Xu J (2017) Wendan decoction (Traditional Chinese medicine) for schizophrenia. Cochrane Database Syst Rev 6(6):Cd012217

Ernst E (2015) A Nobel prize for TCM??? https://edzardernst.com/2015/10/a-nobel-prize-for-tcm/. Zugegriffen am 20.04.2023

Feng Y, Siu K, Wang N, Ng KM, Tsao SW, Nagamatsu T, Tong Y (2009) Bear bile: dilemma of traditional medicinal use and animal protection. J Ethnobiol Ethnomed 5:2

Feng M, Yuan W, Zhang R, Fu P, Wu T (2013) Chinese herbal medicine Huangqi type formulations for nephrotic syndrome. Cochrane Database Syst Rev (6):Cd006335

Flower A, Wang LQ, Lewith G, Liu JP, Li Q (2015) Chinese herbal medicine for treating recurrent urinary tract infections in women. Cochrane Database Syst Rev 2015(6):Cd010446

Fobar R (2020) „Chinas Regierung empfiehlt Bärengalle gegen COVID-19". https://www.nationalgeographic.de/tiere/2020/03/chinas-regierung-empfiehlt-baerengalle-gegen-covid-19. Zugegriffen am 28.04.2023

Frawley J, Adams J, Steel A, Broom A, Gallois C, Sibbritt D (2015) Women's use and self-prescription of herbal medicine during pregnancy: an examination of 1,835 pregnant women. Womens Health Issues 25(4):396–402

Gavura S (2015) No, the Nobel Prize does not validate naturopathy or herbalism. https://sciencebasedmedicine.org/no-the-nobel-prize-does-not-validate-naturopathy-or-herbalism/. Zugegriffen am 20.04.2023

Giveon SM, Liberman N, Klang S, Kahan E (2004) Are people who use "natural drugs" aware of their potentially harmful side effects and reporting to family physician? Patient Educ Couns 53(1):5–11

Hempen C-H, Fischer T (2018) Leitfaden Chinesische Phytotherapie einschließlich mineralischer und tierischer Arzneien. Elsevier/Urban & Fischer, München, S 1–18

Hempen C-H, Fischer S, Hummelsberger J, Koch A, Leonhardy H, Nögel R, Thede C, Wullinger M (2006) Leitfaden Chinesische Rezepturen. Elsevier, München

Hu C, Nögel R, Hummelsberger J, Engelhardt U (2018) Paozhi: Die Aufbereitung chinesischer Arzneimittel: Methoden und klinische Anwendung. Springer, Berlin/ Heidelberg

Jiang L, Deng L, Wu T (2013) Chinese medicinal herbs for influenza. Cochrane Database Syst Rev 2013(3):Cd004559

Jin X, Chua HZ, Wang K, Li N, Zheng W, Pang W, Yang F, Pang B, Zhang M, Zhang J (2021) Evidence for the medicinal value of Squama Manitis (pangolin scale): a systematic review. Integr Med Res 10(1):100486

Kennedy DA, Lupattelli A, Koren G, Nordeng H (2013) Herbal medicine use in pregnancy: results of a multinational study. BMC Complement Altern Med 13:355

Liu JP, Zhang M, Wang WY, Grimsgaard S (2004) Chinese herbal medicines for type 2 diabetes mellitus. Cochrane Database Syst Rev 2002(3):Cd003642

Liu ZL, Liu JP, Zhang AL, Wu Q, Ruan Y, Lewith G, Visconte D (2011) Chinese herbal medicines for hypercholesterolemia. Cochrane Database Syst Rev (7):Cd008305

Manheimer E, Wieland S, Kimbrough E, Cheng K, Berman BM (2009) Evidence from the Cochrane Collaboration for Traditional Chinese Medicine therapies. J Altern Complement Med 15(9):1001–1014

NCCIH (2019) Ephedra. https://www.nccih.nih.gov/health/ephedra. Zugegriffen am 05.05.2023

Peng T, Yin LL, Xiong Y, Xie F, Ji CY, Yang Z, Pan Q, Li MQ, Deng XD, Dong J, Wu JN (2023) Maternal traditional Chinese medicine exposure and risk of congenital malformations: a multicenter prospective cohort study. Acta Obstet Gynecol Scand 102(6):735–743

PETA (2021) Ejiao: Esel für chinesisches „Heilmittel" getötet – jetzt helfen! https:// www.peta.de/themen/eselhaut/. Zugegriffen am 27.04.2023

Traffic (2017) The global trafficking of Pangolins. https://www.traffic.org/publications/reports/the-global-trafficking-of-pangolins/. Zugegriffen am 27.04.2023

Tu Y (2016) Artemisinin – a gift from traditional Chinese medicine to the world (Nobel lecture). Angew Chem Int Ed Engl 55(35):10210–10226

Wang J, Wong YK, Liao F (2018) What has traditional Chinese medicine delivered for modern medicine? Expert Rev Mol Med 20:e4

Wang Y, Turvey ST, Leader-Williams N (2020) Knowledge and attitudes about the use of pangolin scale products in Traditional Chinese Medicine (TCM) within China. People and Nature 2(4):903–912

Wang J, Zhong L, Bo Y, Luo N, Hao P (2023) Pharmaceutical preparations of Periplaneta americana (KangFuXin liquid) in the treatment of pressure ulcer: a meta-analysis. Int Wound J. 20(7):2855–2868

Welttierschutzgesellschaft (o.J.) Ejiao – vermeintliches Heilmittel aus Eselshaut. https://welttierschutz.org/themen/ejiao/. Zugegriffen am 27.04.2023

Wiebrecht A (2000) Über die Aristolochia-Nephropathie. Phytotherapie 43(03): 187–197

Wiebrecht A, Gaus W, Becker S, Hummelsberger J, Kuhlmann K (2014) Safety aspects of Chinese herbal medicine in pregnancy – re-evaluation of experimental data of two animal studies and the clinical experience. Complement Ther Med 22(5):954–964

Wu T, Zhang J, Qiu Y, Xie L, Liu GJ (2007) Chinese medicinal herbs for the common cold. Cochrane Database Syst Rev (1):Cd004782

Yang Y, Li X, Chen G, Xian Y, Zhang H, Wu Y, Yang Y, Wu J, Wang C, He S, Wang Z, Wang Y, Wang Z, Liu H, Wang X, Zhang M, Zhang J, Li J, An T, Guan H, Li L, Shang M, Yao C, Han Y, Zhang B, Gao R, Peterson ED (2023) Traditional Chinese medicine compound (Tongxinluo) and clinical outcomes of patients with acute myocardial infarction: the CTS-AMI randomized clinical trial. JAMA 330(16):1534–1545

Zhang E, Ji X, Ouyang F, Lei Y, Deng S, Rong H, Deng X, Shen H (2023) A mini-review of the medicinal and edible insects from the traditional Chinese medicine (TCM). Front Pharmacol 14:1125600

Zhou X, Li CG, Chang D, Bensoussan A (2019) Current status and major challenges to the safety and efficacy presented by Chinese herbal medicine. Medicines (Basel) 6(1):14

Zhu X, Proctor M, Bensoussan A, Wu E, Smith CA (2008) Chinese herbal medicine for primary dysmenorrhoea. Cochrane Database Syst Rev (2):Cd005288

7

Ernährung und Lifestyle nach Traditioneller Chinesischer Medizin

7.1 Die Grundideen

Die Ernährungslehre ist ohne Zweifel diejenige Säule der Traditionellen Chinesischen Medizin (TCM), die den engsten Bezug zum Alltag hat und dementsprechend am einfachsten und schnellsten auch zu Hause umsetzbar ist. Aus diesem Grund ist eine TCM-Ernährungsberatung, die von unterschiedlichen Berufsgruppen durchgeführt wird, relativ häufig anzutreffen. Die Beschäftigung mit der Ernährung im Zusammenhang mit Gesundheit hat in China eine lange Tradition und lässt sich bis ins 3. Jahrhundert v. u. Z. zurückverfolgen. Hier wurde keine Unterscheidung in Arzneimittel oder Lebensmittel gemacht und in den alten Werken zur Chinesischen Medizin Rezepturen wurden angegeben, die ebenso gut Kochrezepte hätten sein können. Eine Unterscheidung zwischen beiden Bereichen begann erst um das 8. Jahrhundert n. u. Z. (Engelhardt und Hempen 2018).

Die Ernährungslehre (Diätetik) ist ein wichtiger Bestandteil der TCM. Auch sie richtet sich nach den gängigen Vorstellungen von Yin und Yang, Qi und den Wandlungsphasen inklusive der Funktionskreistheorie. Durch gezielte und bewusste Ernährung soll das Gleichgewicht zwischen diesen Kräften mittels Nahrung wieder hergestellt werden. Die Chinesische Ernährungslehre be-

A. Erbas-Kronwitter, *Traditionelle Chinesische Medizin im Fokus*, https://doi.org/10.1007/978-3-662-68140-4_7

schränkt sich dabei nicht auf chinesisches Essen, sondern ist kulturell unabhängig anwendbar. In China ist sie fest in der Kultur verankert und vergleichbar mit unseren Hausmitteln (Engelhardt und Nögel 2018). Die TCM-Ernährung wird in zwei Bereiche unterteilt: die Gesunderhaltung mit Lebensmitteln und die Diättherapie. Die Gesunderhaltung nimmt dabei einen präventiven Charakter ein und meint die tägliche Ernährung von gesunden Menschen. Die Diättherapie hingegen verfolgt das Ziel, Krankheiten mit Nahrungsmitteln zu behandeln (Zhao et al. 2021).

Unsere modernen Beschreibungen von einzelnen Lebensmitteln berücksichtigen quantitative Faktoren wie Kalorien und Nährstoffgehalt. Im Gegensatz hierzu werden sie in der TCM nach Temperaturverhalten, Geschmacksrichtung, Wirktendenz, Funktionskreisbezug und Wirkung eingeteilt. So ist beispielsweise die Banane vom Temperaturverhalten her kalt, hinsichtlich ihres Geschmacks süß; sie wirkt auf die Funktionskreise Magen und Dickdarm und hat eine hitzekühlende, darmbefeuchtende, entgiftende und Säfte hervorbringende Wirkung. Laut TCM lässt sich folglich die Banane einsetzen bei trockenem Rachen, Durst, chronischem Husten, Verstopfung oder blutigen Hämorrhoiden, was aus TCM-Sicht ein Hitzeproblem darstellt (Engelhardt und Hempen 2018). Somit werden die Lebensmittel genau wie die Arzneimittel klassifiziert (Abb. 7.1).

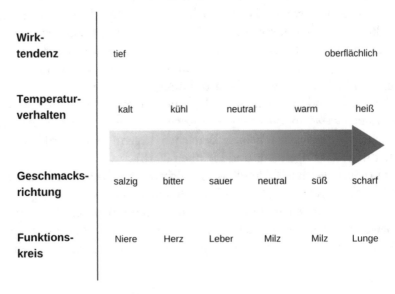

Abb. 7.1 Vereinfachte Darstellung der Eigenschaften von Nahrungsmitteln in der Traditionellen Chinesischen Medizin

7.1.1 Temperaturverhalten von Lebensmitteln

Das Temperaturverhalten in der TCM gibt Auskunft über die energetische Dynamik des Lebensmittels und reicht von kalt, kühl über neutral bis hin zu warm und heiß. Kalt und kühl sind dabei dem Yin, warm und heiß dem Yang zugehörig. Kühlende und kalte Lebensmittel sollen bei Hitzesymptomen helfen, warme und heiße Nahrungsmittel sollen Kälte aus dem Körper vertreiben. Diese Information mag sehr abstrakt sein. Greifbarer wird dies, wenn man sich überlegt, was man zu sich nehmen würde, wenn man gerade verfroren von einem Winterspaziergang nach Hause kommt: vermutlich einen warmen Tee, um sich aufzuwärmen. Weniger Menschen würden in dieser Situation zu einem Gurkensmoothie aus dem Kühlschrank greifen, um sich noch ein wenig weiter abzukühlen. In diesem Fall ist das Temperaturverhalten sehr nachvollziehbar, denn es handelt sich um die tatsächliche Temperatur des Getränks. Allerdings lässt sich nach Vorstellung der TCM das Temperaturverhalten verändern, indem Speisen beispielsweise durch Kochen erwärmt oder durch Kühlen/Gefrieren gekühlt werden.

Weitere Fälle sind ebenfalls für unser modernes Verständnis noch relativ nachvollziehbar: Lebensmittel, die einen förmlich ins Schwitzen bringen, sind ebenfalls warm bzw. heiß, so zum Beispiel scharfe Gewürze wie Chillies, Pfeffer oder Zimt. Kühlende und kalte Nahrungsmittel im Sinn von erfrischend können Gurke, Tomate, Minze oder Wassermelone sein, also Lebensmittel, die wir eher an einem heißen Sommertag konsumieren würden. Der Großteil der Nahrungsmittel in der TCM folgt jedoch keiner für uns logischen Aufteilung und keinem Testverfahren, das objektiv ein Temperaturverhalten messen könnte. So erscheint es recht willkürlich, warum ein Pfirsich als warm gilt, eine Pflaume aber neutral ist und eine Birne kühl. Dass beispielsweise Entenfleisch kalt, Kaninchen kühl und Huhn warm sein soll, fußt nicht auf wissenschaftlichen Erkenntnissen, sondern auf Beobachtungen und Erfahrungen sowie auf daraus gezogenen Rückschlüssen.

7.1.2 Geschmacksrichtung von Lebensmitteln

Die Einteilung nach Geschmack orientiert sich wie das Temperaturverhalten ebenfalls an einer Skala, wobei ganz links salzig steht, gefolgt von bitter und sauer. Nach neutral folgt süß und schließlich scharf. Diese Geschmacksrichtungen korrelieren laut TCM mit der Wirktiefe. Salzig wirkt in der Tiefe, während der Geschmack Scharf an der Oberfläche des Körpers angesiedelt ist.

Bei scharfen Nahrungsmitteln wie Zwiebeln kommt es zu einer Öffnung der Poren, indem zum Beispiel Schweiß austritt.

7.1.3 Wirktendenz von Lebensmitteln

Die Wirktendenz beschreibt, in welche Ebene hinein das Nahrungsmittel zur Geltung kommt. So kann es emporhebend, oberflächlich, absenkend oder in der Tiefe wirken. Vor allem bittere und salzige Lebensmittel haben der Chinesischen Diätetik nach ihren Einfluss in der Tiefe. Ein Beispiel hierfür ist Krebsfleisch. An der Oberfläche hingegen wirken Lebensmittel, die scharf sind, wie etwa Pfeffer (Engelhardt und Nögel 2018). Die Wirktendenz steht unter anderem im Zusammenhang mit der Schwere der Erkrankung. Während akute Erkrankungen nach den Vorstellungen der TCM zunächst die Oberfläche betreffen, sind chronische Geschehen bereits in die Tiefe vorgedrungen. Dementsprechend sollen Lebensmittel, die oberflächenaffin sind, eher bei akuten Infekten eingesetzt werden. Wir kennen auch hierzulande Zwiebeln, die nach der TCM bei scharf eingestuft sind und oberflächlich wirken, als Hausmittel gegen Erkältungen und akute Infekte.

7.1.4 Funktionskreisbezug von Lebensmitteln

Schließlich wird den einzelnen Nahrungsmitteln ein Funktionskreis zugeteilt, auf den sie vornehmlich Einfluss haben. Diese Zuteilung ist für uns ebenfalls in Teilen nachvollziehbar. So sind dem Funktionskreis Magen und Milz, also der Mitte, besonders bekömmliche Lebensmittel zugeordnet, die man aufgrund der guten Verträglichkeit auch häufig im Babybrei findet: Beispiele hierfür sind Kartoffel, Süßkartoffel, Karotte, Kürbis oder Reis. Für uns weniger logische Überlegungen folgen hingegen Zuteilungen wie etwa, dass Birne auf den Funktionskreis Lunge wirkt, Wachtelfleisch auf die Mitte, während Ente zusätzlich für den Lungenfunktionskreis nützlich ist, Taubenfleisch hingegen eher für die Funktionskreise Leber und Niere. Wer seinen Funktionskreis Niere unterstützen möchte, greift nach den Lehren der TCM öfter zu Meeresfrüchten. Hier wird ein Zusammenhang zwischen Wasser, Nieren und Salz hergestellt. Auch schwarzer Sesam wird mit dem Funktionskreis Niere in Verbindung gebracht, nicht zuletzt, weil die Farbe dieses Funktionskreises dieselbe ist.

7.2 Vorteile der Diätetik der Traditionellen Chinesischen Medizin

Fallbeispiel

Klara weiß nicht mehr weiter. Seit Jahren leidet sie immer wieder an Magen-Darm-Beschwerden mit Bauchkrämpfen und weichem Stuhlgang, manchmal sogar mehrmals täglich. Diese Umstände erschöpfen sie zunehmend, sodass sie sich abgeschlagen fühlt und keine Kraft mehr für Sport hat. Mehrere ärztliche Untersuchungen zeigten keine Auffälligkeiten. Auch hat sie im Internet einen Test für zu Hause gekauft, um Nahrungsunverträglichkeiten zu testen. Trotz mehrerer Auslassversuche haben sich die Beschwerden nicht verbessert. Ihre behandelnde Hausärztin ist zufrieden mit Klaras gesunder Ernährung und rät ihr, Stress zu reduzieren. Klara fühlt sich nicht ernst genommen und sucht eine Ärztin mit TCM-Hintergrund auf, die im Internet mithilfe bei unklaren Magen-Darm-Beschwerden wirbt. Klara hofft, dass Akupunktur ihr weiterhelfen kann. Die Ärztin nimmt sich für die Anamnese viel Zeit und stellt ihr ungewöhnliche Fragen. So will sie wissen, ob sie viel friert. Klara bejaht das. Die Ärztin ist im Gegensatz zu Klaras Hausärztin gar nicht zufrieden mit Klaras Ernährung und rät ihr, die Zubereitungsarten radikal umzustellen. Sie solle so oft wie möglich auf Rohkost verzichten und stattdessen ihr Gemüse garen. Sogar Obst soll sie erwärmen, zum Beispiel morgens in einem warmen Porridge statt wie bisher als frischen Obstsalat im Müsli. Dazu empfiehlt sie ihr ein paar Gewürze, die die Verdauung unterstützen sollen. Klara ist verwundert, versucht aber die Empfehlungen umzusetzen. Nach kurzer Zeit werden die Beschwerden weniger.

Hier wurde eine einfache Abänderung der Zubereitungsart hin zu einer bekömmlicheren und leichter verdaulichen Version angeregt. Die Empfehlung, so oft wie möglich warm zu essen, ist zwar ein weit verbreitetes Credo in der TCM, jedoch auch ohne die entsprechenden Theorien eine sinnvolle Variante für bestimmte Menschen. Durch schonende Zubereitung wie Dünsten oder kurzes Kochen werden Zellstrukturen aufgebrochen, wodurch das Gemüse bekömmlicher ist. Gleichzeitig ist es in einigen Regionen der Welt von Vorteil, das Gemüse vor dem Verzehr zu erhitzen, da so bei mangelhaften hygienischen Bedingungen das Infektionsrisiko verringert wird.

Generell sind – unabhängig von den Theorien der TCM – hilfreiche Ernährungsänderungen wie eine andere Zubereitungsart situationsbedingt zu empfehlen. Hierdurch ist es nicht nur möglich, die Selbstwirksamkeit der Patient:innen zu stärken, sondern auch teure und sinnlose Diagnostik und Mittelchen, die zahlreich im Internet beworben werden, zu vermeiden. So liegt beispielsweise bei Nahrungsmittelunverträglichkeitstests für Zuhause keine Evidenz vor und Anwender laufen Gefahr, die Lebensmittel, gegen die laut Test eine Unverträglichkeit besteht, ohne Grund wegzulassen.

Überraschend dürfte sein, dass sich einige Vorschläge aus der Chinesischen Diätetik mit den Empfehlungen der Deutschen Gesellschaft für Ernährung (DGE) decken, wenn auch die Grundlagen für die Empfehlungen mit der TCM-Theorie auf der einen Seite und wissenschaftlichen Erkenntnissen auf der anderen Seite sehr unterschiedlich sind. So empfiehlt sowohl die TCM als auch die DGE, beim Konsum von Obst und Gemüse auf eine saisonale Ernährung zu setzen. Auch im Sinn einer besseren Umweltbilanz mit kürzeren Transportwegen ist dies sicherlich wertvoll (Deutsche Gesellschaft für Ernährung o. J.). Auf der Seite des Bundeszentrums für Ernährung besteht die Möglichkeit, einen Saisonkalender für Obst und Gemüse einzusehen (Bundeszentrum für Ernährung 2017).

Betrachtet man die Chinesische Ernährungslehre in ihren Grundzügen, so lassen sich weitere Gemeinsamkeiten mit den Inhalten der DGE feststellen:

- Eine Lebensmittelvielfalt mit dem Fokus auf pflanzlichen Produkten
- Der Verzehr von Hülsenfrüchten
- Der sparsame Konsum von Zucker und Salz
- Die schonende Zubereitungsart von Nahrungsmitteln
- Achtsames und genussvolles Essen
- Zusammenhang von Ernährung und Bewegung

Wird die Einteilung der Lebensmittel nicht zu akribisch betrieben und resultiert die Umsetzung nicht in einem zwanghaften Vermeidungsverhalten, kann die Chinesische Diätetik ein nützliches Werkzeug für Patient:innen sein, um die Ernährung an ihre individuellen Bedürfnisse anzupassen und somit ihr allgemeines Wohlbefinden zu verbessern. Dabei sollte sie nicht als starrer Leitfaden verstanden werden, sondern eher als ein flexibles Hilfsmittel im Sinn des Empowerment hin zu einem intuitiveren Umgang mit individuellen Ernährungsgewohnheiten.

7.2.1 Eigene Meinung

Meine Erfahrung zeigt, dass Patient:innen oft überfordert sind mit allgemein gehaltenen Ernährungsratschlägen. Viele wünschen sich konkrete Handlungsanweisungen und machen sich gern Notizen, was sie beim nächsten Einkauf mitnehmen sollen. Dadurch haben Patient:innen das Gefühl, etwas für sich zu tun und individuelle Ratschläge für den speziellen Typus zu erhalten. Ich denke, dass dieses Gefühl weniger etwas mit mangelndem Wissen zu tun hat, sondern mit einer Erleichterung, bei diesem Thema die Verantwortung abgeben zu können. Bei einem hektischen Alltag erscheint es ganz schnell überfordernd, sich jeden Tag aufs Neue gesunde Rezepte auszudenken. Empfehlungen seitens der Behandelnden zu konkreten Nahrungsmitteln können folglich eine Entlastung darstellen. Das mag auf die Dauer die Compliance zu gesünderer und ausgewogener Ernährung fördern.

7.3   Nachteile der Diätetik der Traditionellen Chinesischen Medizin

Fallbeispiel

Bei Meryem wurde Brustkrebs festgestellt. Sie erhält eine Chemotherapie, bevor sie operiert wird. Da sie aktiv an ihrer Genesung beteiligt sein möchte, erkundigt sie sich in der Klinik, wie sie mithilfe der Ernährung ihre Gesundheit unterstützen kann. Doch sie empfindet die Empfehlungen als zu allgemein gehalten und damit nicht zufriedenstellend. Dass sie gesund essen soll, weiß sie schließlich selbst. Deshalb beschließt sie, ergänzend zu einer TCM-Ernährungsberaterin zu gehen. Diese nimmt sich viel Zeit für sie und schildert ihr anschaulich, wie es aus Sicht der TCM zu dem Krebs gekommen ist. Das kann Meryem alles sehr gut nachvollziehen. Schließlich erklärt ihr die Ernährungsberaterin, dass Meryem zu viel Schleim und Hitze im Körper habe und der Tumor ein Zeichen von diesen Pathologien ist. Sie rät ihr zu einer Ernährung, die Feuchtigkeit ausleitet und somit der Entstehung von neuem Schleim entgegenwirkt. Zusätzlich soll sie heiße Nahrungsmittel meiden und auf eine kühlende Ernährung achten. Zucker besitze viel Hitze und würde den Tumor nur noch weiter befeuern. Außer Zucker sind Milchprodukte, Alkohol, Frittiertes, Weißmehl und scharfe Gewürze für Meryem ab sofort tabu. Sie soll nun vermehrt Löwenzahn, Mungbohnen, Algen und grünen Tee in ihre Ernährung einbauen.

Während die sparsame Verwendung von Zucker, Fett und Alkohol sicher im Sinn einer gesunden Ernährung ist, finden wir hier eine häufige Problematik der komplementären Ernährungsberatung: Sie orientiert sich lediglich an ihren eigenen Anschauungen und missachtet die aktuelle Studienlage. Denn während der Mythos, Zucker füttere den Krebs sehr weit verbreitet ist, fehlen wissenschaftliche Belege, dass Zucker (Glucose) Krebs verursacht (Wipplinger 2016). Der Zusammenhang zwischen Zucker und Krebs geht auf die Beobachtungen von Otto Warburg in den 1920er-Jahren zurück. Er zeigte, dass Krebszellen aufgrund einer anderen Verstoffwechslung als normale Zellen mehr Zucker benötigen, um die notwendige Energie zu erhalten. Hieraus entstand die Warburg-Hypothese, die besagt, dass der Verzicht auf Zucker das Krebswachstum stoppen könne. Dies ist jedoch mittlerweile widerlegt, da man herausgefunden hat, dass Krebszellen bei Glukosemangel auch andere Nährstoffe verwerten können. Medizinische Fachgesellschaften raten daher nicht zu einem Verzicht von Kohlenhydraten, zu denen Zucker zählt (Deutsches Krebsforschungszentrum in der Helmholtz-Gemeinschaft 2020). Vielmehr besteht die begründete Sorge, bei propagierten Krebsdiäten und damit dem Weglassen von bestimmten Nahrungsmitteln einen Gewichtsverlust bei Krebspatient:innen herbeizuführen, der sich negativ auf die klinischen Ergebnisse auswirken und die Lebensqualität verringern kann (Römer et al. 2021).

Ähnliches gilt für Milchprodukte: Auch hier sollte diese Lebensmittelgruppe ohne triftigen Grund wie etwa eine Laktoseintoleranz oder dem Wunsch nach einer veganen Lebensweise nicht einfach weggelassen werden.

Im Gegensatz dazu darf die Bedeutung einzelner Lebensmittel nicht überbewertet werden. Einzelne Nahrungsmittel als Anregung oder Tipps für abwechslungsreiche Rezepte anzubieten, kann hilfreich sein. Weniger zielführend ist jedoch, wenn jemand zwanghaft Lebensmittel in den Alltag integriert, weil sie oder er von einer heilenden Wirkung ausgeht. Häufig werden in Tierversuchen Wirkungen von Lebensmitteln gezeigt. Diese lassen sich allerdings nicht uneingeschränkt auf Menschen übertragen. So wurden tatsächlich in mehreren Studien krebshemmende Eigenschaften von Löwenzahn auf Krebszellen im Reagenzglas gezeigt (Ren et al. 2022). Eine Evidenz, dass Löwenzahn als Bestandteil der Ernährung das Überleben bei Krebs verlängert, gibt es dagegen nicht. In unserem Fallbeispiel könnte die Patientin Meryem nun vermehrt Löwenzahn verspeisen, selbst wenn er ihr überhaupt nicht schmeckt. Sie könnte sich zudem im Internet über den Zusammenhang von Löwenzahn bei Krebs rückversichern und würde hier auf hoffnungsvolle Ergebnisse stoßen. Allerdings handelt es sich bei diesen Ergebnissen um besagte Studien mit Zellen, die zwar Anlass für vermehrte Forschung, jedoch keinen Grund für einen belegten Nutzen am Menschen liefern. Aus diesem Grund gab ihr die Klinik, bei der sich Meryem anfangs nach Ernährungstipps erkundigt hat, auch nicht diesen Tipp, was zu einer Enttäuschung bei ihr geführt hat.

Es ist so einfach wie unspektakulär: Die beste Wahl der Ernährung ist eine ausgewogene Ernährung. Wenn es um das Krebsrisiko geht, ist die gesamte Ernährung viel wichtiger als einzelne Lebensmittel.

Ein weiterer Nachteil der Chinesischen Diätetik ist sicherlich, dass es hier nur sehr wenige Studien gibt (Zou 2016). Die meisten Anwendungen der TCM-Ernährung basieren hauptsächlich auf Erfahrungen und nicht auf modernen wissenschaftlichen Erkenntnissen (Zhao et al. 2021). Umso wichtiger ist es, den bewussten Umgang mit sinnvollen und anschaulichen Tipps zu fokussieren, um Fehlinformationen zu vermeiden.

Bei einer unwissenschaftlichen Ernährungsberatung laufen Ratsuchende Gefahr,

- Nahrungsmittel ohne triftige Gründe wegzulassen und so unter Umständen einen Nährstoffmangel zu riskieren,
- die Bedeutung einzelner Lebensmittel auf die Gesundheit zu überschätzen und
- dabei den Blick für das große Ganze der ausgewogenen Ernährung zu verlieren,
- sich bei Fehltritten (zum Beispiel Torte auf einer Geburtstagsfeier) schuldig zu fühlen und
- damit unbegründete Ängste vor Konsequenzen für die Erkrankung zu entwickeln.

Zuletzt ist ein Problem der Chinesischen Ernährungslehre für den Alltag, dass sie Nahrungsmittel als „milde Arzneimittel" einstuft und dies auch häufig von verschiedenen Therapeut:innen so kommuniziert wird. Dadurch, dass die chinesischen Grundlagen für Krankheit und Gesundheit in der Diätetik Anwendung finden, werden keine klaren Grenzen zwischen Ernährung und Therapie gezogen bzw. sind diese den Therapeut:innen überlassen. Demzufolge finden sich Ernährungstipps im Internet, wie eine Ernährung „aus Sicht der TCM" bei verschiedenen Erkrankungen aussehen soll. Diese Ratschläge sind wissenschaftlich nicht fundiert. Häufig wird in diesem Kontext der Satz „let food be thy medicine and medicine be thy food" angeführt, der angeblich von Hippokrates stammt. Natürlich ist Ernährung ein wichtiger Baustein in der Prävention und kann gerade im Anfangsstadium von Erkrankungen durch eine nachhaltige Änderung des Lebensstils die Krankheit stabilisieren oder sogar rückgängig machen (Witkamp und van Norren 2018). Eine übermäßige Fokussierung auf die Verwendung von Lebensmitteln als Medizin führt unter Umständen jedoch dazu, dass Menschen wichtige medizinische Behandlungen vernachlässigen. Gesunde Ernährung ersetzt notwendige medizinische Behandlungen nicht.

> Die Grundideen der Chinesischen Diätetik sollten bei der Ernährungsberatung nicht mit der aktuellen Evidenz im Widerspruch stehen.

7.3.1 Eigene Meinung

Es muss nicht immer zwangsweise mit der Vermeidung von Krankheiten argumentiert werden. Was spricht dagegen, die TCM-Ernährung in den Alltag zu integrieren, einfach weil sie zu ausgewogenerer Ernährung inspiriert, weil sie eine Art Leitfaden auch für die abwechslungsreiche Küche darstellt oder weil sie Spaß macht? Denn darum sollte es möglichst vordergründig bei gesunder Ernährung gehen: Sie sollte Freude bereiten, keine Raketenwissenschaft darstellen und leicht in den Alltag zu integrieren sein. Wenn hierbei die Diätetik nach der TCM hilft, dann ist das doch wunderbar! Akribisches Einteilen von Lebensmitteln, Weglassen von „schädlichem" Essen und die Überschätzung der Bedeutung eines einzelnen Nahrungsmittels machen keinen Sinn, bereiten auf Dauer keinen Spaß und lassen sich folglich nicht lange aufrechterhalten.

Häufig wird bei der Ernährungslehre nach der TCM betont, dass sie wichtig sei für die Prävention, und diese käme in der modernen Medizin viel zu kurz. Zweifelsohne sind viele Wohlstandserkrankungen durch eine ungesunde Lebensweise inklusive einseitiger und hochkalorischer Ernährung bedingt. Präventiv hier anzusetzen, erscheint daher konsequent. Inwiefern speziell die TCM-Ernährung zur Vorbeugung beitragen kann, bleibt ehrlicherweise fraglich. Meiner Erfahrung nach suchen Personen eine TCM-Ernährungsberatung auf, die sich ohnehin schon überdurchschnittlich stark mit Gesundheit und Ernährung auseinandersetzen. Sie wissen bereits sehr gut, wie eine ausgewogene Ernährung aussieht – die Umsetzung dieser ist ein anderes Thema. Gleichzeitig haben diese Personen wohl ein überdurchschnittlich hohes Einkommen, da die Beratung in der Regel privat zu zahlen ist. Auch stehen ihnen eher die finanziellen Mittel für ausgefallene Nahrungsmittel zur Verfügung als den finanziell schwächer gestellten Interessent:innen. Der Zusammenhang zwischen Armut und schlechterer Gesundheit ist ein lange bekanntes Phänomen (Lampert und Kroll 2010). Dass vor diesem Hintergrund insbesondere Angebote verschiedener alternativer Richtungen, die reine Selbstzahlerleistungen sind, mit Prävention werben, bestätigt nur die bestehende soziale Ungleichheit.

7.4 Mythen im Zusammenhang mit der Traditionellen Chinesischen Medizin

Das Internet ist voll von Ernährungsratschlägen, die Desinformation und Halbwahrheiten verbreiten. Diese stehen oft in Verbindung zur TCM, um der Aussage mehr Gewicht durch das „alte Wissen" zu verleihen. Im Folgenden habe ich ein paar dieser Mythen aufgegriffen.

7.4.1 „Schlacken müssen raus aus dem Körper!"

Entschlackungskuren, Detox oder Darmreinigung – die Angebote sind vielfältig, wenn es darum geht, den Körper von irgendwelchen Substanzen zu reinigen. Häufig ist hierbei von Schlacken die Rede, die sich vermeintlich im Körper ansammeln und ausgeleitet werden müssen. Infolgedessen würde der Darm gereinigt werden, man hätte mehr Energie, die Haut würde sich verbessern, die Schmerzen nachlassen und man könne wieder positiver am Leben teilnehmen. Wer nach Detox sucht, wird regelrecht erschlagen von einem Überangebot an Saftkuren, Kapseln, Pulvern, Pflastern zum Aufkleben und sogar privaten Klinikaufenthalten. Die Sorge, dass sich Gifte irgendeiner Art im Körper aufhalten könnten, und die Hoffnung, diese durch geeignete Kuren zu entfernen, ist sehr groß.

Glücklicherweise haben wir in unserem hoch funktionalen Körper Organe, die tagtäglich die Entgiftung für uns übernehmen. Dazu gehören Leber, Nieren, Darm und Lunge. Funktioniert eines dieser Systeme nicht, kommt es zu folgenschweren Erkrankungen, die nicht selten im Krankenhaus enden. Wer also gesund ist, darf in der Regel davon ausgehen, dass diese Entgiftungsorgane gut funktionieren. Hinter der Idee des Detox steht aber, dass sich sogar gesunde Menschen einer Entgiftung unterziehen sollten. Welche Schadstoffe oder Gifte sich angeblich im Körper an undefinierten Stellen ablagern, ist nicht bekannt. Eine klare Definition von Detox fehlt gänzlich und die Wirkung ist wissenschaftlich nicht geklärt (Wipplinger 2019).

Detox hat es sogar bis an den Bundesgerichtshof geschafft. Hier hatte der Verband Sozialer Wettbewerb gegen die Vertreiberin eines Detox-Tees geklagt, da der Produktname „Detox" als gesundheitsbezogene Aussage (Health Claim) suggeriere, dass der Verzehr des Tees eine entgiftende Wirkung habe und damit zu einer Verbesserung des Gesundheitszustands führe. Somit sei dieser Begriff nicht zulässig (Bundesgerichtshof 2017).

Außerdem können einige Mittel Wechselwirkungen hervorrufen, zu stark entwässern oder mit Schwermetallen belastet sein (Verbraucherzentrale 2022). Damit wären sie genau das Gegenteil von einer Entgiftung.

Was hat das Ganze mit der TCM zu tun? Auch in der TCM ist von Feuchtigkeit und an einigen Stellen von Schlacken die Rede, die sich zum Beispiel aufgrund von ungünstiger Ernährung im Körper anlagern und ausgeleitet werden sollen. Die Feuchtigkeit kann sich zum Beispiel in Form von Gedunsenheit und Ödemen, Schnupfen, Schweregefühl mit Müdigkeit oder weichem Stuhl bemerkbar machen. Ziel der TCM ist hier, diese durch Akupunktur und Phytotherapie sowie mithilfe der Ernährung zu beseitigen. Egal, ob das Entgiftungs-/Entschlackungs-Lifestyleprodukt mit TCM wirbt oder nicht: Es gibt keinen Beleg für die Sinnhaftigkeit eines solchen Unterfangens. Die Ernährungssünden von einigen Jahren lassen sich nicht mit ein paar Tagen Detox rückgängig machen.

Auch die Vorstellung eines gereinigten Darms macht wenig Sinn. Der Darm ist kein Organ von großer Verschmutzung, sondern beherbergt ein wertvolles Mikrobiom, das uns zugutekommt.

Neben dem Darm ist die Leber ein beliebtes Zielorgan für den Verkauf von alternativmedizinischen Entgiftungskuren. Dieses hochspezialisierte und leistungsstarke Gewebe lässt sich mit einfachen Methoden unterstützen; diese umfassen unspektakuläre Empfehlungen wie ein geringer Alkoholkonsum und eine ausgewogene Ernährung. Mit Nahrungsergänzungsmitteln ist eine Leberentgiftung nicht möglich. Die gute Nachricht ist, dass dies auch gar nicht nötig ist.

Bei allen Arten von Produkten, bei denen Schlacken oder Gifte aus dem Körper entfernt werden sollen, lohnen sich folgende Rückfragen: Um welche Gifte und Schadstoffe handelt es sich genau? Wie lassen sich diese feststellen? Wo befinden sie sich? Wie können sie beseitigt werden und darf man davon ausgehen, dass das entsprechende Produkt sie auch wirklich entfernt?

Häufig argumentieren Entgiftungsanbieter:innen, dass die Schlacken nur metaphorisch zu verstehen seien und sich deswegen nicht nachweisen ließen. Warum wir allerdings ein rein imaginäres Problem mit einem Produkt, das dementsprechend ohne direkte Indikation und zielgerichtete Wirkung funktioniert, aus unserem Körper entfernen sollen, bleibt fraglich.

7.4.2 „Milch ist Gift!"

Der Glaube, dass die TCM generell von Kuhmilchprodukten abrät, ist sehr weit verbreitet. Auf Social Media wird diese Desinformation, gepaart mit anderen negativen Auswirkungen von Milchwaren, nur allzu oft geteilt. Dass die TCM Milcherzeugnisse verbietet, ist weder korrekt noch sinnvoll. Im Gegenteil – die Chinesische Diätetik schreibt unterschiedlichen Milchprodukten auch positive Eigenschaften zu.

In den letzten Jahren hat sich jedoch auch außerhalb der TCM die Milch zu einem sehr umstrittenen gesundheitlichen Thema entwickelt. Bisweilen ist sie neben Zucker und Weißmehl auf den Toprängen der Ernährungsbösewichte zu finden. Milch soll Entzündungen fördern, krebserregend sein, schlechte Haut verursachen und verschleimte Nasennebenhöhlen begünstigen. Bei fast jedem Gesundheitsproblem wird daher von Lifestyle-Influencer:innen zu einem Verzicht von Milchprodukten geraten. Zu dem Thema Milch und Gesundheit gibt es einige Studien – viele zeigen leider oft widersprüchliche Ergebnisse.

Aus Sicht der TCM wird ein eingeschränkter Milch- und Milchproduktekonsum bei zu viel Feuchtigkeit und Schleim empfohlen, also zum Beispiel dann, wenn eine Durchfallneigung oder eine starke Schleimbelastung besteht oder wenn eine Infektneigung der Atemwege vorliegt. Hier soll dann die Kuhmilch für eine weitere Verschleimung sorgen. Doch wie macht sie das? Ein Bestandteil von Kuhmilch kann im Darm bestimmte Drüsen zu vermehrter Schleimsekretion anregen, wie eine Studie gezeigt hat (Bartley und McGlashan 2010). Möglicherweise gelangen diese Stoffe über das Blut in die Lunge und fördern dort im Fall einer Entzündung die Schleimproduktion. Jedoch findet sich hierfür kein ausreichender wissenschaftlicher Beweis. Groß angelegte Forschung zu dem Thema existiert nicht. In einer eher kleineren Studie wurde untersucht, ob Kinder mit Asthma, denen aufgrund der Schleimtheorie häufig von Milchkonsum abgeraten wird, eine Verschlimmerung der Symptome durch Kuhmilch erfahren. Hierfür wurde mit erkrankten und gesunden Kindern eine doppelblinde, randomisierte, placebokontrollierte Studie durchgeführt, bei denen die Kinder einen Kakao entweder aus Kuh- oder aus Sojamilch erhielten. Anschließend gab es Untersuchungen zu Symptomen und verschiedenen Lungenwerten. Hier zeigte sich kein Unterschied zwischen den beiden Gruppen (Koren et al. 2020). Allerdings wurde hier nur die einmalige Gabe von Kuh- bzw. Sojamilch beobachtet. Die TCM verbietet den sparsamen Genuss von bestimmten Lebensmitteln nicht, da sie bei der Ernährung nicht dogmatisch ist (Engelhardt und Nögel 2018). Es könnte ja sein, dass nur der langfristige Konsum von Milcherzeugnissen zu einer vermehrten Schleimbildung führt. Hier wird gemutmaßt, dass die eher trübe Beschaffenheit der Milch bei manchen Menschen subjektiv das Gefühl hervorruft, dass ihr Schleim und Speichel dicker werden. Infolgedessen mag er schwerer zu schlucken sein. Insgesamt liegen aber keine Beweise vor, dass Milch eine übermäßige Schleimabsonderung fördert (Balfour-Lynn 2019).

7.4.3 Kreative Auslegungen der TCM-Coaching-Bubble

In verschiedenen Ratgebern und Kochbüchern macht die Fünf-Elemente-Küche ihre Runde. Sie besagt, dass sich – inspiriert von der TCM – alle fünf Elemente in jeder Mahlzeit wiederfinden sollten. So soll jede Mahlzeit zusammengesetzt sein aus den Elementen Wasser, Holz, Erde, Feuer und Metall und demnach alle Eigenschaften dieser beinhalten. Je nachdem, welches gesundheitliche Problem oder welche konstitutionelle Schwäche im Vordergrund steht, kann dann ein Element betont bzw. zurückgestellt werden.

Die Ernährungslehre nach den fünf Elementen ist weniger eine grundlegende Idee der TCM mit Bedeutung im klinischen Alltag als vielmehr eine moderne Interpretation. Problematisch ist, dass hierbei oft willkürliche Analogien hergestellt und Schlussfolgerungen gezogen werden, die auf subjektiven Einschätzungen beruhen. So gibt es zwar durchaus Ratschläge, wie entsprechend der Farben der Elemente „bunt" zu essen, was an das Konzept von „Eat the Rainbow" erinnert. Eine möglichst vielfältige Auswahl an Obst, Gemüse und anderen unterschiedlichen Lebensmitteln zu sich zu nehmen, ist natürlich sinnvoll. Diese ausgewogene Ernährungsweise ist eine anerkannte Empfehlung, dürfte jedoch niemanden mehr überraschen. Gleichzeitig werden aber unwissenschaftliche Zusammenhänge von Farben und von vermeintlich tiefer gehender Bedeutung des Lebensmittels gezogen. Hier sind vor allem Verallgemeinerungen anzutreffen, wie etwa, dass grüne Lebensmittel passend zur Farbe des Elements Holz und des zugehörigen Funktionskreises eine Wirkung auf die Leber hätten, schwarze Lebensmittel gut für die Nieren seien, weiße für die Lunge oder rote dem Herzen guttun. Sehr verbreitet ist auch die Annahme, dass man an der Form des Lebensmittels erkennen könne, für welches Organ es nützlich sei. Sicher haben Sie schon einmal gehört, dass Walnüsse besonders gut für das Gehirn, Tomaten für das

Herz und Karotten für das Auge sein sollen (in Scheiben geschnitten erinnern sie an das Runde des Auges mit Iris und Pupille). Diese Zusammenhänge sind eher assoziativer als wissenschaftlicher Natur und haben mit der TCM nicht viel gemeinsam.

Da die TCM-Ernährungsberatung keine klaren Grenzen in Inhalt, Ausbildung und Ausübung hat und vor allem in der Praxis nicht reguliert ist, gibt es einige problematische Faktoren:

1. Kritisch zu bewerten ist die Suggestion, dass durch Hinzufügen oder Weglassen von Lebensmitteln, die lediglich einer philosophischen Unterteilung folgen, Krankheiten kuriert werden können. Keine Ernährungsgesellschaft oder seriöse Ernährungsberater:innen geben derartige Empfehlungen. Gerade aber in der Lifestyle- und Health-Bubble veröffentlichen selbst ernannte Health-Coaches Tipps, welche Lebensmittel bei bestimmten Beschwerden zu konsumieren oder zu meiden seien. Diese Coaches fallen häufig dadurch auf, dass sie an anderer Stelle entweder Medikamente bei der „richtigen" Ernährung für überflüssig erklären oder sogar Ärztinnen und Ärzten unterstellen, Informationen bewusst zurückzuhalten, damit sie an Medikamenten mitverdienen, während es doch scheinbar so einfache Alternativen wie „Nahrung als Medizin" gäbe.

2. Dass die Unterteilung der Lebensmittel in der Chinesischen Diätetik primär auf philosophischen Konzepten und nicht auf wissenschaftlichen Erkenntnissen beruht, wissen die Ernährungsberater:innen. Aus diesem Grund wird gern der Zusatz „aus Sicht der TCM" verwendet, um die Abgrenzung klar zu machen. Zum Beispiel heißt es: „Aus Sicht der TCM ist ein warmes Frühstück wichtig, um Milz und Magen zu stärken". Dieser Zusatz ist unerlässlich, um zu verdeutlichen, dass es sich hier um einen von der modernen Wissenschaft verschiedenen Ansatz handelt, der unter anderem das Interesse für Historie und Kultur fördern will. Gleichzeitig impliziert dies, dass es neben der ernährungswissenschaftlichen Sicht eine parallele, ebenso gültige Sichtweise gibt, die es erlaubt, wissenschaftliche Konzepte zu verwerfen oder zu missachten. Sobald die Legitimierung für dieses „Parallelwissen" eingetreten ist, birgt es jedoch die Gefahr, dass sich die Tür für die Akzeptanz anderer unwissenschaftlicher Methoden wie etwa der Darmreinigung öffnet. Dies unterstreicht die Notwendigkeit nicht nur für klarere Grenzen zwischen wissenschaftlich fundierten Erkenntnissen und traditionell-kulturell geprägten Ansätzen, sondern auch für die inhaltliche und qualifikationsspezifische Ausübung der Ernährungsberatung.

3. Es wird „altes Wissen" verkauft. Schließlich muss das, was sich über viele Generationen verbreitet hat, irgendetwas Positives, etwas Wahres implizieren. Ich beobachte immer wieder bei Coachings für TCM oder Ayurveda, dass eine romantisierte Vorstellung vermarktet wird. Meist ist die Rede davon, dass wir in dieser modernen, schnelllebigen Zeit verlernt haben, mit der Natur im Einklang zu leben und uns intuitiv zu ernähren. Wir hätten uns von Mutter Natur entfremdet. Die Wiederentdeckung und Anwendung dieses „verlorenen Wissens" hingegen wird uns gern als Weg zur Wiederherstellung von Harmonie und Gesundheit präsentiert. Sicher ist das Snacken von Schokoriegeln zwischen Tür und Angel im hektischen Arbeitsalltag nicht die optimale Form der Ernährung. Diese Tatsache dürfte den meisten hinreichend bekannt sein. Durch das Früher-war-alles-besser-Argument wird jedoch völlig die Ernährungssituation mitsamt historischem und sozialem Kontext verkannt, aus der die TCM, aber auch andere alte Lehren stammen. Dort war nämlich die Gesundheit der Menschen alles andere als rosig: Hungersnöte und Mangelernährung betrafen weite Teile der Bevölkerung und die Lebenserwartung dürfte wohl kaum die heutige übertroffen haben. Die These, dass die Menschen damals viel intuitiver wussten, was gut für sie war, erscheint vor diesem Hintergrund sehr gewagt. Die romantisierte Vorstellung von einer vergangenen Ära der Harmonie und Gesundheit ignoriert diese historischen Realitäten. Daher müssen wir uns kritisch fragen, ob die Anwendung von „altem Wissen" aus einem anderen Kontext wirklich die Lösung für moderne gesundheitliche Probleme ist.

4. Schließlich wird die Organuhr angeführt, eine Art Einteilung des Tages in Zwei-Stunden-Takte, in denen „aus Sicht der TCM" die unterschiedlichen Organe sich in ihren Aktivphasen abwechseln und dementsprechend der Tagesablauf mitsamt zu den Zeiten passender Ernährung optimal vollzogen werden soll. Da dieses Konzept sehr weit verbreitet ist und auf unzähligen Blogartikeln beheimatet ist, gehe ich ein wenig genauer darauf ein.

7.4.4   Die Organuhr

Analog zur Einteilung des Jahres in Jahreszeiten wird in der TCM der Tag unterteilt. So startet er morgens mit der Wandlungsphase Holz, erlebt mittags mit der Wandlungsphase Feuer den Höhepunkt des Yang, um in der Nacht in das Yin mit der Wandlungsphase Wasser überzugehen. Unabhängig hiervon finden sich zum Verkauf verschiedene bunte Poster oder Pappscheiben, die unsere Organuhr aufzeigen. Demnach soll jedes Organ aus der TCM im Lauf eines Tages eine zweistündige Hochphase haben, in der es besonders aktiv ist. Anhand von Beschwerden, die vielleicht wiederkehrend zu einer gewissen Uhrzeit auftreten, lässt sich dank der Organuhr vermeintlich ablesen, wo das Problem zu suchen ist. Gleichzeitig erhalten Kund:innen bestimmte Verhaltensregeln für die einzelnen Zeitabschnitte, um so die Organe bestmöglich zu unterstützen.

Fakt ist, dass es wirklich tageszeitliche Schwankungen im menschlichen Körper gibt. Dies wird zirkadiane Rhythmik genannt und umfasst verschiedene physiologische Prozesse, die einem ungefähren 24-Stunden-Zyklus folgen. Die bekannteste Form der zirkadianen Rhythmik ist wohl der Schlaf-Wach-Zyklus: Nachts regenerieren wir unseren Körper. Bei einem Wechsel der Zeitzone erfahren wir zumindest für ein paar Tage leidvoll, was es heißt, wenn unser Rhythmus durcheinandergebracht ist. Neben dem Schlaf-Wach-Zyklus sind beispielsweise auch die Körpertemperatur, der Blutdruck, die Herzfrequenz und die Ausschüttung von Hormonen wie Cortisol und Melatonin von der zirkadianen Rhythmik beeinflusst.

Während die tagesabhängige Ausschüttung von Substanzen messbar ist, liegt für die meisten Theorien zur Organuhr keine Evidenz vor. Über diese Tatsache können vage Erklärungen hinwegtäuschen, die wir als sehr schlüssig und nachvollziehbar wahrnehmen, zumal wir den Inhalt oft durch unsere Erfahrungen bestätigt sehen. So ist es nicht unüblich, dass wir morgens zwischen 7 und 9 Uhr, also laut Organuhr zur Hochphase des Magens, ein Frühstück zu uns nehmen. Auch Konzentrationstiefs oder Müdigkeit nach dem Mittagessen sind keine Seltenheit und kommen bei vielen Menschen am Nachmittag vor. Sehr plausibel klingt dabei die Erklärung, dass dies aufgrund der vermehrten Entgiftungsarbeit des Dünndarms geschieht, der insbesondere zwischen 13 und 15 Uhr aktiv ist (Mai und Schrör 2021). Insgesamt richten sich viele Hinweise online ohnehin nach einem recht gewöhnlichen Tagesablauf, der zwischen Leistungs- und Ruhephasen abwechselt.

Andere Tipps aus dem Internet sind wohl eher zweifelhafter Natur: Beispielsweise wird empfohlen, sich am schwächsten Punkt der Lunge zwischen 15 und 17 Uhr sportlich nicht zu sehr zu verausgaben, wenn man sich ohnehin nicht so gut fühle, da man sonst einen Infekt riskiere (The Wellness Principle o. J.). Warum insbesondere zu dieser Uhrzeit eine Anstrengung im Fitnessstudio schaden sollte, erschließt sich medizinisch nicht.

Die zyklische Einteilung zwischen Zeiten und inneren Organen ist eine alte Vorstellung der Chinesischen Medizin. Die Verwendung als Organuhr jedoch ist eine neuere Entwicklung und hat keinen Einfluss in der klinischen Praxis (Abb. 7.2).

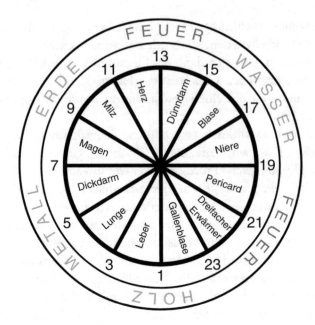

Abb. 7.2   Die Organuhr

7.5   Das Problem der Ernährungsstudien

Eier sorgen für hohes Cholesterin – Eier sind doch nicht so schlimm wie gedacht. Spinat enthält viel Eisen – Spinat ist aufgrund eines Messfehlers doch nicht so eisenhaltig wie gedacht. Kaffee ist schlecht fürs Herz – Kaffee beugt Herzkrankheiten vor. Wir sind umgeben von ständig wechselnden Empfehlungen. Hinzu kommen Ernährungstipps von allerhand Expert:innen unterschiedlicher Qualifikation, die uns auf Social Media erklären möchten, was gesund ist: Selleriesaft, morgens zwei große Gläser Wasser, Hauptsache kein rotes Fleisch, Gerstengras, Fermentiertes, roh vegan, alles, was bitter ist oder doch der gute alte „one apple a day" – unter den Ratschlägen ist scheinbar für jeden etwas dabei.

Es ist nachvollziehbar, dass wir wissen wollen, was am besten bei der Ernährung für uns funktioniert. Daher verlassen wir uns gerne auf Studienergebnisse. Das Problem hierbei ist, dass einzelne Studien von besagten Expert:innen oft herangezogen werden, um ihren Standpunkt zu unterstreichen. Dabei können andere Studien womöglich genau das Gegenteil zeigen oder zu dem Schluss kommen, dass sich eine konkrete Aussage nicht eindeutig treffen lässt. So erhalten wir widersprüchliche Ergebnisse. Das sorgt für Verunsicherung und Frustration, sodass manche Personen Aussagen wie „man darf ja gar nichts mehr essen" oder „mittlerweile ist doch alles krebserregend" schlussfolgern. Doch warum erscheint uns das Thema Ernährungsstudien so kompliziert?

Es gibt mehrere Gründe, die die Forschung im Bereich Ernährung im Vergleich zu anderen Gesundheitsthemen erschweren und daher anfälliger machen für Falschinformationen.

1. Das Design

Häufig sind Ernährungsstudien Beobachtungsstudien. Das bedeutet, dass ein statistischer Zusammenhang zwischen einer bestimmten Ernährungsweise (Kaffee, Himbeeren, zuckerlastig usw.) und einem gesundheitsbezogenen Parameter (Krebs, Demenz, prämenstruelles Syndrom usw.) beobachtet wird. Das lässt an dieser Stelle aber nicht zwangsläufig auf eine kausale Wechselbeziehung schließen (siehe auch Punkt 6). Dennoch sind vorschnelle Meldungen wie „Himbeeren lassen Krebs schrumpfen" leider keine Seltenheit und Ernährungstipps, die von offiziellen Fachgesellschaften nicht ausgesprochen werden, machen schnell die Runde. Hier rühmen sich dann gern die Ernährungsgurus damit, „neueste wissenschaftliche Erkenntnisse" zu liefern, während die verstaubten Fachgesellschaften hinterherhinken. Warum ist das so? Um überhaupt eine Ernährungsempfehlung aussprechen zu können, braucht es mehr als nur eine Beobachtungsstudie. Diese sind oft fehleranfällig, wenn die Studienteilnehmer:innen sich zum Beispiel nicht genau an ihre Ernährungsweise und -menge erinnern und dann eine Einschätzung abgeben. Zusätzlich ist es nicht unüblich, dass die Proband:innen ihre Antworten beschönigen, um sie positiver darzustellen. Auch das sorgt für Verzerrungen. Kontrollierte Studien hingegen, bei denen Teilnehmenden bestimmte Diäten oder Nahrungsmittel vorgeschrieben werden, liefern meist genauere Ergebnisse, da die Nahrungsaufnahme direkt gesteuert und überwacht wird. Solche Studien sind leider wesentlich aufwendiger, teurer und ethisch nicht immer vertretbar, insbesondere wenn potenziell schädliche Ernährungsweisen untersucht werden. Ein Medikament mit einem optisch identischen Placebo zu vergleichen, ist natürlich wesentlich einfacher, als ein Nahrungsmittel als Placebo zu verabreichen. Sind Beobachtungsstudien also unwichtig? Auf keinen Fall – Beobachtungsstudien sind sehr wichtig, um weitere Überprüfungen überhaupt anstellen zu können! Erst wenn eine ganze Reihe von Studien in unterschiedlichen Formen zu demselben Ergebnis kommt, lässt sich daraus eine offizielle Ernährungsempfehlung ableiten. Dieser Weg ist jedoch langwierig. Einige Ernährungsgurus halten die Vielzahl an Schritten für unnötig und geben einfach so Ernährungsratschläge, die nicht der aktuellen Evidenz entsprechen. Wie schon oben erwähnt, umgehen manche TCM-Ernährungs-berater:innen wissenschaftliche Erkenntnisse, wenn sie bisweilen mit der Sicht der TCM argumentieren und so eine Alternative zur Wissenschaft zulassen. Nun könnte man einwenden, dass gewiss nicht jedes Lebensmittel bei jedem Symptom bisher in Studien untersucht wurde. Natürlich ist das korrekt. Das wäre weder machbar noch besonders sinnvoll, denn eine gesunde Ernährung ist mehr als nur der Blick auf einzelne Lebensmittel.

2. Komplexität der menschlichen Ernährung

Das Essen von Menschen besteht aus vielen verschiedenen Nährstoffen und Lebensmitteln, die in unterschiedlichen Mengen und Kombinationen konsumiert werden. Es kann schwierig sein, den Einfluss eines bestimmten Nahrungsmittels zu isolieren, da es mehrere Nährstoffe enthält. Auch hier ist eine Studie mit einem Medikament, das nur einen einzigen Wirkstoff besitzt, wesentlich einfacher. Der Fokus auf einzelne Nahrungsmittel ist allerdings meist weniger wichtig als die gesamte Ernährungsweise.

3. Interaktionen zwischen Nährstoffen

Nährstoffe können miteinander interagieren, was bedeutet, dass die Wirkung eines Nährstoffs von der Anwesenheit anderer Nährstoffe beeinflusst werden kann. Beispielsweise erhöht Vitamin C die Eisenaufnahme aus pflanzlichen Quellen. Da die Versuchsteilnehmer:innen der Ernährungsstudie außerhalb der zu untersuchenden Ernährungsweise natürlich noch andere Nahrungsmittel zu sich nehmen, macht dies einen Vergleich schwieriger.

4. Interessenkonflikte

Gerade im Bereich der Nahrungsergänzungsmittel ist Vorsicht geboten, wenn ein Produkt eine wundersame Wirkung auf die Gesundheit haben soll. Wie schon oben erwähnt, findet man zu fast jedem gewünschten Thema eine passende Studie. Dieser Trick wird von Nahrungsergänzungsmittelfirmen gern angewendet, um sich so einen wissenschaftlichen Anstrich zu verpassen.

5. Faktoren außerhalb der Ernährung

Neben der Ernährung spielen viele weitere Faktoren eine wichtige Rolle für die Gesundheit. Wie sieht es um die sportliche Aktivität der Studienteilnehmer:innen aus? Wie ist der sozioökonomische Status? Wie viel Nikotin und

Alkohol konsumieren sie? Solche Faktoren beeinflussen das Ergebnis und sorgen für große Verzerrungen, wenn sie nicht berücksichtigt werden. Es ist schwierig, diese Faktoren in Ernährungsstudien zu kontrollieren. So kam bei einer sehr großen Studie mit über 100.000 Teilnehmer:innen in Schweden heraus, dass der Genuss von Milchprodukten mit einer erhöhten Sterblichkeit einherging. Die Autor:innen räumten jedoch selbst ein, dass die Lebensstilfaktoren diese Ergebnisse beeinflusst haben könnten und sich nur schwer Schlussfolgerungen darüber ziehen ließen, ob die festgestellten Zusammenhänge kausal waren oder durch andere damit zusammenhängende Faktoren verfälscht wurden (Tognon et al. 2017).

6. Falsche Kommunikation hinsichtlich Kausalität und Korrelation

Dieses Problem sorgt vor allem in der öffentlichen Kommunikation für Verwirrung. Wenn zwei Faktoren gemeinsam auftreten, sollte Folgendes geprüft werden: Liegt eine Kausalität vor, also eine direkte Ursache-Wirkung-Beziehung? Oder handelt es sich um eine Korrelation? Das ist eine Beziehung, bei der zwei Faktoren gemeinsam auftreten, ohne dass einer den anderen verursacht. So werden oft auf Social Media die Studienergebnisse falsch interpretiert und irreführende Schlussfolgerungen gezogen. Folgende Beispiele verdeutlichen die Problematik:

Von Kausalität spricht man, wenn eine Kugel Eis aus dem Gefrierfach genommen und in der Sonne stehen gelassen wird und dabei anfängt zu schmelzen. Die Wärme der Sonne ist die Ursache und das Schmelzen der Eiscreme ist die Wirkung.

Ein Exempel für Korrelation: Eine erhöhte Anzahl von Eisverkäufen korreliert mit einer Zunahme von Sonnenbrand. Beide treten im Sommer gemeinsam auf, aber der Eisverkauf verursacht nicht den Sonnenbrand und der Sonnenbrand verursacht nicht den Eisverkauf. Beide werden durch den dritten Faktor, das heiße Wetter, beeinflusst.

7. Individuelle Unterschiede

Die Auswirkungen von Nahrungsmitteln und Nährstoffen auf die Gesundheit können je nach genetischen Faktoren, Alter, Lebensstil und gesundheitlichem Zustand variieren. Dies erfordert die Durchführung von Studien an verschiedenen Populationen, um die diversen Reaktionen auf bestimmte Ernährungsweisen zu erfassen. Das bedeutet auch, dass die Ergebnisse einer Studie möglicherweise nicht für alle Menschen gleichermaßen gelten. Hier lohnt sich ein genauer Blick auf die untersuchten Personen: Wurde die Ernährung nur an Gesunden getestet? Dann hat sie womöglich eine ganz andere Aussagekraft für Kranke. Wurde die Studie nur an Menschen mit Diabetes durchgeführt? Dann lässt sich das Ergebnis nicht einfach auf Gesunde übertragen. Wenn die Studienteilnehmer:innen also nicht repräsentativ für die Allgemeinbevölkerung sind, dürfen die Ergebnisse der Studie möglicherweise nicht verallgemeinert werden.

8. Mangelnde Übertragbarkeit der Ergebnisse

Schließlich werden, wie zuvor erwähnt, bestimmte Inhaltsstoffe von Lebensmitteln an Zellkulturen oder Tieren getestet. Obwohl diese Studien wertvolle mechanistische Einblicke liefern, ist die Übertragbarkeit der Ergebnisse auf den Menschen oft eingeschränkt, denn die menschliche Physiologie unterscheidet sich in vielerlei Hinsicht von Zellkulturen und Tiermodellen. Folglich können die Reaktionen auf Nährstoffe oder Lebensmittel erheblich differieren. Daher müssen die Ergebnisse solcher Studien mit Vorsicht interpretiert werden. Auch ist es möglich, dass der positive Effekt eines Bestandteils beim Menschen erst dann zum Tragen kommen würde, wenn er oder sie von dem betreffenden Lebensmittel am Tag mehrere Kilo essen würde.

Als Fazit bleibt zu sagen: Die Forschung im Bereich Ernährung ist komplex und anfällig für Fehlinformationen. Interessent:innen sollten sich durch Gesundheitstipps nicht beunruhigen oder unter Druck setzen lassen und Ernährung im Alltag nicht verkomplizieren.

Literatur

Balfour-Lynn IM (2019) Milk, mucus and myths. Arch Dis Child 104(1):91–93

Bartley J, McGlashan SR (2010) Does milk increase mucus production? Med Hypotheses 74(4):732–734

Bundesgerichtshof (2017) BESCHLUSS I ZR 71/16 vom 29. März 2017

Bundeszentrum für Ernährung (2017) Der Saisonkalender. https://www.bzfe.de/fileadmin/resources/import/pdf/3488_2017_saisonkalender_posterseite_online.pdf. Zugegriffen am 13.04.2023

Deutsche Gesellschaft für Ernährung (o.J.) Vollwertig essen und trinken nach den 10 Regeln der DGE. https://www.dge.de/ernaehrungspraxis/vollwertige-ernaehrung/10-regeln-der-dge/. Zugegriffen am 30.11.2022

Deutsches Krebsforschungszentrum in der Helmholtz-Gemeinschaft (2020) Einblick. Zucker und Krebs. https://www.dkfz.de/de/presse/veroeffentlichungen/einblick/

einblick-archiv/2020_01/einblick_01_2020_einblick_WEB.pdf. Zugegriffen am 15.10.2023

Engelhardt U, Hempen C-H (2018) Chinesische Diätetik – Grundlagen und praktische Anwendung. Elsevier, München

Engelhardt U, Nögel R (2018) Rezepte der chinesischen Diätetik. Elsevier, München

Koren Y, Armoni Domany K, Gut G, Hadanny A, Benor S, Tavor O, Sivan Y (2020) Respiratory effects of acute milk consumption among asthmatic and non-asthmatic children: a randomized controlled study. BMC Pediatr 20(1):433

Lampert T, Kroll LE (2010) Armut und Gesundheit. Robert Koch-Institut, Berlin

Mai M, Schrör S (2021) Organuhr: So funktioniert sie! https://www.mylife.de/tcm/organuhr/. Zugegriffen am 23.05.2023

Ren F, Zhang Y, Qin Y, Shang J, Wang Y, Wei P, Guo J, Jia H, Zhao T (2022) Taraxasterol prompted the anti-tumor effect in mice burden hepatocellular carcinoma by regulating T lymphocytes. Cell Death Dis 8(1):264

Römer M, Dörfler J, Huebner J (2021) The use of ketogenic diets in cancer patients: a systematic review. Clin Exp Med 21(4):501–536

The Wellness Principle (o.J.) A deep dive into the Chinese body clock. https://www.tcmwellnessprinciple.com/blog/chinese-body-clock. Zugegriffen am 25.05.2023

Tognon G, Nilsson LM, Shungin D, Lissner L, Jansson J-H, Renström F, Wennberg M, Winkvist A, Johansson I (2017) Nonfermented milk and other dairy products: associations with all-cause mortality. Am J Clin Nutr 105(6):1502–1511

Verbraucherzentrale (2022) Detox – gesünder durch Entgiftung? https://www.verbraucherzentrale.de/wissen/lebensmittel/nahrungsergaenzungsmittel/detox-gesuender-durch-entgiftung-25381. Zugegriffen am 15.11.2022

Wipplinger J (2016) Löst Zucker Krebs aus? https://medizin-transparent.at/loest-zucker-krebs-aus/. Zugegriffen am 14.04.2023

Wipplinger J (2019) Detox: Der Mythos vom Entgiften. https://www.medizin-transparent.at/detox-der-mythos-vom-entgiften/. Zugegriffen am 15.04.2023

Witkamp RF, van Norren K (2018) Let thy food be thy medicine … when possible. Eur J Pharmacol 836:102–114

Zhao X, Tan X, Shi H, Xia D (2021) Nutrition and traditional Chinese medicine (TCM): a system's theoretical perspective. Eur J Clin Nutr 75(2):267–273

Zou P (2016) Traditional Chinese medicine, food therapy, and hypertension control: a narrative review of Chinese literature. Am J Chin Med 44(8):1579–1594

8

Einordnung der Ergebnisse

Wie können nun die Ergebnisse in einen sinnvollen Kontext für patient:in-nenorientierte Medizin eingeordnet werden? Im Folgenden möchte ich noch einmal auf die häufigsten Aussagen und Kritikpunkte der Fürsprecher:innen beziehungsweise Gegner:innen von Alternativmedizin und Traditioneller Chinesischer Medizin (TCM) eingehen.

8.1 Ist das Kontra der Medizin ein Pro für Alternativmedizin?

>> „Die moderne Medizin ist nur daran interessiert, Symptome zu unterdrücken, anstatt die wahre Ursache zu finden, nimmt sich keine Zeit für Patient:innen und handelt erst, wenn es schon zu spät ist."

Kritik am Gesundheitswesen ist in vielen Fällen berechtigt. Nicht umsonst streiken in regelmäßigen Abständen Beschäftigte im Gesundheitssystem. Fall-pauschalen, Mehraufwand durch Bürokratie, gestiegene Kosten, Personal-mangel und Arbeitszeiten über die körperliche und seelische Erschöpfung hi-naus sorgen nicht nur für Unzufriedenheit bei den Arbeitenden, sondern auch bei Patient:innen: Sie beklagen lange Wartezeiten auf Termine, knappe

Beratungszeit, in der womöglich nicht alle Fragen beantwortet werden, und am Ende verlassen sie die Praxis „nur mit einem Rezept". Es könnte besser laufen im medizinischen Alltag, keine Frage. Bietet die Alternativmedizin hierfür eine Lösung? Schließlich lockt sie mit langen Gesprächen, unkonventionellen Therapien und präventiven individuellen Verhaltensempfehlungen sowie einem ganzheitlichen Blick auf Körper, Geist und Seele.

Der Alternativmedizin eine Überlegenheit gegenüber der modernen Medizin zu attestieren, ist aus mehreren Gründen nicht korrekt:

- Symptombehandlung vs. Ursachenforschung: Die Behauptung, die Medizin kümmere sich nur um Symptome und nicht um die zugrunde liegende Ursache, ist schlichtweg falsch. Wenn möglich soll natürlich die Ursache der Erkrankung behandelt werden! Leider ist dies nicht immer machbar und in einigen Fällen ist die Ursache nicht bekannt. Im Gegensatz zur Alternativmedizin kann die moderne Medizin dies aber zugeben, während unterschiedliche alternativmedizinische Richtungen ihren Ideologien entsprechende Ursachen als Erklärung heranführen und dabei auf eine Nachprüfbarkeit verzichten.
- Zeitmangel: Dies ist ein organisatorisches Problem und hat nichts mit dem Wissenschaftszweig der Medizin selbst zu tun. Der Vorwurf, Ärztinnen und Ärzte würden sich keine Zeit für ihre Patient:innen nehmen, ist eher eine Kritik am Gesundheitssystem und sollte nicht als Argument gegen die evidenzbasierte Medizin (EbM) ins Feld geführt werden. Nicht zu vergessen ist, dass sich Alternativmediziner:innen ihre Zeit direkt proportional bezahlen lassen, da sie nicht von den gesetzlichen Krankenkassen abhängen.
- Handeln, wenn es zu spät ist: Vorsorgeuntersuchungen, Impfungen und Früherkennungsprogramme sind integraler Bestandteil der Medizin. Die Vorstellung, dass Ärztinnen und Ärzte warten, bis es zu spät ist, ignoriert völlig, dass die Medizin sich in den letzten Jahrzehnten stark auf Prävention und Früherkennung fokussiert hat. Die Alternativmedizin hingegen hat in den letzten Jahren keine bedeutenden präventiven Methoden gefunden. Stattdessen nutzt sie den Präventionsgedanken, um gesunde Menschen ohne Beschwerden als Kundinnen und Kunden zu binden, selbst wenn eine Therapie überhaupt nicht vonnöten ist.
- Ganzheitlichkeit: Idealerweise behandelt die moderne Medizin ganzheitlich. Sie integriert längst psychosomatische und soziale Aspekte, ethische Überlegungen und interdisziplinäre Behandlungsansätze, die weit über die vier Wände einer einzelnen Praxis hinausgehen. Das werbeträchtige

Argument der Ganzheitlichkeit dient in der Alternativmedizin jedoch dazu, sich mehrerer nicht definierter und unbelegter Methoden zu bedienen und nach dem Motto „alles aus einer Hand" sämtliche Zuständigkeiten für Körper und Psyche abzudecken.

Kritik an der Medizin und insbesondere dem Gesundheitswesen ist häufig gerechtfertigt. Die Alternativmedizin bietet hierfür jedoch keine Lösungsansätze. Vielmehr nutzt sie diese Kritik als Werbeinstrument für sich, um langjährige Kundinnen und Kunden zu gewinnen.

8.2 Breites Anwendungsspektrum oder Selbstüberschätzung?

》 „Mit der TCM können akute sowie chronische Erkrankungen des Bewegungsapparats, der Augen, des Verdauungstrakts, der Psyche und der Haut sowie in Bereichen der Neurologie, Hals-Nasen-Ohren-Heilkunde, Gynäkologie, Urologie, Kinderheilkunde und Onkologie behandelt werden."

Auffallend für Interessent:innen von TCM-Behandlungen ist das breite Behandlungsspektrum, das angeboten wird. Die Zuständigkeitsbereiche kleiner TCM-Praxen gleichen denen eines großen Klinikums.

Fachärztinnen und -ärzte mit TCM-Zusatzqualifikation bieten Therapien weit über das eigentliche Fachgebiet hinaus an. So ist es nicht ungewöhnlich, dass beispielsweise eine Gynäkologin Akupunktur und Kräutertherapie bei Heuschnupfen, Hauterkrankungen, neurologischen Fragestellungen oder Problemen des Bewegungsapparats anbietet. Eine Facharztausbildung hingegen dauert mindestens fünf bis sechs Jahre, in denen eine Ärztin oder ein Arzt ein Curriculum an vorgegebenen diagnostischen und therapeutischen Verfahren in unterschiedlichem Setting durchlaufen muss. Anschließend bleibt der Fokus auf ein Fachgebiet beschränkt.

Kann also von einer Gynäkologin erwartet werden, dass sie mit derselben Expertise Hauterkrankungen oder neurologische Probleme behandelt, nur weil sie eine Zusatzausbildung in TCM hat?

Das breite Spektrum resultiert nicht aus der Selbstüberschätzung der Therapeut:innen, sondern aus dem Grundverständnis der TCM, wonach gesundheitliche Probleme auf einem Ungleichgewicht im Körper beruhen. Da dieses gleichermaßen für mehrere Symptome in unterschiedlichen physiologischen Bereichen sorgen kann, ist eine Unterscheidung in Fachgebiete hier nicht gegeben. Nach der Theorie der TCM ist es möglich, dass beispielsweise eine Qi-Stagnation im Körper ebenso für Schmerzen im Oberkörper und Bauchraum, für prämenstruelles Syndrom, Verstopfung, Stimmungsschwankungen und depressive Symptomatik oder Leberzirrhose sorgt. Diese Symptome können einzeln, aber auch gemeinsam auftreten und würden mit ein und derselben Rezeptur behandelt werden. Bei der Klärung dieser Symptomatik wären nach modernen westlichen Methoden unter Umständen Ärztinnen und Ärzte aus der Allgemeinmedizin, Inneren Medizin, Orthopädie, Gynäkologie und Psychiatrie beteiligt, wobei jede:r eine andere Therapie wählen würde.

Im ersten Moment klingt eine TCM-Therapie verlockend, da sich scheinbar mehrere Probleme auf einen Streich lösen lassen. Mehr als in anderen medizinischen Fachrichtungen erfordert die TCM eine bedingungslose Integrität, Kompetenz und Selbstreflexion der Therapeut:innen sowie ein Erkennen der eigenen Grenzen. Vor dem Hintergrund der medizinischen Vorbildung trifft dies vermutlich eher für Ärztinnen und Ärzte zu als für Therapeut:innen mit ungeregelter Ausbildung und fehlender Berufsordnung. TCM ist kein geschützter Begriff, sodass davon auszugehen ist, dass sich auch einige Personen mit fraglicher Qualifikation in diesem Feld tummeln.

8.3   Akupunktur hilft immer?

» „Im Folgenden finden Sie eine Liste an Erkrankungen, die laut WHO mit Akupunktur behandelt werden können."

Meist folgt auf diesen Satz eine Auflistung für an die hundert Krankheitsbilder. Leider wird auch heute immer noch der Akupunkturbericht der WHO herangezogen, um Empfehlungen für diese Behandlungsform zu untermauern. Dabei wird völlig unterschlagen, dass die WHO diesen Bericht selbst von der Webseite entfernt hat. Die Organisation Evidence Based Acupuncture schreibt hierzu ehrlicherweise, dass die Publikation über den Akupunkturbericht der Weltgesundheitsorganisation zurückgezogen wurde und das Jahr 2003 schon lange her ist (Evidence Based Acupuncture o. J.). Woher sollen Patient:innen wissen, dass bei der Fülle an Indikationen nur für die wenigsten Wirksamkeitsbelege vorliegen? Ein Verweis auf die oben genannten Empfehlungen ist im Sinn des Verbraucher:innenschutzes nicht gerechtfertigt.

Gleichzeitig sollten Indikationen transparenter kommuniziert werden. Für die Patient:innen ist es nicht erkennbar, bei welchen Krankheitsbildern Akupunktur wirksam ist, wenn dieses Verfahren inflationär für unzählige Beschwerden beworben wird.

» „Die Forschung ist noch nicht so weit, um all das zu beweisen, was wir täglich als Erfahrung sehen."

Dass Wissenschaftler:innen einfach noch keinen Nachweis für ihre Methoden erbracht haben, ist ein häufiges Credo von Alternativmediziner:innen. Dieser zumindest theoretisch mögliche Sachverhalt muss jedoch relativiert werden. Wenn für Verfahren wie Edelsteintherapie nicht einmal ernstzunehmende Hinweise für die Wirksamkeit vorliegen, macht es wenig Sinn, in groß angelegte, teure Forschung zu investieren. Anders verhält es sich mit der Akupunktur. Hier gibt es bereits – wie in keinem anderen Feld der komplementären und alternativen Medizin (CAM) – eine Menge an Forschungsarbeiten. Dennoch ist die Evidenz für den kleinsten Teil der eingesetzten Anwendungsbereiche eindeutig positiv. Zur Erinnerung: Belege für positive Effekte fanden sich zur Migräneprophylaxe, bei Kopfschmerzen, bei chronischen Kreuzschmerzen, Heuschnupfen, Kniegelenksarthrose, chemotherapiebedingter Übelkeit und Erbrechen, postoperativer Übelkeit und Erbrechen sowie postoperativen Schmerzen.

Gute Forschung ist teuer. Vor dem Hintergrund der beschränkten Ressourcen lassen sich daher nicht alle angepriesenen Indikationen überprüfen. Noch weniger wahrscheinlich ist, dass selbst methodisch gute Studien Wirksamkeitsbelege für die Akupunktur bei sämtlichen Indikationen erbringen können. Denn dann wäre die Akupunktur eine Wunderwaffe. Wenn es zu schön klingt, um wahr zu sein, ist stets Misstrauen geboten. Seriosität sollte allen Akupunkteur:innen zu eigen sein, weshalb sie die Studienlage kennen und dementsprechend auch keine Behauptungen aufstellen sollten, die nicht durch wissenschaftliche Forschungsergebnisse gestützt werden.

8.4 „Aus Sicht der Traditionellen Chinesischen Medizin" – alternative Fakten?

>> „Aus Sicht der TCM wird eine Impfung als pathogener Faktor gesehen, der direkt in die tiefste Schicht eindringt und das Qi schwächt. Daher sollte zur Vorbereitung auf eine Impfung der Organismus gestärkt werden, um den Qi-Mangel zu kompensieren. So wird die Impfung besser vertragen. Um der eingedrungenen toxischen Hitze entgegenzuwirken, sollte eine Ausleitung mit Kräutern erfolgen."

Diese „Sicht der TCM" habe ich bei einer Heilpraktikerin gefunden. Interessant hierbei ist, dass während des überwiegenden Bestehens der Chinesischen Medizin Impfungen noch gar nicht erfunden waren. Dennoch lässt sich anhand der Grundtheorien der TCM zu nahezu jedem gesundheitlichen Thema eine Sichtweise interpretieren.

Oft kommt in Erklärungen der Zusatz „aus Sicht der TCM" oder „nach der TCM" zum Einsatz. Dadurch wird schnell klar, dass es sich hierbei um eine andere Perspektive handeln muss. Diese ist im Gegensatz zur modernen Medizin historisch und philosophisch begründet. Allerdings besteht die Gefahr, dass Aussagen mit diesem Zusatz als gleichwertig zur Medizin betrachtet werden und damit paralleles Wissen eine ungerechtfertigte Legitimation erfährt. Kritiker:innen wird mitunter vorgeworfen, nicht offen und flexibel genug zu sein, um diesen Blickwinkel anzunehmen.

Problematisch ist ebenfalls, dass die Sichtweise der TCM zu persönlichen Interpretationen einlädt. So lese ich nicht selten Aussagen, die angeblich der Chinesischen Medizin entstammen, aber überhaupt nichts mit dieser zu tun haben. Empfehlungen und Lifestyle-Tipps sprechen dann möglicherweise vulnerable Personen besonders an und spielen mit deren Hoffnung. So können beispielsweise nicht evidenzbasierte Empfehlungen zur Umstellung von Lebensgewohnheiten „aus Sicht der TCM" aufwendig sein und damit Stress hervorrufen. Sie bewirken dann genau das Gegenteil von dem, was eigentlich beabsichtigt war. Beim Beispiel der Impfung ist es naheliegend, dass sich ängstliche Personen oder Menschen mit zahlreichen Vorerkrankungen angesprochen fühlen und darauf setzen, mit einer Kräutermischung fragliche Stoffe ausleiten zu können. Eine Impfausleitung – ob mit Kräutern oder auf andere Weise – hat keinen nachgewiesenen Nutzen, ist de facto nicht möglich, aber dafür teuer und kann im Zweifelsfall sogar schädlich sein.

Bei Ausführungen über die Sicht der TCM sollte also genau geprüft werden, ob sie informative oder kommerzielle Zwecke verfolgen.

» „Mein TCM-Therapeut hat mir gesagt, dass ich ein Problem mit der Leber habe."

Eng verknüpft mit dem obigen Punkt ist die Problematik um die Sprache. Eine alternative Verwendung von Begrifflichkeiten, die zwar im Sprachgebrauch identisch, in der Bedeutung jedoch unterschiedlich sind, führt möglicherweise zu Verwirrung und sogar unbegründeten Sorgen. So sind die chinesischen Organbegriffe nicht den anatomischen und physiologischen gleichzusetzen. Die Organfunktionskreise der TCM übernehmen andere Aufgaben als die Organe unseres Körpers. Eine schwache Niere in der Chinesischen Medizin, also eine Schwäche des Funktionskreises Niere, hat nichts mit der Diagnose einer Niereninsuffizienz zu tun. Ebenso kann eine (wie auch immer geartete) Störung des Funktionskreises Leber meist nicht mit diagnostischen Methoden wie Blutuntersuchung oder Bildgebung der Leber objektiviert werden. Das Problem verstärkt sich, wenn es zu Überschneidungen der chinesischen und physiologisch-modernen Begrifflichkeiten kommt. Denn während unser Organ Leber wichtige Entgiftungsfunktionen vornimmt, bringt die TCM diesen Aspekt beim Funktionskreis Leber nicht mit hinein. Das hält jedoch Scharlatane nicht davon ab, Entgiftungskuren für die Leber anzupreisen und diese unter dem Label der TCM als altes Wissen zu verkaufen.

Eine klare Trennung dieser Begriffe ist wichtig, findet jedoch leider meist nicht statt. Der Versuch einer Latinisierung des TCM-Vokabulars zur eindeutigen Abgrenzung hat sich noch nicht flächendeckend durchgesetzt.

8.5 Wirkung ohne Wirksamkeit?

» „Wer heilt, hat Recht."

Dieses Sprichwort wird oft als Rechtfertigung für unkonventionelle Praktiken herangezogen. Auf den ersten Blick scheint dieser Ansatz durchaus sinnvoll: Wenn es mir nach einer Behandlung besser geht, dann muss die angewandte Methode doch effektiv gewesen sein!

Jedoch birgt der Satz einige Risiken: Er könnte zu einer vernachlässigten kritischen Überprüfung von Behandlungsmethoden führen. Nicht jede Heilung ist direkt auf die angewandte Methode zurückzuführen. Manchmal spielen andere Faktoren wie der Placeboeffekt, Selbstheilungskräfte des Körpers oder zeitgleiche Behandlungen eine Rolle. Des Weiteren suggeriert der Satz, dass der Prozess, der zur Heilung führt, irrelevant ist. Dies kann problematisch sein, insbesondere wenn eine Behandlung potenzielle Nebenwirkungen oder Risiken mit sich bringt. Eine beobachtete Wirkung spricht also nicht automatisch für die Wirksamkeit einer Methode. In Bezug auf die TCM mag dies bedeuten, dass beispielsweise eine Reizdarmsymptomatik sich nach der Akupunktur bessert, auch wenn die Wirksamkeit der Akupunktur für Reizdarmsyndrom sich in Studien nicht zeigen ließ. Gründe für die Besserung mögen vielfältig sein: von der ruhigen Atmosphäre und dem Ritual über das Vertrauen in die Kompetenz des Behandelnden bis hin zu Lebensstiländerungen, die vielleicht unbewusst gleichzeitig zur Akupunkturbehandlung durchgeführt werden.

» „Es ist mir egal, was für die Heilung verantwortlich war, solange es mir besser geht."

Anknüpfend an den oberen Absatz ist diese Haltung sehr verständlich, insbesondere wenn man bedenkt, wie belastend oder sogar quälend chronische oder schwere Krankheiten sind.

Wenn Patient:innen allerdings nicht genau wissen, was für ihre Heilung oder Linderung verantwortlich war, können sie unbeabsichtigt Methoden wiederholen, die potenzielle Nebenwirkungen oder Langzeitrisiken haben, und wirksame Behandlungen zugunsten dieser verpassen. Teilen Einzelpersonen ihre positiven Erfahrungen, veranlasst dies möglicherweise andere Menschen dazu, denselben Ansatz zu verfolgen. Dies mag im kleinen Rahmen wie dem privaten Umfeld geschehen, aber auch große Massen über das Internet erreichen. Unwirksame und sogar schädliche Produkte stehen hier reihenweise zum Verkauf.

Es ist also nicht egal, was für die Genesung verantwortlich war. Die Wirksamkeit einer Behandlung sollte nachgewiesen sein, bevor sie breit empfohlen oder angewendet wird. Während einige Aspekte der TCM durch Studien unterstützt oder zumindest in der medizinischen Gemeinschaft diskutiert werden, gibt es daneben viele, bei denen der wissenschaftliche Konsens fehlt oder die auf Erfahrungsebene von Einzelpersonen unterschiedlich interpretiert und nach den eigenen Vorstellungen modifiziert werden.

8.6 Wie gelingt eine gute Praxis der Traditionellen Chinesischen Medizin?

» „TCM ist nichts weiter als Pseudomedizin und esoterischer Humbug."

TCM erlebt einen Boom. Patient:innen sowie Therapeut:innen sind von der positiven Wirkung überzeugt. Hinweise, dass für die wenigsten Verfahren ausreichend Evidenz vorliegt, sind dabei nebensächlich. Dies ist in weiten Teilen nachvollziehbar. Schließlich wiegen eigene Erfahrungen, das Bauchgefühl und die Hoffnung auf Heilung mehr als unnahbare Statistiken.

Den Zeigefinger zu erheben und auf mangelnde Belege zu pochen, erscheint da ein ebenso wenig erfolgversprechender Umgang in der Öffentlichkeit wie die Diskreditierung als Pseudomedizin. Hierdurch wird sich weder die Nachfrage nach TCM oder anderen CAM-Verfahren stoppen noch eine hilfreiche Stütze für Patient:innen finden lassen, die sich ernsthaft nach Möglichkeiten für die Unterstützung ihrer Gesundheit umschauen. Vielmehr gilt es, Selbstbestimmtheit und Eigeninitiative der Interessent:innen zu fördern und gleichzeitig eine Balance aus wertschätzender Kommunikation und Beratung im Hinblick auf sinnvolle ergänzende Methoden zu schaffen.

Zwei Drittel der Deutschen sollen schon CAM-Verfahren in irgendeiner Form ausprobiert haben (Epp 2013). Angesichts dieser hohen Zahl wäre es unprofessionell und unfair gegenüber den Patient:innen, die Augen davor zu verschließen und die Vorlieben nicht zu berücksichtigen. Wenn Ärztinnen und Ärzte sehr ablehnend gegenüber CAM auftreten, riskieren sie das Vertrauensverhältnis zu ihren Besucher:innen. Sie laufen dann Gefahr, dass diese sich nicht mehr ernstgenommen fühlen und entweder die Praxis wechseln oder nicht mehr über die komplementären Therapien sprechen, die sie in Anspruch nehmen. Das Wissen hierum ist jedoch unerlässlich, um Wechsel- und Nebenwirkungen mit der konventionellen Medizin abzuschätzen.

Ferner kann ein offener Dialog dazu führen, die Motivation der Patient:innen hinter dem Besuch einer CAM-Behandlung zu erkennen: Handelt es sich um reine Neugier? Haben schon mehrere Therapien nicht zu dem gewünschten Ergebnis geführt und sie möchten nun etwas anderes ausprobieren? Befinden sie sich gleichzeitig in einer konventionellen Behandlung oder sind sie auf der Suche nach einer alleinigen Alternative? Hier lassen sich bereits im Gespräch wertvolle Weichen stellen, um die Compliance zu stärken und die Patient:innensicherheit zu erhöhen. Nur so findet eine sinnvolle Integration etwaiger komplementärer Ansätze statt, ohne dass wirksame Therapien zugunsten von werbeträchtigen Slogans wie „natürlich" und „ohne Chemie" vorenthalten werden.

» „TCM ist kein geschützter Begriff."

Ein beschriebenes Problem ist, dass mehrere Berufsgruppen, darunter auch nichtärztliche, in unterschiedlichem Setting TCM praktizieren. Das Fortbildungsangebot reicht von Wochenendkursen bis hin zu mehrjährigen Studiengängen. Dass Qualität und Seriosität hier nicht gleich hoch sein können, liegt nahe.

Neben der Evidenz für die einzelnen TCM-Verfahren sollte daher bei Interesse unbedingt ein Blick auf die Anwender:innen geworfen werden:

- Welche berufliche Qualifikation besitzt sie oder er (Ärztin/Arzt, Heilpraktiker:in, sonstige)?
- Wo hat sie oder er die fachliche TCM-Kompetenz her (Studium, ärztliche Weiterbildung, Heilpraktikerschule, Seminare)? Wie transparent und aufgeschlossen ist die Person, wenn es um Fragen bezüglich ihrer Qualifikationen und Behandlungsmethoden geht?
- Wo liegen die Behandlungsschwerpunkte der Praxis? Handelt es sich um eine fachärztliche Praxis mit Schwerpunkt TCM? Oder ist TCM nur ein Teil von vielen alternativmedizinischen Angeboten? Auf unseriöse Praktiken deutet ein Sammelsurium aus anderen Verfahren hin wie Homöopathie, Ahnenheilung, Coaching, Energieheilung, Kinesiologie, Bach-Blüten, Feldenkrais und Bioresonanz.
- Inwieweit wird die TCM mit anderen medizinischen Disziplinen kombiniert und erfolgt eine klare Kommunikation darüber, wie und warum dies geschieht?

- Verfolgt die/der Behandelnde kommerzielle Interessen, die über die Behandlung hinausreichen? Stehen teure Nahrungsergänzungsmittel zum Verkauf, die womöglich auf aggressive und manipulative Weise vertrieben werden? Werden sogar esoterische Accessoires und Gerätschaften angepriesen, die beispielsweise über Frequenzen heilen oder auf nicht näher bezeichnete Art Energien im Körper ausgleichen sollen?
- Wird offen über mögliche Risiken, Nebenwirkungen oder Grenzen der Behandlung gesprochen?
- Wie werden Patient:innen über den Verlauf und die Ergebnisse ihrer Behandlung informiert?
- Wie aktuell und basierend auf welchen Studien oder Quellen sind die Informationen, die in der Praxis bereitgestellt werden? Spricht die behandelnde Person ehrlich über die Evidenzlage oder ist „alles bereits bestens erforscht"? Findet eventuell eine Diskreditierung der Wissenschaft statt, gefolgt von Erklärungen, warum diese unnötig sei?

Angesichts der vielschichtigen Herausforderungen – von unzureichenden Qualifikationen über die Vermengung eigener Inhalte mit traditionell chinesischen Konzepten bis hin zu unpräzisen sprachlichen Abgrenzungen – bedarf es bei der Auswahl einer TCM-Therapeutin oder eines -Therapeuten einer besonderen Sorgfalt. Es ist essenziell, dass Interessent:innen sich gründlich informieren und im Dialog mit potenziellen Therapeut:innen kritische Fragen stellen. Ein reflektierter Ansatz ermöglicht es den Patient:innen, die Vorteile der TCM in einem sicheren und effektiven Umfeld zu nutzen, während sie gleichzeitig vor potenziellen Risiken geschützt werden. Es lohnt sich daher, Zeit und Mühe in die Suche nach einem kompetenten und vertrauenswürdigen TCM-Behandelnden zu investieren.

Zum Abschluss noch ein paar Worte über die zahlreichen Bezüge zu Social Media, die hier in einem recht negativen Bild dargestellt wurden: Soziale Netzwerke können eine Fundgrube sein für Gesundheitstipps, die von amüsant über zweifelhaft bis hin zu gruselig-bedenklich reichen. Sie sind ein Eldorado für selbsternannte Expert:innen, die ohne jegliche medizinische Qualifikation ihre *revolutionären* Heilmethoden und Ratschläge verbreiten. Wer einmal zur kritischen Begutachtung dieser einen Streifzug unternehmen möchte, kommt aus dem Staunen nicht heraus über die Unsinnigkeiten und manipulativen Verkaufsstrategien.

Neben dieser Düsternis zeigt uns Social Media aber auch eines: Wir haben eine unglaublich große Menge an jungen, interessierten und gesundheitsbewussten Menschen, die bereit sind, gesundheitsrelevante Informationen aufzunehmen und umzusetzen. Dieses Potenzial nicht für die EbM zu nutzen, wäre ein fataler Fehler. Denn während viele Menschen dafür kritisiert werden, ihre Gesundheit nicht in die eigene Hand zu nehmen, sondern eine Pille für die Lösung ihrer Probleme vom Onkel Doktor zu erwarten, erleben wir einen neuen Zeitgeist: Der Trend geht hin zur Eigeninitiative, aktivem Suchen nach Möglichkeiten, das Wohlbefinden zu optimieren und Verantwortung für Gesundheit und Krankheit zu übernehmen. Die Konsument:innen sind hungrig nach fundiertem Wissen, präsentiert in einer zugänglichen und ansprechenden Weise.

Unseriöse Angebote aufzuzeigen, ist ein wichtiger Schritt, aber nur ein Teil der Lösung. Gleichzeitig sollten evidenzbasierte Informationen stärker in den Vordergrund gerückt und auf kurzweilige, zeitgemäße Weise über die gleichen Kanäle verbreitet werden, auf denen die fragwürdigen Ratschläge zu finden sind. Soziale Medien werden – selbst wenn sich manche dagegen sträuben – nicht mehr verschwinden. Die medizinische Gemeinschaft und Gesundheitsorganisationen haben die Pflicht und die Gelegenheit, sich auf diesen Kanälen zu positionieren und die Macht der Plattformen zu nutzen, um wissenschaftlich fundierte, klare und verständliche Botschaften zu vermitteln.

Literatur

Epp A (2013) „Diese Deutschen geben sich die Kügelchen". https://www.spiegel.de/gesundheit/diagnose/naturheilmittel-zwei-drittel-aller-deutschen-testen-alternativmedizin-a-932943.html. Zugegriffen am 10.10.2023

Evidence Based Acupuncture (o.J.) WHO Official Position. https://www.evidence-basedacupuncture.org/who-official-position-2/. Zugegriffen am 23.09.2023

Stichwortverzeichnis

A

Akupressur 121
Akupunktur 47, 107
    Behandlung 127
    GERAC 145
    Indikation 126
    unerwünschte Wirkung 158
    Wirkprinzip 131, 136
    Wirksamkeit 142
Akupunktur nach Boel 120
Akupunkturpunkt 108, 133
Alternativmedizin 13, 30, 31, 47
Anamnese 71
Antlitzdiagnostik 86
Aristolochiasäure 182
Artemisin 168
Artenschutz 185
Arzneimittel 100
    Evidenz 177
    Geschichte 167
    Gruppe 169
    Qualitätskontrolle 171
    Sicherheit 179
    tierisch 186
    Zubereitung 171

B

Barnum-Effekt 69
Beliebtheit 42
Bencao Gangmu 54, 168
Bias 21
Big Pharma 35
Biopunktur 125
Bioresonanz 124
Bioresonanztherapie 39
Brückenbildung 43

C

Coaching 93, 212
Cochrane 23, 25, 151, 177

D

Dekokt 171
Dermatom 148
Detox 207
Deutsche Gesellschaft für
    Ernährung 202
Diagnose 74
Dry Needling 120

E

Einbildung 28
Eisenhut 182
Ejiao 187
Elektroakupunktur 118
Elektroakupunktur nach Voll
    118, 124
Energie 60
Ephedra 183
Erfahrung 20, 46
Ernährungsberater 211
Ernährungslehre 97, 197
    Problem 205
    Studie 214
Eselshaut 187
Esoterik 46, 65, 98
Evidenz 20, 25, 152
    Qualität 155, 178
    Vertrauenswürdigkeit 157
Evidenzbasierte Medizin 1, 14,
    17, 48

F

Fertigarznei 191
Funktionskreis 60, 83, 110, 200
    Herz 64
    Leber 64
    Lunge 64
    Milz 64
    Niere 65

G

Ganzheitlichkeit 34, 129, 222
Gate-Control-Theorie 138
GERAC 145
Geschichte der Akupunktur 111
Geschichte der Traditionellen
    Chinesischen Medizin 53
Gesundheits-Coaching 98
Gua Sha 123

H

Handauflegen 44
Health Claim 101, 103
Health Coach 94
Heilpraktiker 16, 93
Homöopathie 3, 14, 17, 36, 117, 139
Huangdi Neijing 53, 78, 111
Human Design 68

I

Implantatakupunktur 121
Impostor-Syndrom 94
Influencer 103
Insekt 190
Integrative Medizin 33
Irisdiagnostik 85

K

Kinderwunsch 185
Komplementärmedizin 32
Körperakupunktur 112
Kragenbär 186
Krebs 20, 22, 203

L

Laserakupunktur 119
Lebensenergie 59, 107
Lebensmittel 199, 202
Leber 62
Leitbahn 110, 132

M

Mao Tsetung 55
Marketing 25, 41, 43, 80, 174
Metaanalyse 23, 149
Metaphorisch 56
Migränepiercing 118
Milchprodukt 204, 209

Moxabehandlung 54
Moxibustion 119
Multi-Level-Marketing 102

N

NADA 116
Nährstoffmangel 104
Nahrungsergänzungsmittel 37, 98, 100
Naturgesetz 57
Natürlich 173
Noceboeffekt 28

O

Offenes Placebo 29
Ohrakupunktur 113
Organ 56, 62, 227
Organuhr 212
Orthomolekulare Medizin 39
Osteopathie 36
Ötzi 110

P

Paozhi 172
Paul Nogier 113
Phytoöstrogen 32
Phytotherapie 167
Piercingpunktur 118
Placebo 21
Placeboakupunktur 143, 150
Placeboeffekt 25, 27, 147
Pneuma 59
Pneumothorax 158
Prana 59
Prävention 37, 80, 205
Pseudowissenschaft 3, 18
Pulsdiagnose 76
Punktlokalisation 133

Q

Qi 58

R

Randomisierte kontrollierte Studie
    21, 22, 26
Réflexe Auriculocardiaque 114
Reliabilität 73, 79, 84
Richard Nixon 111
Rosinenpicken 24

S

Sanft 36, 172, 174
Schädelakupunktur 121
Scheinakupunktur,
    siehe Placeboakupunktur
Scheinoperation 26
Schlacke 208
Schmerz 138, 157
Schröpfen 122
Schulmedizin 13, 30, 106
Schuppentier 188
Scientabilität 46
Selbstverantwortung 38
Sham-Akupunktur,
    siehe Placeboakupunktur
Shanghanlun 54
Shennong Bencao Jing 167
Signifikant 22
Social Media 101, 207, 231
Störfeld 124
Studie 18, 20, 24
    China 142, 176
Symptombehandlung 39, 222
Systematischer Review 23

T

Triggerpunkt 121

U

Übersäuerung 37
Unerfüllter Kinderwunsch 183
UNESCO 111
Unspezifischer Effekt 26
Ursache von Erkrankung 38

V

Verblindung 21
Verbraucherzentrale 106
Verum 26
Verunreinigung 105, 180
Verzerrung 156, 177
Vitalpilz 19

W

Wandlungsphase 61, 179
WHO 125, 224
Wundermittel 104

Y

Yamamoto Neue
    Schädelakupunktur 121
Yangsheng 71
Yijing 67
Yin und Yang 56, 57

Z

Zufall 22
Zungendiagnose 82
Zusatzqualifikation 223

Printed in the United States
by Baker & Taylor Publisher Services